KB262805

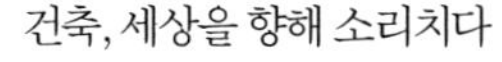

건축, 세상을 향해 소리치다

건축, 세상을 향해 소리치다

초판 1쇄 인쇄 2013년 5월 29일
초판 1쇄 발행 2013년 6월 5일
_

지은이 서재효
펴낸이 이방원
편   집 조환열 · 김명희 · 안효희 · 강윤경
디자인 박선옥 · 손경화
마케팅 최성수
_

펴낸곳 세창미디어
출판신고 2013년 1월 4일 제312-2013-000002호
주소 120-050 서울특별시 서대문구 경기대로 88 냉천빌딩 4층
전화 02-723-8660 l 팩스 02-720-4579
이메일 sc1992@empal.com l 홈페이지 http://www.sechangpub.co.kr
_

ISBN 978-89-5586-181-5 03610

_ 이 책에 실린 글의 무단 전재와 복제를 금합니다.
_ 책 값은 뒤표지에 있습니다.

이 도서의 국립중앙도서관 출판시도서목록CIP은 e-CIP 홈페이지 http://www.nl.go.kr/ecip에서
이용하실 수 있습니다. CIP 제어번호 : CIP2013007253

건축,
세상을 향해
소리치다

Listening to the Sounds of Architecture

서재효 지음

세창미디어

차례

3장 / 건축을 구하자 save the architecture

프롤로그

지금은 추억 속으로 사라진 플로피 디스켓. 이 한 장으로 구동되던 게임 '삼국지'는 소중한 대학 1학년의 한여름을 폐인으로 살게 했다. 얼마나 좋아했으면 학교 도서관에서 '삼국지'라는 제목의 책을 모두 읽었던 기억이 난다. 지금도 가끔씩 해변의 한적한 선베드(sunbed) 밑에서 얼음이 띄워진 시원한 음료를 마시며 삼국지 게임을 하는 행복한 상상을 하곤 한다.

삼국지 열병이 지나가자 한동안 대중예술에 관심이 갔다. 건축공학과에 입학한 동기들은 예술로서의 건축을 흠모하며 미학적 의미를 찾기 위한 노력을 하고 있었던 것에 비해, 심적으로 부담이었던 학문적 접근을 뒤로하고 대중들과 가깝고 쉽게 소통하는 방식에 더 관심이 많았다. 가볍고 즉물적인 속성을 지닌 대중문화의 강력한 힘에 끌렸던 그때가 일반인들과 건축을 좀 더 쉽게 연결할 수 있는 방법을 고민하게 된 계기가 되었다. 돌이켜보면, "현재의 순간들이 미래에 어떤 식으로든 연결된다(the dots will somehow connect in your future)"는 스티브 잡스의 말처럼 대중과의 소통에 대한 관심들이 지금까지 나의 사고를 지배하여 왔던 것이다.

건축설계를 한다는 것은

92학번으로 대학을 입학할 당시에 건축공학과는 최고의 인기 학과였다. 그 당시만 해도 취직은 걱정할 필요가 없었으며 도서관 근처는 얼씬하지 않아도 되는 시절이었다.(돌이켜보면 참 좋은 시절이었는데…)

그때의 건축학도들에게 가장 중요한 것은 술, 연애 그리고 건축설계수업이었다. 젊은 학도들에게 술과 연애만큼 설계수업이 중요했던 이유는 자신이 상상한 것이 대지 위에 실현되는 창조자를 꿈꾸며 입학했기 때문이다. 따라서 설계수업은 한 학기에 비록 3학점밖에 안 되지만 학점 'A⁺'가 주는 의미는 남달랐다. 그것은 교수님에게 건축가가 될 수 있는 가능성을 인정받는 것으로서 건축과 학생들에게는 세상 어떠한 것보다도 소중했다. 반대로 밤새워 작업한 결과물이 교수님들의 눈에 띄지 않거나 작업 과정에서 적성에 맞지 않는 자신을 발견하고 나면 시공이나 구조분야로 진로를 변경하는 것은 자연스런 수순이었다.

물론 건설회사가 주도하는 현재의 산업구조와 사뭇 다르기 때문에 공감이 안 될 수도 있고 내가 다닌 학교에 국한되는 이야기일 수도 있지만, 건축을 전공한 학생들이 원하는 최고의 꿈은 디자이너로서의 건축가였다. 이런 이유로 학생들은 많은 시간과 노력을 제도판에 쏟아부었고, 드라마에서 폼 나게 비춰지는 건축가가 될 것이라는 순진한 착각도 했다.

하지만 1997년 IMF라는 거대한 폭풍은 사회 전반의 패러다임을 순식간에 바꾸었다. 특히 건축, 건설 분야는 더욱 처참했다. 하루아침에 젖은 낙엽 신세로 변한 선배들의 모습에서 충격과 혼란을 느꼈다. "삶에 대한 절망 없이는 삶에 대한 희망도 없다"는 카뮈의 말처럼 '삶의 고통이 강해질수록 살아남아야 한다'는 욕구도 더욱 강렬해졌다. 늦은 시간까지 남아서 일을 하는 것은 습관이 되고 오랜 친구들과도 점점 멀어져 갔다. 어떡하겠는가? 세월을 탓할 수밖에.

건축을 떠날 수 없는 자신을 책망하고 한편으로 위로하며 묵묵히 일했고, 세월이 약이라는 말처럼 한 해 두 해 지나면서 상처는 아물고 고통은 잊혀갔다. 백만 원이 안 되는 월급으로 그 시기를 견딜 수 있었던 것은 건축을 배워보겠다는 순수한 열정이 없었다면 불가능했을 것이다. 그러나 창과 방패의 모순(矛盾)처럼 힘든 세상에서 나를 지탱해주던 그 순수한 열정은 세상과의 소통을 떡하니 가로막고 서 있는 장벽이기도 했다. 험난한 세상에서 몰아치는 비바람이 거치면 거칠수록 더욱 튼튼한 울타리를 치고 그 안의 세상에 몰입했다. 건축이라는 튼튼한 성곽 안에 자신을 가둬두고 다른 분야와 공존 공생하는 법을 서서히 잊고 있었다. 대중과의 호흡을 멀리하고 건축적 어휘로만 무장된 전문가의 전형을 만드는 데 많은 시간을 소비했다.

영화 '홍 반장(2004년 개봉)'이 상영될 무렵, 이런저런 일에 나서는 내 모습이 영화 속 주인공과 닮았는지 회사 선배들이 '서 반장'이라고 불렀다. 소통이 중요한 지금에는 이런 사람들이 조직에서 새롭게 평가받고 있지만, 그 당시는 개인의 업무능력보다는 사람들과의 좋은 유대관계에 높은 점수를 주는 애칭 정도였다.

하지만 원만한 회사 생활 속에서도 강도 높은 업무와 디자인에 대한 회의감 그리고 불안한 미래 등의 문제들로 머릿속은 복잡했다. 그렇다고 건축을 포기하고 싶은 마음은 전혀 없었다. 기존의 건축가들과 차별화될 수 있는 나만의 색깔이 필요했다.

그 이후로, 건축설계(디자인)를 중심으로 나의 영역을 넓혀가기 시작했다. 건설회사와 부동산개발회사에서 다양한 프로젝트 경험들을 쌓고 사업적 시야도 넓혀갔다. 대학원의 경영학과 수업을 통해 이론적으로 부족한 부분도 보완했다.

물론 건축설계(디자인)가 핵심역량인 나와 같은 사람들이 건설회사나 부동산개발회사에서 근무하는 것은 쉽지 않다. 그곳에서 건축설계(디자인)를 책임지는 일은 외로운 여행과 비슷하다. 회사의 직원들에게 디자인의 적정성을 일일이 설득해야 하며 그들이 주장하는 논리와 맞서기 위해서 개발, 마케팅, 시공, 금융 분야 등과의 연관성을 미리 알고 있어야 했다. 건축설계(디자인)라는 튼튼한 기반 위에 다양한 관점을 믹스하여 새로

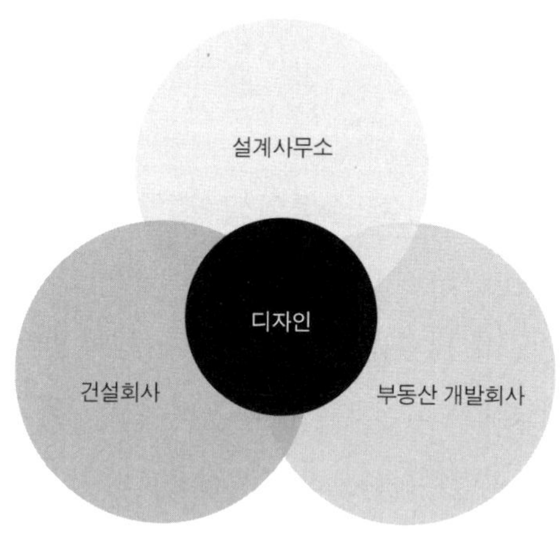

운 유형의 건축가를 만들어 내기 위해 노력했다.

얼마 전, 설계사무소에 함께 근무하던 친구들과의 모임이 있었는데 대화 중에 한 친구가 나를 보고 "정치인 같다"고 한 적이 있다. 그들과 생각의 출발점이 다른 내가 엔지니어처럼 보이지 않았던 것 같다. 정치인이라는 단어에 당황스러우면서도 한편으로는 변한 나의 모습이 재미있기도 하다.

누군가가 "당신은 건축설계 바닥을 떠나지 않았어요?"라고 묻는 상상을 한다. 그럼 이렇게 대답할 것이다. "단 한 번도 건축설계 바닥을 떠난 적은 없습니다. 좀 더 넓은 세상 구경을 하고 왔을 뿐입니다. 설계쟁이로서 어떤 새로운 일을 하는지 지켜봐주십시오."

아직도 나는 꿈을 꾸고 있다.

이 책은 공학이나 예술 분야로 분류되는 것을 거부한다

건축분야의 책들은 철학만큼 어렵다. 1999년 2월에 건축공학과를 졸업하고 10년이 훨씬 넘게 현장에서 실무를 하고 있는데도 이해하기가 어려워 읽기를 그만두게 하는 책들이 꽤 있다. 몇 년 전만 해도 건축적 소양이 부족한 나 자신에 문제가 있다고 생각했다. 그런데 말콤 글래드웰의 아웃라이어를 읽고 생각의 변화가 일어났다. 그는 1만 시간(매일 3시간씩 10년을 투자해야 하는 시간)의 노력을 기울이면 누구나 아웃라이어, 즉 보통 사람의 범주를 넘어 성공한 사람이 될 수 있다는 것이다. 대학시절을 포함하면 20년을 넘게 건축분야에 몸담고 있으면서도 이해가 안 되는 책이 많다는 것에 의문이 들었다. 아직도 건축은 세상과의 소통을 두려워하고 있는 것 같았다.

나는 이 책을 건축이나 부동산 분야에 관심이 있는 일반인들이 쉽게 읽을 수 있는 내용들로 구성했다. 사람들의 일상을 관찰하고 흥미 있는 사건들을 찾아내어 건축이나 부동산과 자연스럽게 연결시키려고 노력했다. 현장에서 보고 듣고 느낀 이야기들을 양념처럼 추가했다. 수필의 코너에서 이 책을 만나길 기대하며 편안하게 쓰려고 노력했다.

또한 이 책은 건축이나 부동산 개발 프로젝트에 참여하고 있는 사람들, 특히 건축주를 위해서 쓴 글이다. 그동안 현업에서 다수의 프로젝트를 진행해오면서 드는 확신은 성공한 프로젝트에는 훌륭한 사업주가 있다는 점이다.

건축이나 부동산 개발 프로젝트는 건축주의 돈으로 여러 분야의 전문가들에 의해서 진행된다. 신뢰할 수 있는 전문가들에게 일을 믿고 맡길 수 있다면 더할 나위 없이 좋으련만 세상이 그렇게 만만치 않다. 시간의 흐름에 따라 분야별 전문가들이 '들어왔다 나갔다'를 반복한다. 따라서 서로 다른 욕구와 관점들이 충돌한다. 이런 복잡한 상황에서 올바른 걸음을 떼는 것은 무척이나 힘이 든다. 전문가들 간에 의견이 상충할 때 과연 '누구를 따를 것인지, 목표를 향해 제대로 가고 있는지'조차 의문스럽다. 이런 혼란 속에서 앞뒤의 상황을 제대로 알고 있는 사람은 누구일까? 서로 다른 전문가들의 견해를 듣고 최종의사결정을 하는 사람은 누구일까? 바로 건축주이다. 하지만 건축주는 자신이 프로젝트에서 얼마나 중요한 역할을 하고 있는지 잘 모른다. 돈만 대주면 알아서 잘 해주길 바란다. 좋은 건물을 만드는 데 가장 중요한 사람은 바로 자신인데 말이다.

"당신의 직업은 무엇입니까?"라는 질문을 받으면 디벨로퍼(Developer)*

보다는 건축가(Architect)라고 대답하는 것이 편하다. 왜냐하면 건축가는 무슨 일을 하는지는 대부분이 알고 있지만 디벨로퍼라고 대답하면 다시 질문을 받는다. "뭐라고요?"

이런 반복되는 상황을 알면서도 이 책에서만큼은 나를 'Design Developer(디자인 디벨로퍼)'**라 정의했다. 그 이유는 건축가와 디벨로퍼의 사이에 내가 위치하고 있으며, 책의 내용 역시 건축과 부동산 분야의 경계를 넘나들기 때문이다. 이 두 분야 간의 다양한 교류는 건강한 도시를 만드는 밑거름이 될 것이라는 확실한 믿음이 내겐 있다.

Design Developer(디자인 디벨로퍼)라는 합성어를 만든 또 다른 이유가 있다.

첫째는, 건축가들이 부동산 분야로 영역을 확장하길 바라는 메시지를 담고 있다. 물론 모든 건축가가 그럴 필요는 없다. 다만 전통적인 건축가가 걸어온 길을 대부분이 따라갈 필요는 없다는 의미이다. 최근 들어 건축물이 다양화, 복합화, 대형화되면서 마스터 아키텍트(Master Architect)의 역할은 점점 디벨로퍼에게 넘어가고 있다. 아직까지 우리나라에서는 디벨로퍼의 역할을 수행하는 전문가는 그리 많지 않지만 분명한 점은 프로젝트의 전체를 관리하고 통제하는 것은 건축가가 아니라는 것이다. 건축가는 프로젝트의 방향과 시장의 흐름을 살피면서 디자인을 제안할 수 있어야 한다. 건강한 건물과 도시를 위해서는 건축가가 프로젝트에 참여한

사람들의 입장을 이해하고 조정해 주는 것이 가장 바람직하기 때문이다.

둘째는, 디벨로퍼들에게 건축설계(디자인)에 대한 안목을 키우길 바라는 메시지를 담고 있다. 디자인은 비즈니스의 기본적인 언어이다. 디자인을 통해 훨씬 더 많은 가치를 생산할 수 있는 점을 분명히 인식하고 있어야 한다. 어떤 분야이든 설계가 잘못되면 제대로 된 상품이 나올 수가 없다. 이런 상품으로 마케팅을 하는 것은 일종의 사기이다. 특히 건물은 실밥을 뜯어서 다시 꿰매거나 부속품을 다시 조립하는 것과는 엄연히 다르기 때문이다. 손익계산서에 보이는 숫자의 함정에서 벗어나, 아름다운 건물과 도시를 만드는 데 기여해야 한다. 자신들의 주머니를 채우는 아이디어에 집착하지 말고 세상과 잘 어울리는 프로젝트를 만드는 데 집중해야 한다. 좋은 건물들을 많이 보고 건축가의 영역으로 건너오기를 기대한다.

현재의 건축이나 부동산 프로젝트의 부실은 단순히 세계경기의 침체나 인구 구조의 변화에 의한 것이 아니다. 윤리의 부재에서 비롯된 지나친 탐욕에 대한 결과이다. 눈에 보이는 숫자의 유혹을 이기지 못하고 마구잡이로 대출하고, 묻지 마 투자하고, 붕어빵 찍어내듯 밀어낸 결과이다. 지금 우리는 분양가보다 떨어진 아파트의 소송과 시위를 통해 사회의 갈등과 반목을 마주하고 있다. 입주자들은 건설회사를 비난하고 건설회사는 지자체의 탓이라고 핑계 대고 지자체는 금융권을 원망한다. 언론에서는 토건산업을 싸잡아 비난하며, 해외실적이 탁월한 건설사와 건축문화를 이끌어온 건축사사무소의 부도 소식에도 전혀 눈 깜짝하지 않는 현실에 우리는 직면하고 있다.

글로벌의 핵심은 새로운 생각과 아이디어를 가진 기업만이 살아남는다는 점이다. 사업의 성공은 건축과 부동산의 경계를 넘나들며 존재한다. 건축과 부동산 간의 활발한 교류가 어느 때보다 필요하며 절실한 순간이다. 올바르게 제도를 정비하고 디자인과 기술을 연마하여 앞으로 다가올 시대를 준비해야 한다.

책의 구성

1장은 거시적 관점에서 건축을 바라보며 세 개의 부분으로 구성되어 있다.

'문화의 놀이터'에서는 대학교의 건축학과 사례와 도서분류법을 통해 건축은 예술이면서도 공학일 수밖에 없는 이유를 설명하고, 상반된 관점을 이해하는 것이 건축의 첫걸음임을 강조한다.

'인간을 담는 그릇'에서는 우리 생활에서 차지하고 있는 건축의 역할과 문화적 에너지를 설명하며, 역사와 도시와 문화와 건축이 만나는 즐거운 여행을 함께 떠나볼 것이다.

'최선을 다하는 여행'에서는 토지의 근원적 속성과 산업의 특징을 살펴보고, 건축이 가진 복잡성을 통해서 건축을 한다는 것이 얼마나 다재다능한 능력이 필요한지를 확인해보자.

2장은 미시적 관점에서 건축을 바라보며 총 여섯 개의 부분으로 구성되어 있다.

지금까지 보던 일반적인 접근방식에서 벗어나 부동산의 영역까지 확장하여 건축을 설명할 것이다. 또한 건축물(부동산 상품)을 쉽게 이해할 수 있는 5가지 요소를 제시하고 서로 어떤 관계성을 가지고 작동하는지 살펴본다. 몇 가지 사례들을 통해 이들 5가지 요소를 활용하여 전략을 수립하는 방법과 경쟁분석의 방법을 간단히 보여줄 것이다.

건축물(부동산 상품)의 5가지 핵심 요소인 '입지', '가격', '디자인', '브랜드', '시간'의 순서대로 그 특징을 살펴보고 각각의 요소들이 건축과 어떻게 연결되어 있는지를 알아볼 것이다.

마지막 3장에서는 건축주의 역할과 알아야 할 것 그리고 다양한 건축주의 사례들을 통해 좋은 건축이 무엇인지를 함께 생각해보고자 한다.

인류가 시작할 때부터 인간은 건축과 함께해왔다. 인간의 역사는 곧 건축의 역사이다. 오랜 시간을 인간과 동고동락한 건축. 하지만 현재 우리가 만든 건물은 인간과 잘 어울리고 있으며 인간을 행복하게 하고 있는가? 과연 건축은 인간을 담는 그릇인가?

학창시절 대중예술에 대한 관심으로 시작한 질문은 아직도 계속되고 있다.

…

이 책은 다양한 프로젝트를 함께한 동료, 선후배 그리고 주변 분들의 가르침이 있기 때문에 가능했다. 그 분들 모두에게 감사드린다. 특히 건축의 바탕을 만들어준 김무권 선생님, 마음껏 일할 수 있도록 믿어준 임동건 선배님, 치열한 세상을 가르쳐준 조명원 선배님, 창의적인 생각을 일깨워준 김일권 선배님, 글을 쓸 때 많은 조언을 해준 김영혜 대표님에게 진심으로 감사드린다. 그리고 항상 내 곁을 지켜준 아내 이석경과 두 아들에게 지면으로나마 고맙다는 말을 전한다.

2013년 5월
서재효

## 1 장

거시건축

macro architecture

상반된 관점

큐비즘 화가 조르주 브라크는 "예술은 선동하지만, 과학은 안심시키려 한다"라고 말한 것처럼 예술가들은 정서를 자극하려고 노력한다면, 과학자들은 납득을 시키려고 한다.
_ 엘리인 스트로스베르의 『예술과 과학』 중에서

문 화 의 놀 이 터

'홍대 앞'이란 단어를 떠올리면 활력이 느껴진다. 젊은이들의 거리답게 빈티지 가게와 카페, 라이브 클럽, 다양한 식당, 예쁜 옷가게와 간판 등 재미있는 물건들로 가득 찬 만물상회 같다. 홍대 앞 놀이터에는 매주 토요일마다 『프리마켓』*이 열린다. 이곳에서 활동하는 작가들의 작품을 보고 사는 것도 흥미롭지만 찾아온 사람들을 구경하는 재미 또한 쏠쏠하다. 우리나라에 이런 매력적 공간이 있다는 것이 고마울 따름이다.

홍대 앞에는 벽화 거리도 있다. 미술대학 학생들이 1993년부터 거리 미술제에서 선보인 작품들을 여기에서 만날 수 있다. 벽화를 배경으로 사

---

* 홍대 앞 예술시장 프리마켓 http://www.freemarket.or.kr

진 찍는 친구들을 관찰하는 것도 매우 즐거운 일이다. 이처럼 '홍대 앞'이란 단어는 미술 분야에서 수많은 인재를 배출한 학교를 배경으로 '미술 거리'를 뜻하는 보통명사로 사용되고 있다.

자! 홍대 앞 놀이터나 벽화 거리가 홍익대가 아닌 다른 장소에 있다고 상상해보자. 만약 이런 공간이 서울대나 한양대 앞에 있다면 어떠할까? 여러분의 머리속에 예쁜 그림이 그려지는가? 예술가들이 활동하고 젊음의 문화가 분출되는 장소로서 홍익대만 한 곳이 없지 않은가?

우리는 왜 예술가들의 놀이터로서 한양대는 어울리지 않다고 생각했을까? 한양대하면 공대가 떠오르기 때문이 아닐까? 1939년 건축과, 토목과, 광산과의 3개과로 출범한 동아공과학원이 한양대의 전신이다. 1000대 기업 CEO 중 이공계 출신 배출 대학 1위라는 숫자*가 이를 증명하듯이 한양대는 '한국의 근대화'에 없어서는 안 될 존재로서 우리나라 공과대학의 살아 있는 역사이기 때문이다.

미대일까 공대일까

앞서 살펴본 대로 홍익대의 브랜드 파워는 미술대학을 중심으로, 한양대의 브랜드 파워는 공과대학을 중심으로 영향력을 뿜어내고 있다.

여기서 재미있는 사실은 한양대 공과대학의 건축과가 홍익대에서는 1954년 미술학부 건축미술학과로 시작을 했다는 점이다. 단순하게 생각해보면 최고의 미술대학을 보유한 홍익대는 이를 활용하여 건축학과를 포지셔닝(Positioning)하는 것이 가장 바람직한 전략이었을 것이고, 한양대

---

*
2012 대한민국 퍼스트브랜드 한양대학교 http://brand.kcforum.co.kr

는 공과대학의 역사와 전통을 강조하는 것이 좋은 학생들을 유치하는 확실한 방법이었을 것이다.

하지만 여기서 한 가지 의문이 든다. 단지 대학교의 장점을 극대화시키기 위해서 건축과는 미술대학(학부)이나 공과대학 중 어디에 있어도 상관없는 것인가?

우리나라 대학교의 학과들을 살펴보면, 미술대학(현재는 예술대학, 조형대학, 디자인대학 등으로 다양하게 불리고 있다.)에는 조소과, 공예과, 산업디자인과 등이 있으며 공과대학에는 기계공학과, 전자공학과, 토목공학과 등이 있다. 그런데 조소과나 공예과가 공과대학으로 분류되어 있거나, 기계공학과나 전자공학과가 미술대학에 있는 경우를 본 적이 있는가?

우리나라의 건축과는 공과대학에 속해 있는 것이 일반적으로 알려진 사실이다. 그러나 국민대 건축과는 조형대학 내에서 출발하였고 동경예대 건축과는 예술대에 있으며 하버드대는 디자인대학원 내에 건축과가 있는 것으로 볼 때, 건축과를 공과대학이나 미술대학으로 구분하는 명확한 기준은 없는 것처럼 보이기도 한다.

도대체 건축의 정체는 무엇인가? 건축이란 분야를 도대체 어떻게 규정하고 있는 것인가?

[표 1]은 건축 관련학과가 대학교 별로 어떻게 분류되어 있는지를 살펴보기 위한 것으로서 중앙일보 교육개발연구소의 2012년 대학교 종합순위 TOP 30위를 대상으로 조사했다. 표의 하단에 있는 건축 관련학과가 없는 5개 대학교를 제외하면, 총 25개의 대학교 중에서 21개(84%)의 학교에서 건축 관련학과는 공과대학 내에 있으며 4개(16%)의 대학교는 공과대학과는 별도로 건축대학(학부) 또는 도시과학대학으로 분류되어 운영되고 있다.

[표 1] 건축 관련학과 구분표 (대학교: 가나다 순)

구 분	개수	대학교	건축전문 프로그램개설
공과대학	21	경북대, 경희대, 고려대, 광운대, 동국대, 부산대, 서울대, 성균관대, 숭실대, 아주대, 연세대, 이화여대, 인하대, 전남대, 중앙대, 충남대, 충북대, 한국기술교육대, 한양대	○
		전북대, 카이스트(KAIST)	×
건축대학(학부)	3	건국대, 영남대, 홍익대	○
도시과학대학	1	서울시립대	○
건축 관련학과 없음	5	가톨릭대, 서강대, 숙명여대, 포항공대, 한국외국어대	×

※ 한국건축학교육인증원(http://www.kaab.or.kr)의 국내 5년제 대학 및 건축(전문)대학원 개설현황과 해당 대학교 홈페이지(2013.2 기준) 참조.

　이 사실에서 21개(84%)의 대학교는 건축분야가 공과대학 내에 있는 것이 타당하거나 혹은 이전부터 해오던 분류를 그대로 따르고 있는 것으로 판단되며, 4개(16%)의 대학교는 건축분야가 공과대학에 소속되는 것이 타당하지 않다고 판단한 것으로 보인다. (30개의 선정 대학교 이외에 수도권의 대학교 중에서도 국민대, 단국대, 명지대는 공과대학과는 별도로 건축대학(학부)을 운영하고 있다.)

　좀 더 살펴보면, 건축 관련학과가 있는 25개의 대학교 모두가, 명칭의 차이가 있긴 하나, 큰 틀에서는 건축학(설계, 디자인) 전공과 건축공학 전공을 분리하여 운영하고 있다. 또한 이 중에서 23개 대학교는 건축전문 프로그램(5년제 및 대학원)을 개설하여 한국건축학교육인증원(KAAB)에 신청한 상태로서 설계(디자인) 중심의 전문교육을 통해 국제 기준에 맞는 과정을 교육하고 있다.

이것은 건축 관련학과가 공과대학이든 건축대학이든, 그 여부와 상관 없이 이미 교육 프로그램은 건축학(설계, 디자인)과 건축공학을 구분하여 발전하고 있음을 보여주는 사례이다.

아래 분류는 우리나라 도서관에서 사용하고 있는 '한국십진분류법 (Korean Decimal Classification: KDC, 제5판)'의 10개 주류(main classes)이다. 이것 은 근대적인 도서관의 도서분류법으로서 최초로 고안된 듀이십진분류법 (Dewey Decimal Classification: DDC)을 한국 실정에 맞게 조정한 것으로서 학 문분야를 10가지 유형으로 크게 나누고 그 아래에 다시 세부분류를 해나 가는 방식을 사용하고 있다.

10개의 주류는 다시 각각 10개의 강목으로 나뉘는데, 예를 들어 '500 기 술과학'을 분류하면 500 기술과학 / 510 의학 / 520 농업, 농학 / 530 공학, 공학일반, 토목공학, 환경공학 / 540 건축공학 / 550 기계공학 / 560 전기 공학, 전자공학 / 570 화학공학 / 580 제조업 / 590 생활과학으로 구분된 다. '600 예술'을 분류하면 600 예술 / 610 건축술 / 620 조각 및 조형미술 / 630 공예, 장식미술 / 640 서예 / 650 회화, 도화 / 660 사진예술 / 670 음 악 / 680 공연예술 및 매체예술 / 690 오락, 스포츠로 분류되는 것이다. 그 리고 강목은 다시 10개의 요목으로 나뉘는데 이는 생략한다.

위의 분류법에 따라 도서관에서 건축 관련 책을 대출해보자. 김수근의 '좋은 길은 좁을수록 좋고 나쁜 길은 넓을수록 좋다'는 '600 예술' 분야의

[표 2] 도서 분류표

000 총류	100 철학	200 종교	300 사회과학	400 자연과학
500 기술과학	600 예술	700 언어	800 문학	900 역사

'610 건축술'에서 찾아야 한다. 하지만 '건축시공'이나 '건축환경학'과 같은 책은 '500 기술과학' 분야의 '540 건축공학'에 위치하고 있으며 토목공학이나 기계공학의 책들에 둘러싸여 있다.

이와 같은 이유로 도서관에서 건축 관련서적을 찾는 경우, 이용하기도 불편하며 실제로 전혀 다른 분야처럼 취급되고 있다. 듀이십진분류법을 참조해서 '500 기술과학' 코너의 '540 건축공학'을 '590 건축공학'으로 조정했더라면 '610 건축술'과 좀 더 자연스럽게 묶었을 텐데 한국십진분류법은 그런 점에서 아쉬움을 남긴다.

앞서 건축 관련학과가 건축학(설계, 디자인)전공과 건축공학 전공으로 분리되고 있는 것처럼 한국십진분류법도 건축분야만큼은 '500 기술과학'과 '600 예술'로 철저히 구분하고 있다. 왜 건축만이 유독 이런 것일까?

아수라 백작

아수라 백작을 기억하는가?

서로 사랑하던 남자와 여자를 하나로 합쳐서 탄생한 백작은 반은 남자이고 반은 여자의 몸을 지니고 있다. 남자의 얼굴이 보이면 남자의 목소리를, 여자의 얼굴이 보이면 여자의 목소리를 내는 악당이었다.

건축과 아수라 백작은 닮았다. 악당이어서가 아니라 여자와 남자를 한 몸에 지니고 있으며 부드러움과 강함을 동시에 가지고 있기 때문이다.

좀 더 자세히 설명하면 건축은 미학과 공학, 감성과 이성, 우뇌와 좌뇌, 직관과 분석, 디자인과 기술, 철학과 수학의 상반된 성격을 함께 가지고 있는 학문이라는 점이다.

이것이 의미하는 바는 건축은 태생적으로 두 가지의 다른 성질을 지니고 있으며 바라보는 관점에 따라 전혀 다른 판단과 결과가 나올 수 있다

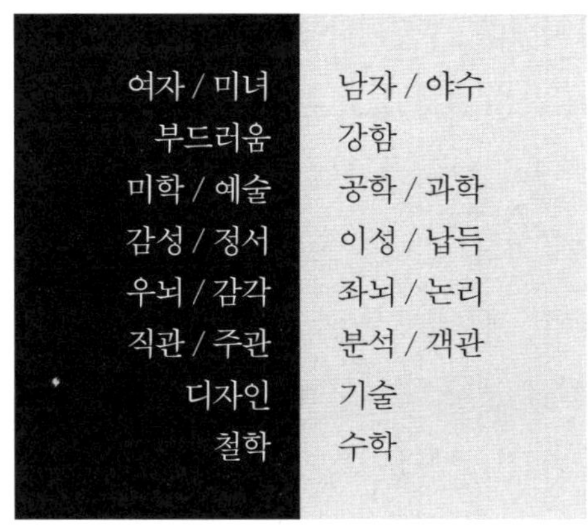

[그림 1] 건축의 양면성

는 것이다.

지금까지 건축이 왜 복잡했는지 감이 오는가?

건축이 가진 상반된 특징들을 단번에 이해하고 해결책을 도출하는 것은 매우 어려운 문제이다. 건축의 태생적 구조를 먼저 이해하여야 건축이란 학문에 한 걸음 다가갈 수 있다. 건축이 매력적일 수밖에 없는 이유이다.

건축은 미학이다

예술은 사람을 뜨겁게 만들며 주관적인 판단이 요구된다. 좋은 소설을 읽고 감동 받는 무게는 사람마다 다르며 그 내용이 훌륭한지의 여부를 판매량으로 판단할 수는 없다. 영화소개 사이트에서 매겨지는 별점도 개개인의 느낌과는 차이가 있을 것이다. 비단 소설이나 영화뿐만 아니라 미학에서 논의되는 것들이 대부분 비슷하다. 예술에 대한 평가를 수치화하려는 시도 자체는 이런 분야를 즐기고 접근하는 데 있어 좋은 방법이 될 수 없다.

건축도 마찬가지이다. 누군가는 도시를 걷는 것이 매우 피곤할 수도 있다. 그러나 나와 같은 건축 전공자들은 훌륭한 미술이나 조각보다 멋진 건물을 바라보는 것이 훨씬 즐겁고 유쾌하다. 건축 잡지에 뽐내며 나온 건물이나 정처 없이 길을 걷다가 우연히 마주친 멋진 건물, 한동안 다니지 않던 길에 나타난 새로운 건물을 만났을 때, 기쁨과 행복을 넘어 전율을 느낀다. 한순간에 눈과 마음을 빼앗아버리고 머리를 하얗게 칠한다. 언제 지어졌고 누가 건축하였으며 왜 저런 형태인지를 굳이 따지지 않더라도, 뿜어내는 아름다운 기운이 가슴속을 파고든다.

이런 감동은 굳이 체계적인 건축 교육을 받아야 되는 것이 아니다. 손 끝에 스치는 덕수궁의 돌담에서 수많은 연인들의 지나간 흔적을 느끼며, 부석사의 아름다움에는 '와~' 하는 외마디 탄성 이외에 어떤 표현을 할 수 있겠는가? 복원된 남대문을 쳐다보면 가슴속에서 슬픔이 북받치고 역사의 스토리를 충분히 담지 못한 청계천을 걷고 있노라면 아쉬움이 남는 것도 마찬가지이다. 이러한 감정은 교육에 의해 도움을 받기도 하지만 뜨거운 가슴으로 느끼는 미학의 분야이다.

건축은 또한 공학이다

이것을 가장 쉽게 확인할 수 있는 것이 초고층빌딩이다. 초고층빌딩은 급격한 도시화에 의한 과밀을 해결하기 위한 수단에서 출발했다. 이제는 국가나 도시의 경제력과 기술력을 과시하는 자본주의 시대의 상징물로서 더욱 그 위용을 드러내고 있으며, 세계 주요도시뿐만 아니라 아시아권에서도 초고층빌딩을 높이 올리기 위한 경쟁이 치열해지고 있다. 이처럼 도시의 랜드마크로서 계획되는 초고층빌딩은 미적인 측면보다 공학에 기본 바탕을 두고 많은 부분들이 검토되고 진행된다.

초고층빌딩은 구조적으로 안전해야 되는 것은 당연하며 바람이나 지진 등의 외부 변화에 대응할 수 있는 시스템이나 공법 선정도 중요하다. 화재와 같은 재난시를 대비하여 신속히 대피할 수 있는 피난, 소방 및 제연계획과 함께 실내의 온도, 습도, 기류 등의 조건을 쾌적한 상태로 유지하는 공조계획도 필요하다. 그리고 사용자가 요구하는 층까지 신속히 이동시킬 수 있는 동선계획과 공사기간 및 공사비의 관리도 철저하게 이루어져야 한다.

어두컴컴한 공간을 헤매고 있다고 상상해보자.

건축을 하는 것은 스타크래프트에서 옵저버(관측선)를 보내는 일과 비슷하다. 보이지 않는 목표를 향해 인내심을 가지고 하나씩 알아내야 한다.

기본적인 조사와 객관적인 자료도 파악해야 하지만 시장을 꿰뚫어보는 직관력도 요구된다. 구체적인 숫자를 제시하여 이성적 논리에 대항도 해야 하지만 감각적인 센스도 대단히 중요하다. 조심스럽게 한 걸음씩 내딛다가도 어떨 때는 저돌적으로 밀어붙이는 뚝심도 필요하다. 깊은 사색과 함께 철저한 기술력도 뒷받침되어야 한다.

사람을 사귀는 첫걸음은 그 사람을 있는 그대로 보는 것이다. 건축에 쉽게 다가가는 첫걸음 역시 상반된 특성을 한 몸에 지니고 있는 점을 이해하는 데에서 출발한다. 이러한 성질에 대한 공감이 이루어지고 나면 건축을 보는 시야가 달라질 것이다. 예술로서의 무한한 가능성과 창조성을 발견할 것이며, 동시에 공학만의 철저하고 완벽한 매력에 빠질 것이다.

자! 마음의 문을 열고 다양한 관점이 존재하는 새로운 건축의 세계로 들어가 보자.

건축은 예술이다

　　청주 공예관에서 차를 한 잔 마시고 나오는데 학예관이 찻잔 네 개를 건네주었다. 가끔씩 그 찻잔을 사용할 때면 우리 네 식구를 기억한 그의 세심함에 슬며시 입가에 웃음이 번진다. 공예관에서 제작한 그 찻잔은 학예관이 선물했다고 해서 이를 예술작품이라고 취급하지 않는 것처럼 우리 주변의 많고도 잡다한 건물들을 고상한 예술작품이라고 부르지는 않는다.

　서현 교수는 '건축을 묻다'라는 책으로 이 물음에 답한다. '건축은 예술인가'라는 질문은 '건축은 예술의 범주에 포함되었는가?'를 규정하는 것이지 '건물 하나하나가 예술작품인가?'라는 질문과는 다르다는 것이다.

　이런 관점으로 주변을 살펴보니 예술이라고 할 만한 건물을 발견하는 것이 그리 쉽지는 않다. 우리가 흔히 보는 아파트는 공예관에서 마구 찍어낸 찻잔처럼 예술로서 취급될 수 있는 건물은 아니다. 물론 우리에게는 아름다움을 판단하는 공통의 기준이 있는 것이 아니어서 에너지 효율등급을 부여하듯이 건물에 등급을 매길 수는 없다. 하지만 적어도 예술작품이 되려면 특별한 무언가를 지니고 있어야 할 것이다. 그것은 무엇일까? 이에 대한 답은 아래의 글에서 찾아보자.

건축을 이해하려면 무엇보다 먼저 건축을 〈이것 아니면 저것〉으로 보지 않고 그대로 〈이것이면서도 저것인 것〉으로 보는 것이 필수다. 하지만 그래도 전율하게 하는 것은 예술이지 기능이 아니다. 기능은 결코 전율하게 할 수 없다. 열정을 만들고 실용을 넘어선 경험을 만드는 것은 건축이 예술일

때이다. 실제로 샤르트르 대성당이 신도 수천 명을 너끈히 수용한다고 해서 그것을 기억하고, 프랭크 로이드 라이트의 폴링워터가 피츠버그의 카우프만 가족에게 숲이 우거진 주말 휴양지를 준다고 해서 그것을 기억하고, 토머스 제퍼슨의 버지니아대학 캠퍼스가 교수들과 학생들을 효율적으로 조직한다고 해서 —분명 건물 하나하나가 그런 일을 하지만 – 그것을 기억하는 사람은 없다. 우리가 이런 건축 작품을 기억하는 것은 그것이 일상의 목적을 성취하는 데서 나아가 원래 그 건물을 사용하도록 되어 있던 사람들은 물론 그와 전혀 무관한 수많은 사람들에게까지 영향을 미치는 예술작품이 되었기 때문이다. _『건축은 왜 중요한가』, 폴 골드버거

도시의 보물

휴학을 하고 런던에 잠시 머무를 동안, 다이애나 왕세자비의 죽음을 추도하기 위해 시민들에게 개방한 세인트 폴 성당을 찾아갔다.

그 공간에 들어선 순간, 그동안 배운 건축이 무언가 잘못되었다는 것을 느꼈다. 그때까지는 'Less is More(적은 것이 곧 많은 것)'*의 구호 아래 세련되고 심플한 모더니즘만이 앞으로 추구해야 할 건축의 목표이자 방향이었는데, 폴 성당이 품고 있는 공간의 위대함과 장식의 아름다움을 온몸으로 느낀 순간, 모더니즘이 최고라는 생각은 한순간에 무너졌다. 아돌프 로스**가 말한 '장식은 죄악이다'는 문구를 학창시절부터 항상 가슴속에 담

미스 반 데어 로에(Ludwig Mies van der Rohe): 1886년 독일 출생. 형식주의 모더니즘의 개척자. 르 코르뷔지에, 그로피우스와 함께 현대 건축을 대표하는 인물.
**
아돌프 로스(Adolf Loos): 1870년 체코 출생. 장식이 없는 깔끔한 건축 형태를 주장한 선구적인 건축가. 저서 『장식과 죄악』 1908년 발표

고 있던 내게는 너무나도 큰 충격적인 경험이었다.

하나의 건축공간이 그동안 배운 건축관을 송두리째 흔들어버린 대단한 경험, 한 개인의 가치관이 바뀌는 중요한 순간은 매일 일어나지는 않는다. 그러나 이러한 의미 있는 순간이 매일 일어나지 않을지라도 개인의 일상은 건축과 함께한다. 건축이 사람의 삶을 지켜주는 울타리로서의 역할뿐만 아니라 가족 간의 기쁨과 슬픔, 만남과 이별, 삶과 죽음 등 모든 것이 건축이 만들어 내는 공간에서 일어난다.

아이들이 학교에서 배운 노래를 거실에서 두 손 모아 목청껏 부를 때 세상에 이렇게 행복한 순간이 있을까? 주말 단잠을 깨우는 아내의 도마 소리와 고소한 음식 냄새, 활짝 열어둔 창으로 불어오는 시원한 바람과 자연의 소리, 거실로 내리쬐는 따뜻한 햇살 아래 한두 시간 자는 달콤한 낮잠, 이런 것들을 과연 무엇과 바꿀 수 있겠는가?

건축은 하나의 공간에 다양한 사건을 기록한다. 1997년 다이애나 왕세자비의 죽음을 애도하던 세인트 폴 성당은 1981년 찰스 왕세자와 결혼식을 거행한 장소이다. 세기의 결혼식에 환호하고 박수를 보냈던 사람들이 같은 공간에서 슬픔을 추모하고 있는 것이다. 시간을 뛰어넘는 다른 감정은 하나의 공간에서 더욱 증폭된다. 이런 경험들은 주변에서 흔히 일어난다. 옛 애인과 자주 가던 카페를 지나치게 되면 그때의 시간으로 돌아가는 묘한 감정을 느껴보았을 것이다. 이것은 건축이 다양한 기록을 공간에 담아두기 때문이다.

예술분야들 중에서 건축은 시각예술인 회화나 조각과 비교하여 보면 스케일이 크고 과학적 분야의 지식이 필요하다. 건축은 물리적인 크기와 형태를 빛과 공간으로 조형하여 그 아름다움을 표현하며 회화나 조각에서 주는 즐거움과는 비교할 수 없을 만큼 강력하고 거대하다.

건축에 대한 좋은 안목을 가진다는 것은 너무나 행복한 선물이다. 하루 중에 미술이나 조각품을 볼 수 있는 기회는 얼마 되지 않지만 건축을 보고 만지는 경험을 할 수 있는 기회는 하루 종일이다. 따라서 건축과 연관되지 않은 행동은 일어날 수 없으며 항상 좋은 예술작품을 만날 수가 있다는 뜻이다.

건물 안을 다니면서, 내부의 유리창을 통해서, 거리를 걸으면서, 차를 타고 이동하면서 항상 건물들을 만나게 된다. 그들은 건축가의 언어로 우리를 따뜻하게 맞이한다. 특히 서울은 이런 점에서 세계 최고이다. 한동안 다니지 않았던 길을 지나치다 보면 언제 지어졌는지 눈 깜짝할 사이에 우뚝 솟아나 있다. 어떤 특별하고 강력한 건물은 외경심마저 불러일으킨다. 동일한 건물이라도 아침에 보는 것과 저녁에 보는 것은 다르며, 봄에 만나는 것과 겨울에 만나는 것도 역시 다르다. 또한 옆 건물이 입는 옷에 따라 느낌이 달라지고 도로를 마주하고 있는 건너편 이웃에게서도 영향을 받는다.

따라서 좋은 건물 주위에는 좋은 건물이 들어선다. 흔히들 유유상종(類類相從)이라고 하는데, 건축은 그래서 인간과 닮았다. 건축의 아름다움을 볼 수 있다면 세상을 아름답게 볼 수 있으며 도시의 예술작품을 매일 공짜로 즐길 수 있는 행복한 부자로 살 수 있는 것이다.

예술로서의 가능성

오래전부터 미국인의 사랑을 받아왔던 스파이더맨은 만화로 출간(1962년)된 이후로 40년이 지나서야 비로소 영화관에서 만날 수 있었다. 이처럼 인간이 상상했던 것을 구체적으로 스크린에 실현할 수 있었던 가장 큰 이유는 컴퓨터의 발전 때문이다. 앞으로도 컴퓨터의 능력은 계속 진화할 것이며, 수학적인 연산능력이나 데이터를 분석하는 능력은 더욱더 빨라질 것이다. 기술의 도움으로 상상을 현실화할 수 있다는 점은 인간에게는 반가운 소식이 아닐 수 없다.

하지만 뒤집어 생각해보면 직관적이고 통합적인 사고를 가진 사람이 앞으로 살아남는 데 유리하다는 반증이기도 하다. 왜냐하면 컴퓨터는 완벽한 좌뇌형 구조의 논리적 장치이다. 컴퓨터의 성능이 발달할수록 좌뇌형 인간은 도태될 것이다. 반면에 우뇌형의 시각적, 직관적, 창조적, 통합적 사고를 가진 사람들이 더욱 빛을 보게 될 것이다. 컴퓨터의 성능이 발전할수록 감각적인 우뇌형의 사람들이 더욱 각광을 받게 된다는 점은 참 아이러니하지 않은가?

대표적 동기이론인 매슬로의 욕구 5단계(hierarchy of needs theory)를 살펴보면 1단계가 생리적인 욕구, 2단계가 안전에 대한 욕구, 3단계가 사회적 욕구, 4단계가 존경받고 싶은 욕구, 5단계가 자아실현 욕구로 구성되며, 인간은 낮은 단계의 욕구가 채워지면 더 높은 단계의 욕구를 추구한다고 한다.

우리나라는 세계에서 유례가 없는 경제적 성과를 달성하면서 부를 빠르게 축적해왔다. 우리들의 삶이 윤택해지면서 높은 차원의 욕구를 달성하기 위한 다양한 움직임들도 나타나고 있다. 어떤 취업 사이트에서 남녀 직장인을 대상으로 조사한 '직업 만족도' 설문조사(조사대상 1709명)*의 결과를 보면 '가장 행복할 것 같은 직업'에 예술가라고 답한 응답자가 1위를 차지했다. 그 선정 이유로는 '하고 싶은 일을 하는 것 같아서'라는 답변이

---

*
잡코리아(www.jobkorea.co.kr) '직업 만족도'에 대해 설문조사(12.5.4~12.5.13).

가장 많이 차지해 직장인들의 자아실현 욕구를 짐작케 한다.

예술은 인간이 도달하려는 최상의 창조적인 활동으로서 생존을 위한 도구도, 안전을 위한 도구도 아니다. 우리가 예술이라고 부르는 것들은 대부분이 선진국에서 그 수요를 창출하고 소비되고 전파되고 있으며, 주변에서 예술작품을 관람하고 구입하는 사람들은 소위 먹고살 만한 사람들이다.

우리나라가 지속적으로 부를 축척하여 선진국으로 발전한다면 예술 분야에 대한 관심은 당연히 올라갈 것이다. 부가 축척된 자본주의 사회에서는 대중의 관점이 점차 양(quantity)에서 질(quality)로 변할 것이기 때문이다. 앞으로 우리나라의 경제가 안정될수록 예술분야가 각광 받게 될 것이라는 점은 누구나 예상할 수 있는 일이다.

건 축 은 공 학 이 다

'건축은 공학이다'라는 방정식을 쉽게 풀 수 있는 좋은 예는 초고층빌딩이라고 앞서 말했다. 지금까지의 초고층빌딩은 크게 두 가지의 목적을 가지고 발전해왔다.

첫째는 국가나 도시의 힘을 나타내는 랜드마크의 역할이다. 예를 들어 뉴욕 엠파이어스테이트빌딩(1931), 시카고 시어스(윌리스)타워(1974), 쿠알라룸푸르 페트로나스타워(1998), 대만 타이페이101(2004), 두바이 부르즈 칼리파(2010)[*]와 같이 국가나 도시가 보유한 자본력과 기술력을 초고층빌

---

[*] www.skyscraperpage.com 참조.

딩이라는 장치를 통해 대내외적으로 선전하고자 했다.(랜드마크에 관해서는
2장 브랜드 참조.)

둘째는 도시화에 의한 과밀을 해결하기 위한 수단이다. 산업화가 진행
되면서 도시는 밀집되고 복잡해졌다. 인구의 도시집중과 제한된 토지의
효율적 이용, 기존 도심의 역할을 분산시키는 데 초고층빌딩은 적합하다.
일반적으로 주거, 업무, 호텔, 쇼핑 등의 복합기능을 담고 있으며 때로는
그 자체가 도시의 기능을 수행하기도 한다.

건축계획측면에서 고밀도 집약적인 초고층빌딩의 개발은 효율적인 대
중교통체계를 구축하고 주변과 쉽게 연결될 수 있는 입체동선체계를 갖
추는 것이 바람직하다. 건물의 내부이동은 밀집된 수직 동선에 의존하기
때문에 사용시간이나 층별로 사용인원이 집중화될 수 있으므로 적절히
분산하여야 한다. 코어의 위치에 따라서 향이나 조망의 조건들이 달라짐
에 유의하여 실내공간의 균질성과 유연성을 확보해야 한다.

구조적인 측면에서 바람이나 지진에 의한 흔들림에 대하여 거주자들에
게 쾌적한 공간을 제공하여야 하기 때문에 건물의 강성을 증대할 수 있는
합리적인 구조계획이 필요하다. 한 번의 재해에도 큰 사고로 이어질 수
있으므로 강풍, 지진, 화재와 관련해서는 충분한 고려가 되어야 하며, 기
둥이나 코어 벽체와 같은 수직부재는 준공 이후에도 계속해서 축소되기
때문에 구조기술자와 시공기술자 간의 긴밀한 협의와 검토가 요구된다.

설비 측면에서 초고층빌딩은 하나의 도시 기능을 수행하므로 소모되
는 에너지가 엄청나기 때문에 안정적인 열원 공급을 위한 다양한 방법들
이 검토되어야 한다. 쾌적한 거주 환경을 위해 기계분야는 공조 시스템,
위생(급수, 급탕, 오배수, 가스), 쓰레기처리설비 등이 계획되어야 하고 전기

분야는 정보통신시스템, 접지 및 피뢰침설비, 보안관리 등이 검토되어야 한다. 또한 많은 사람들이 상주하므로 피난, 방화구획, 배연설비, 소방설비계획 등의 철저한 방재계획이 요구된다.

시공 측면에서 지반 및 지형의 여건을 고려하여 적합한 토공사 공법을 선정해야 하며 여유 공간이 협소하기 때문에 작업자와 재료의 반입에 대한 계획이 필요하다. 현장사무실, 호이스트, 타워크레인 등의 관리와 운영계획, 고강도콘크리트 타설에 필요한 시공관리와 품질관리가 요구된다. 건물의 수직도 및 비틀림, 기초의 거동점검에 대한 측량이 필요하며 상부로 갈수록 바람의 세기가 강하므로 커튼월 공사에도 유념해야 한다.

기술의 발전

기술은 중요한 변화의 동인이다. 새로운 기술의 개발은 경쟁 환경을 변화시키며 경쟁 상대를 무력화시킬 수도 있다. 대표적으로 인터넷이라는 신기술이 없었다면 구글, 이베이, 아마존, 다음 같은 회사는 애초에 존재하지도 않았을 것이다. 이러한 신기술을 기회로 활용하여 고객에게 새로운 가치와 효용을 제공함으로써 큰 성공을 거둘 수 있다. 기술은 위협인 동시에 기회인 것이다.

기술의 발전은 건축에도 많은 영향을 끼쳐왔으며 상상력이 실현되는 새로운 공간을 제공해왔다. 판테온 신전은 지름이 43m의 돔을 활용하여 거대한 내부공간을 확보하였으며 전체가 약 5000톤의 시멘트로 이루어졌다. 정확한 구조계산과 섬세한 세공기술이 없었다면 에펠탑은 파리에서 볼 수 없었을 것이고, 플라잉버트레스를 처음 활용한 샤르트르 대성당은 수십 개의 큰 창문을 낼 수 있는 크고 높은 성당을 유럽 전역에 전파했다. 엠파이어스테이트 빌딩은 410일 공기로 102층 건물을 초단기간에 완공한 기록을 세웠으며 묶음튜브방식의 시어스 타워는 구조시스템이 건축 디자인으로 변환된 놀라운 건축적 가치를 표출하였다.[*] 우리나라의 수원성도 거중기와 유형거 등의 새로운 과학기술을 동원하여 설계 당시 10년이었던 공사기간을 34개월로 단축시켰으며 종로타워의 상부 크라우드는 리프트업 공법을 사용하여 기계화시공, 공기단축, 원가절감을 이루었다.

토마스 J. 크로웰의 『역사를 수놓은 발명 250가지』에서 건축과 관련된 발명들을 정리해 보았다.

> 고대(3000BC~350): 벽돌 / 유리 / 아치 / 벽지 / 시멘트 / 돔
>
> 중세(500~1338): 플라잉버트레스
>
> 근세(1456~1783): 수세식변기 / 피뢰침
>
> 근대(1789~1900): 엘리베이터 / 방충망 / 마천루 / 에스컬레이터
>
> 20세기(1901~1949): 에어컨 / 건식벽체 / 알미늄 벽판
>
> 현대(1950~1984): 개인용 컴퓨터 / 인터넷

위의 내용을 하나씩 살펴보다보면 건축과 관련된 발명들은 크게 3가지로 분류해 볼 수 있다.

우선 재료의 발견이다. 벽돌, 유리, 벽지, 시멘트는 주요한 건축 재료로서 고대에 개발되어 아직도 사용되고 있다는 사실은 놀라운 일이 아닐 수 없다.

---

[*] 『초고층건축 시공』, 송도헌, 기문당.

다른 하나는 건축 공법의 발견이다. 고대의 아치와 돔, 중세의 플라잉 버트레스, 근대의 마천루에 이르기까지 새로운 기술의 발견은 새로운 건축의 시대를 열어왔다.

마지막으로 시스템의 발견이다. 근세 이후 수세식 변기부터 인터넷까지 사람들의 삶과 문화를 바꾸어왔다. 특히 엘리베이터의 개발은 마천루를 탄생시켰으며 피뢰침은 건물이 자연의 재해로부터 벗어나도록 도와주었고 컴퓨터의 보급은 새로운 형태의 건물들이 출현할 수 있도록 했다.

최근에는 세계적인 인구증가와 1인당 에너지 소비량 급증, 탄소배출권, 이상 기후 등으로 환경에 대한 관심이 증대하고 있다. 저탄소 녹색건축, 생태건축, 지속가능한 개발과 관련된 발견이 앞으로 지속적으로 출현할 것으로 예상된다. 지금까지 건축이 발전한 데에는 재료, 공법, 시스템이라는 공학의 뒷받침이 없었더라면 불가능했을 것이다.

UN 스튜디오

2006년 여름, 네덜란드의 건축사무소인 UN 스튜디오에 기획설계(디자인)를 의뢰하여 이들과 함께 암스테르담에서 약 한 달간 근무를 했다. 나의 주된 임무는 국내법규와 지침을 설명해주고 국내 의견을 정확하게 전달하고 감독하는 것이었다. 그 당시 UN 스튜디오는 벤츠 뮤지엄을 준공한 시점으로 유럽에서는 상당한 인지도를 갖고 있었으며 다른 유럽국가의 친구들이 계약직 형태로 많이 근무하고 있었다. 우리 팀도 PM(Project Manager)과 PD(Project Designer) 각각 1명은 UN 스튜디오의 직원이었고 4~5명의 팀원은 모두 다른 유럽국가에서 온 친구들이었다.

어느 날, "그들에게 주출입구의 단면을 검토하겠다"고 했더니 팀원들이 나를 모니터에 앉히는 것이었다. 그러고는 컴퓨터의 모니터에서 사람이 저벅저벅 걸어 다니면서 내부 공간을 보여주고 단면을 바로 검토하는 것이었다. 충격 그 자체였다.

그 당시 우리나라는 건축설계를 할 때 캐드(CAD)프로그램을 사용하여 2차원의 평면, 입면, 단면 작업 등을 했다. 그리고 마지막 단계에서 3차원의 CG(Computer Graphic)작업을 통해 멋진 조감도와 투시도를 만들어냈다. 이것이 한국의 작업 프로세스였다. 그러나 UN 스튜디오에서는 정반대였다. 초기의 계획들은 '라이노'라는 프로그램을 사용하여 모든 작업을 3차원으로 했다. 한국에서는 공간을 상상하거나 스케치를 그려 최대한 공간감을 느끼려고 했다면, 이곳의 팀은 처음부터 3차원의 화면에서 사람이 내부 여기저기를 다니면서 디자인과 단면을 검토했다.

해외 유명한 건축가들의 작품을 보면서 '와! 대단해. 그런데 우리는 왜 못하는 걸까?' 하는 의문이 바로 해결되는 순간이었다. 프랭크 게리에 의해 설계된 스페인의 빌바오 구겐하임 미술관(1997)은 프랑스 항공 우주회사의 3차원 컴퓨터 설계기술을 최초로 응용해서 건축의 새로운 길을 개척했다. 이와 같이 해체스타일의 건물들은 그들의 기발한 상상력과 창의력의 결과물이기도 하지만 그들의 앞선 건축설계 기술과 풍부한 인원들이 만들어낸 것이었다. 단면도를 검토하겠다던 내 꼴이 우스웠다.

그런데 며칠 뒤에 똑같은 일이 벌어졌다. 중간점검차원에서 사업주와 스태프들이 암스테르담을 방문했고, UN 스튜디오의 반버클(Ben van Berkel)이 직접 PT를 했다. 진행하고 있는 프로젝트는 태양의 이동경로에 따라 빛을 어떻게 취득할 것인지가 디자인의 핵심이었고 판테온 신전의 예를 들며 그는 열정적으로 설명했다.

다음날 우리 팀의 PM이 나에게 질문했다. "반버클이 컨셉과 3차원의 메스 디자인을 설명할 때는 그냥 듣고 있던 사업주와 스태프들이 마지막에 건축 평면이 화면에 뜨자 자리에서 엉덩이를 들며 관심을 보였다”고 했다. 나는 왜 그랬는지 충분히 이해가 되었다. 하지만 중요한 입체를 설명할 때보다 2차원으로 출력한 평면에 반응하는 우리의 모습이 그는 이해가 안 되는 모양이었다.

이 이야기는 10년이 채 지나지 않았지만 지금 한국의 건축 설계 기술은 그동안 상당히 발전을 해왔다. 대학생들은 ‘스케치업’이나 ‘라이노’와 같은 3D프로그램을 대부분 다루고 있으며 건축설계의 방향도 BIM(Building Information Modeling), 가상의 건물을 입체적으로 모델링하는 방향으로 진행되고 있다.

앞으로 컴퓨터의 발전은 건축설계와 건설과정에 대단한 영향을 끼칠 것이다. 두바이 부르즈칼리파나 싱가포르 마리나샌즈베이를 통해 우리의 건설기술력은 세계에서 인정을 받고 있다. 조만간 세계적인 건물이 우리 건축가의 손에 의해서 나오길 기대해보자.

건축과 수학

사업주에게 용적률이나 손익계산에 대해 설명할 때 “건축은 수학과 비슷하다”라는 말을 자주 하게 된다. 그 이유는 계산기만으로 건축을 이해시킬 수 있기 때문이다.

간단한 예를 들어 보면, 제2종일반주거지역으로서 건폐율을 60%, 용적률은 250%, 대지면적 200평인 토지가 있다. 이 땅에는 건축면적은 120평, 지상 연면적은 500평(200평×2.5)이 가능하며, 1층은 120평인 근린상가와 2~5층은 각 95평인 사무소를 계획할 수 있다.(지역구분에 따라 용적률이 다르고 시나 도에 따라 용적률을 완화하는 별도의 규정이 있다.)

대략 규모 검토가 완료되면 사업의 손익 여부를 따져 봐야 한다. 손익계산서에서 지출 항목은 토지비, 건축비, 기타가 있고 수입 항목은 분양가와 이윤으로 간단히 나눌 수가 있다. 지출은 토지비를 1000만 원/평당(대지면적 200평), 건축비를 400만 원(지상연면적 500평)으로 계산하면 각각 20억 원이 된다. 여기에다 설계비, 각종 세금, 경비 등을 예측하여 총 지출액을 산정하는데 여기서는 5억 원으로 가정하여 총 45억 원의 지출비용이 발생한다.

수입의 주요항목인 분양가는 1층이 1400만 원/평으로 16.8억 원, 2~4층은 900만 원/평으로 34.2억 원을 책정하면 수입 총액이 51억 원으로 약 6억 원의 이윤이 달성될 수 있다.

만약에 분양을 하지 않고 사업주가 임대를 한다고 가정하면 예상 수입액 51억 원에서 임대 보증금으로 20%인 10억 원 받는다고 가정하고 순수 투자금액인 41억 원에 이자율을 5%로 보면, [(51억 원−10억 원)×0.05]/12=1700만 원이다. 따라서 보증금 10억 원, 월임대료 1700만 원을 예상할 수 있다. 이 금액을 각 층별로 환산하면 1층 상가는 보증금 4억 원, 월 임대료 500만 원으로 2~5층은 각각 보증금 1.5억 원, 임대료 300만 원으로 책정할 수 있다.

지금까지 설명한 내용은 건축과 수학이 연관되어 있음을 보여주기 위

[표 3] 손익계산서

항 목		금 액	
지출	토 지 비	20억 원	45억 원
	건 축 비	20억 원	
	기 타	5억 원	
수입	분 양 가	51억 원	

→ 이윤 6억 원
(51억 원 − 45억 원)

※ 1평 ≒ 3.3㎡

한 가상의 예로서 현실에서는 분양가나 임대료 산정을 위한 다양한 방법들이 존재한다.

수학은 자연과학의 근본이며, 건축은 수학을 근간으로 이해되는 학문이다. 그래서 건축은 가끔씩 머리를 아프게 한다.

문 무 양 익 (文 武 兩 翼) [*]

수원은 참 아름다운 도시이다. 도시의 곳곳을 다니다 보면 수원성의 멋스런 자락들이 드러나길 반복하며 기쁨을 선사한다. 벚꽃이 필 무렵에 수원성을 산책한 적이 있는데 꽃놀이의 즐거움도 좋았지만 그곳에서 내려다보는 수원의 모습을 보는 것은 참으로 행복한 경험이었다.

도시를 내려다볼 수 있는 공간은 도시의 구조와 건축을 가르치는 훌륭한 스승이다. 자연을 따라 수원을 내려다 볼 수 있는 5km 이상의 산책로가 있다는 점에서 수원성의 가치는 더욱 높은 것 같다. 피렌체의 미켈란젤로 공원에서 내려다보는 붉은 강렬함은 없을지라도 우리의 삶을 그대로 보여주는 참 멋진 장소가 아닌가?

건축은 새와 같이 두 개의 날개를 가지고 있다. 하나는 아름다움이고 다른 하나는 기술이다. 하늘을 높이 날기 위해서는 두 개의 날개를 모두 사용해야 한다. 비록 두 개의 날개는 다른 성질을 지니고 있지만 완전히 반대되는 것이 아니다. 수원성이 아름다운 이유도 거중기나 '화성성역의

---

[*] 문무양익(文武兩翼): 문(文)과 무(武)는 새의 두 날개와 같아 새의 날개가 2개가 아니면 날 수 없듯이 검술이나 학문 모두 중요하다는 뜻으로 정조 대왕이 한 말씀이라고 전해지고 있다.

궤'라는 기술서가 있었기 때문에 가능한 것이다.

다음의 그림은 앞에서 건축의 상반된 성질을 설명했던 내용으로 건축은 여자와 남자를 한 몸에 지니고 있으며 부드러움과 강함을 동시에 가지고 있다고 했다.

그렇다면 과연 여러분은 여자와 남자가 서로의 반대편에 서 있는 존재라고 생각하는가?

여자와 남자의 유전자는 99% 이상이 같으며 단지 1% 미만의 차이가 현재와 같은 남녀의 다름을 만들었을 뿐이다. 사람의 우뇌와 좌뇌도 각자의 다른 기능을 수행하지만 중복되는 부분이 대뇌의 균형을 맞춰주고 있다.

예술(art)은 과학이 발달하면서 예술과 기술로 분리되었지만 원래 예술과 기술은 하나였다. 키네틱 아트나 미디어 아트는 예술과 기술이 다시 만난 대표적인 예이다.

지금까지는 이런 상반된 성질로 인해 건축은 복잡하고 어려운 학문이었다. 상황에 따라 정답이 달랐으며 과정을 이해하지 못하면 결과에 수긍할 수 없는 경우들이 많았다.

하지만 반대로 미학과 공학의 상반되는 점을 잘 이해하고 우뇌와 좌뇌

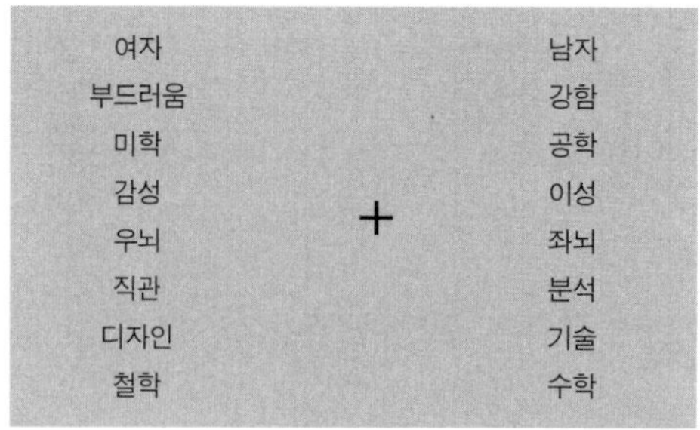

[그림 2] 미학 + 공학 = 건축

를 동시에 잘 활용할 수 있다면 훨씬 더 강력한 전문가가 될 수 있다. 자연계를 졸업한 학생들만이 건축을 전공하는 제도는 시대적 착오이다. 건축이야말로 다양한 분야를 넘나드는 인재들이 절실히 필요하다. 건축의 속성을 이해하고 조정하는 사람만이 융합, 통합, 통섭의 시대에 살아남을 것이다.

인간을 담는 그릇

나는 우리나라가 세계에서 가장 아름다운 나라가 되기를 원한다. 가장 부강한 나라가 되기를 원하는 것은 아니다. 내가 남의 침략에 가슴이 아팠으니, 내 나라가 남을 침략하는 것을 원치 않는다. 우리의 부력(富力)은 우리의 생활을 풍족히 할 만하고, 우리의 강력(强力)은 남의 침략을 막을 만하면 족하다. 오직 한없이 가지고 싶은 것은 높은 문화의 힘이다. 문화의 힘은 우리 자신을 행복하게 하고, 나아가서 남에게 행복을 주기 때문이다. _백범 김구의 『내가 원하는 우리나라』 중에서

시 대 정 신

조선시대 양반들이 살았다는 북촌 한옥마을, 그곳의 한옥은 대부분 1930년대부터 해방 전후까지 지어진 것으로서 그 모습은 비슷할지라도 조선시대의 한옥과는 다르다. 미래의 친환경 주거공간으로 여러 기업들이 선보이고 있는 에너지 세이빙 하우스도 미래에 지어질 주택과는 분명히 다를 것이다. 정확한 고증을 토대로 과거의 한옥을 짓거나 과학적인 근거를 기반으로 미래의 에너지절감주택을 건설할지라도 어디까지나 이 건물들은 지어진 당시의 건물일 뿐이다.

우리는 건축이 남긴 흔적을 통해 그 시대의 모습을 볼 수 있다. 건물에 투영된 변화를 통해서 그 시대 사람들의 사고와 행동 그리고 문화를 유추할 수 있다.

우리가 매일 타는 지하철역의 출입구 형태를 가만히 떠올려 보라. 특별히 생각나는 형태나 색깔이 있는가? 대부분은 잘 떠오르지 않거나 모두가 비슷한 모양을 생각하고 있을 것이다. 살고 있는 동네와 사거리의 명칭에 따라 혹은 주위의 건물과 어울리는 재료와 색깔을 사용하여 개성적인 형태를 만든다면 그곳만의 장소성을 충분히 보여줄 수 있을 텐데 우리는 그렇게 하지 않는다.

대학로가 있는 혜화역의 출입구는 붉은 벽돌에 담쟁이넝쿨을 올려두면 주변과 잘 어울리지 않을까? 테헤란로의 시작점인 삼성역을 상해의 애플스토어처럼 깨끗하게 유리로만 천정과 벽을 마감하면 멋지지 않을까?

사람들은 이런 것들에 별로 관심이 없다. 이것이 우리가 암묵적으로 공유하는 생각이고 시대가 선호하는 행동이다. 공공성보다는 경제성을 우위에 두고 있는 단편적 증거이다. 개성을 추구하기보다는 비슷하여 차별이 없는 것이 좋고, 기왕이면 검증되어 빠르게 지을 수 있는 것이 나은 것이다.

영화 '혹성탈출'에서처럼 도시가 사라지고 먼 훗날 후손들이 도시의 지하철 출입구를 발견하면 무엇이라고 해석할까? 획일화된 아파트에 살고 있는 한국인에게 잘 어울리는 디자인이라고 하지는 않을까? 건물은 그 시대의 생각, 행동, 예술, 기술, 문화 등이 집약되어 표현되기 때문에 '건축은 인간을 담는 그릇, 시대정신을 담는 도구'라고 하는 것이다.

문화의 아이콘

한 시대의 문화를 물리적으로 극대화한 장치로서 건축만 한 것이 없다. 회화나 조각분야의 예술작품들과 비교해보면 쉽게 알 수 있듯이 건축은 스케일이 크고 강력한 이미지를 만들어낸다. 사람들은 거대한 예술작품을 온몸으로 직접 경험하며 그 공간의 체험은 다시 사람들에게 회자되고 공유된다. 우리는 피라미드를 통해 태양신앙을 숭배했던 이집트 왕조의 힘과 권력을 다시금 떠올리며 루브르박물관 앞에 세워진 유리피라미드를 통해 과거와 현재가 통하는 전율을 체험한다. 바르셀로나의 대가족 성당(La Sagrada Familia)은 한 명의 열정적인 건축가*에 의해 도시가 얼마나 아름다워질 수 있으며 어떻게 도시가 스토리를 갖춰나가는지를 보여준다.

그 외에도 파르테논신전, 콜로세움, 타지마할, 런던 브리지, 에펠탑, 엠파이어스테이트빌딩, 시드니오페라하우스, 만리장성 그리고 경복궁 등 많은 건물이 도시의 브랜드로 자리 잡고 있다.

이와 같은 대표 건물은 도시나 국가의 고유한 이미지를 형성하는 데 절대적으로 기여하며, 그렇기 때문에 건물이 생산하는 거대한 힘을 간파한 주체들이 최고의 랜드마크를 만들기 위해 적극적으로 투자하는 것이다. 기업도 자신의 사옥을 통해서 기업철학과 문화를 전파하며 브랜드 컨셉에 따라 유사한 이미지의 건물을 여러 장소에 재생산한다. 또한 브랜드의 성격과 이미지를 극대화하기 위한 방법으로 기업은 '플래그십 스토어'를 통해 브랜드 아이덴티티를 분명하게 드러내기도 한다. 예를 들면 건물 전체를 마름모꼴 통유리로 덮고 있는 도쿄 프라다의 에피센터나 버버리만의 체크무니로 건물을 뒤덮고 있는 뉴욕의 버버리 매장과 청담동의 텐꼬르소꼬모 등은 건물 자체를 통해 브랜드 이미지를 전달하고 있다. 건물이 3차원의 초대형 광고판인 셈이다.

---

*
안토니오 가우디(Antoni Gaudi): 1852년 에스파냐 출생. 바르셀로나에서 가장 유명한 건물의 대부분을 계획한 매우 독창적이고 인기 있는 건축가.

문화의 힘

여러분은 무슨 생각이 떠오르는가?

우선 최고급, 명품, 장인 등의 단어가 떠오를 것이다. 또 생각나는 다른 것이 있는가? (나는 다 필요 없고 페리리만 하나 주면 좋겠다.)

위의 브랜드는 모두 이탈리아 제품이다. 위의 목록에는 많아서 제외했지만 인테리어 분야에서도 주방가구, 일반가구, 대리석 등의 이탈리아 제품을 최고로 취급한다. 어떻게 이탈리아는 우리가 열광하는 최고의 브랜드를 다수 보유하고 있는 것일까?

여러 가지 이유들이 있겠지만, 이탈리아가 지닌 역사와 문화의 힘에서 그 답을 찾을 수 있을 것 같다. "모든 길은 로마로 통한다"는 말처럼 서구 문명의 시작은 로마 문명에서 출발하였으며 유럽의 많은 국가들이 아직도 그 영향을 받고 있다. 또한 인간 중심의 르네상스를 일으킨 곳이 이탈리아 피렌체이다. 피렌체는 르네상스 문화를 처음으로 꽃 피우고 창조성의 정점을 보여준 도시였다.

이탈리아인이 자신의 디자인을 세계에 당당하게 내놓을 수 있는 배경에는 그들의 역사와 문화의 저력에서 기인한다. 자신의 조상이 세계 선진국들의 문화를 태동시킨 장본인이며, 이탈리아인은 바로 그 후손이다. 그들의 유전자에는 장인정신이 각인되어져 있고 그것이 교육과 합쳐져 아름다운 디자인으로 표현되고 훌륭한 브랜드로 승화되는 것이다. 누구나 브랜드를 만들어 낼 수는 있겠지만 모두가 인정하는 브랜드는 문화의 시간이 쌓여가면서 진정한 명품으로 태어나는 것이다. 이것이 역사의 힘이다. 역사는 모방할 수 없기 때문에 희소한 가치를 가진다.

문화적 자신감

"그동안 데이빗 윌슨이 프로그램 음악으로 아리랑을 추천했었다. 하지만 그때마다 아직은 적당한 시기가 아니라고 생각해 거절했었다. 올림픽을 성공적으로 마친 지금에야 아리랑을 프로그램 음악으로 선정하게 됐다." _김연아

모스크바에서 열린 2011 세계선수권대회에서 김연아는 '오마주 투 코리아(Hommage to Korea, 대한민국에 대한 존경)'란 프로그램을 소개하였다. 이 프로그램은 아리랑을 중심으로 5가지의 전통음악을 함께 편곡한 것으로서 이전에 들어왔던 아리랑과는 확실히 달랐다. 한국인의 정서를 세련되게 편곡한 음악과 함께 세계 최고의 스케이터가 아리랑에 맞춰 움직이고 있었기 때문이었다. 당시에 연주되었던 아리랑은 모두가 인정하는 최고의 선수만이 드러낼 수 있는 거만함이자 문화적 자신감이었다. (김기덕 감독은 제69회 베니스 국제영화제 황금사자상 수상 당시 소감을 대신하여 '아리랑'을 불렀다. 그 역시 세계 최고의 감독이기 때문에 가능하다.)

건축이 발전하기 위해서는 크게 두 가지 방법이 있다. 첫 번째는 건축계를 선도하는 리더나 리딩 그룹이 앞장서서 전체를 이끌고 가는 방법이 있다. 다른 하나는 대중의 저변이 두터워서 이들이 전체적인 수준을 밀고 올라가는 방법이 있다.

우리나라 건축계의 리더들을 살펴보면 아쉽게도 김연아와 같은 스타

가 없다. 세계적 수준의 건축가들과 경쟁을 하여 당당하게 자리매김한 스타 건축가를 찾아보기 쉽지 않다. 인류와 건축 예술에 큰 기여를 한 건축가에게 수여하는 건축계의 노벨상인 프리츠커상(Pritzker Architectural Prize)은 지금까지 약 37명(2013년)이 배출되었는데 아쉽게도 우리나라 건축가는 한 명도 없다.(2장 디자인 참고) 물론 프리츠커상만으로 건축가 그룹을 평가할 수는 없지만 세계적인 스타 건축가가 없는 것은 분명하다.

국가적으로 스타 건축가를 키워야 한다. 정부는 친환경, 에너지 효율 등의 기술에 대한 지원에 집착하지 말고 젊은 건축가들이 자유롭게 활동할 마당을 제공해야 한다. 건축가들에게 좋은 프로젝트에 참여할 수 있는 기회를 주는 것만큼 건강한 일이 어디에 있겠는가? 대형설계사무소들과의 경쟁을 조정하고 제도를 보완해서 공공성이 있는 프로젝트에 의도적으로 참여시켜 실력을 키워야 한다. LH공사나 지자체의 설계비 예산에서 5% 정도만 젊은 건축가들에게 기회를 줄 수 있어도 미래를 위한 씨앗을 뿌릴 수 있지 않을까? 단군 이래 최대라는 용산 역세권 프로젝트에 우리 건축가가 단 한 명도 초대받지 못했다. 과연 누구의 잘못인가?

역사와 스토리

나는 영화 007이나 본 시리즈와 같은 첩보물을 즐겨본다. 스토리의 전개가 단순해서이기도 하지만 영화의 배경이 되는 건물이나 도시를 훌륭한 영상을 통해 만나는 것은 건축하는 사람만의 또 다른 즐거움이다.

그렇다면 우리나라에서 007 시리즈에 나올 만한 멋진 건물로는 어떠한 것이 있을까? 꼭 건물이 아니더라도 이곳을 영화의 배경으로 삼으면 한국적 색채가 흠뻑 묻어날 만한 장소는 과연 어디일까? '미션임파서블4'의 주요 공간인 두바이의 부르즈칼리파와 같이 세계 최고의 랜드마크 건물이어도 되겠지만, 세계인의 이목을 사로잡기 위해서 우리만의 이야기가 배어 있는 건물과 공간을 떠올려 보자.

영화 다빈치코드의 배경이 되는 파리 루브르박물관. 이곳에는 모나리자만 있는 것이 아니다. 13C경 요새로서 건설되어 16C중엽 궁전으로 재건축되면서 프랑스 역대 왕들의 옛 자취를 담고 있다. 프랑스 혁명 후인 18C 후반에는 미술관으로, 1981년 '그랜드 루브르' 프로젝트로 현재 중개축 공사를 단행한 것이 지금의 모습이다.* 이곳에는 일반인들에게 알려지지 않은 신비스러운 이야기들이 넘쳐날 것 같지 않은가? 영화 다빈치코드는 루브르박물관을 배경으로 하나의 강력한 스토리를 탄생시킨 것이다.

파리의 루브르박물관 같은 공간으로 정동길에 자리 잡은 서울시립미술관은 어떠할까? 일제에 의해 1928년 경성재판소로 지어진 건물로 광복 후 대법원으로 사용되었으며, 1995년 대법원이 서초동으로 옮겨간 후 2002년부터 서울시립미술관으로 사용되고 있다. 건물도 르네상스식 건물인 옛 대법원 건물의 전면부와 현대식 건물의 후면부가 조화를 이루고 있어 영화의 배경으로는 손색이 없다.** 그리고 주변에는 덕수궁과 경희궁, 아관파천했던 러시아공사관, 독립 운동가들이 비밀집회장소인 정동교회, 서재필이 독립신문을 발간한 배재학당, 유관순이 기숙사 생활을 했던 이화학당 등 조선시대부터 슬픈 구한말, 일제 강점기를 거쳐 현재까지의 숨겨진 이야기를 생산할 수 있지 않을까? 민족적 기억의 장소로서, 역사의 현장으로서 시대를 관통하는 의미를 담아 멋진 시나리오를 만들 수 있을 것 같다.

*
루브르박물관 홈페이지(http://www.louvre.fr) 참고.
**
서울시립미술관 홈페이지(http://sema.seoul.go.kr) 참고.

한국적 이야기를 담아낼 수 있는 또 다른 공간적 장소로는 어디가 좋을까?

우리에게는 천년의 도시 경주가 있다. 그 당시의 통일신라는 지금만큼 문화적으로 성숙하고 경제적으로도 번영했다고 한다. 이름만으로도 찬란한 불국사, 석굴암, 분황사, 황룡사, 첨성대, 안압지, 포석정 그리고 양동마을까지 헤아릴 수 없이 많다. 과거와 현재를 이어주는 공간적 배경으로서 충분한 이야기를 만들어 낼 수 있지 않을까? 그런데 왜 경주가 배경이 되는 멋진 영화가 떠오르지 않는 것일까?

문명이 태동한 이집트, 서양 문화의 출발점 로마, 르네상스 문화의 중심지 피렌체와 베니스, 산업혁명의 근원지 런던, 현대산업의 중심지 뉴욕. 이곳에는 돌팔매를 맞던 지식인, 미지를 찾아나서는 탐험가, 새 시대를 여는 과학자, 창의적인 예술가들의 삶과 사랑에 관한 숨은 이야기들이 너무나도 많을 것이다. 역사가 있는 도시에서 의미 있는 사건들은 강력한 스토리를 만든다. 그리고 그곳에는 건물이 있다. 건축과 영화와 도시가 멋진 스토리를 만들어 내는 것이다.

역사의 기록

서울은 600년이나 된 우리나라의 수도이다.

서울에는 한강, 경복궁, 덕수궁, 남산, 광화문, 명동, 인사동, 북촌마을, 지하철, 올림픽, 월드컵, 청계천 등등. 어디 이뿐이겠는가? 우리나라를 대표하는 학교, 성당, 다리, 오피스, 쇼핑센터 등 헤아릴 수도 없는 수많은 건물들과 사람들의 추억이 담겨 있다. 과거와 현재가 교차되고 그것들이 축척된 삶과 문화가 고스란히 새겨져 있는 곳이 서울이다.

비교해 보라. 지금 2013년 세종시에는 무엇이 있는가?

세종시는 단숨에 생겨난 도시일 뿐이다. 그곳에는 정치적인 힘과 투기의 욕망밖에 지금은 없다. 역사와 문화가 있는 서울과 문명만 존재하는 세종시는 비교 대상이 아니다. 정부부처를 이전한다고 우리나라의 중심이 되는 것은 아니다. 좋은 도시가 되려면 시간이 쌓여야 한다. 역사가 가진 힘을, 도시가 담고 있는 스토리의 힘을 우리는 과소평가하고 있는 것은 아닐까? 역사는 모방할 수도 새로 쓸 수도 없다. 그렇기 때문에 지속적으로 관리하고 후대에게 잘 물려주어야 하는 가장 중요한 국가의 자산인 것이다.

우리나라는 역사적으로 주변 국가의 많은 침입을 받았고 여럿의 굴욕적인 사건들도 있었다. 그래서 우리는 우리를 한이 많은 민족이라고 한다. 병자호란 당시 인조는 남한산성으로 도망가서 결국에는 청나라에 무릎을 꿇고 항복했다.

하지만 우리는 청나라에게 굴욕을 당한 장소라고 해서 남한산성을 무너뜨리지는 않는다. 우리만 그런 것이 아니다. 유럽에서 독일군들이 점령하고 사용했던 건물들이라고 해서 모두 파괴하지 않는다. 치욕도 역사이기 때문이다. 스페인의 어느 마을은 로마시대 점령당한 그 당시를 기념하기 위해 매년 축제를 열고 있는데, 아이러니하게도 최고의 문화를 이룬 민족과 하나였다는 사실을 기억하기 위함이라고 한다.

나치즘과 파시즘을 경험한 유럽에서는 '기억의 의무'를 중요시한다. '네거티브 문화재'라는 이유만으로 없애버린다면 기억해야 할 역사까지도 사라져 결국 비슷한 우를 다시 범할 수 있다는 교훈 때문이다. 그들이 유대인 강제수용소나 정치범수용소, 혁명의 현장, 그리고 제2차 세계대전의 전적

지를 없애지 않고 잘 보존해 교육의 장으로 활용하고 있는 것도 바로 그 때문이다. _「다시, 서울을 걷다」, 권기봉.

핍박받고 굴욕을 당한 역사도 우리의 것이다. 이전에는 너무 아파서, 가진 것이 너무 없어서, 후손들에게 부끄러워서, 이 모두를 가슴에서 도려내고 싶어 했다. 물론 지금도 상처는 아물지 않았다. 그러나 도려낸다고 그 상처가 없어지지 않는다. 역사는 아무렇게나 지워지고 없어지는 것이 아니다. 차라리 가슴속의 아픔과 슬픔을 떳떳하게 밝히고 우리의 진짜 모습을 바로 보는 것이 상처에 도움이 된다. 지금 우리는, 세계인이 기적이라고 부르는 경제적 성과를 이루어냈다. 반세기 만에 최빈국에서 세계와 어깨를 겨룰 만큼 경제적 성과를 이루었다. 우리에게 찬사를 보내며 배우려는 나라들도 많아지고 있다. 우리는 우리를 격려하며 교육하고 공감해야 한다. 그래야 제대로 치유되고 성숙해질 수 있다.

건축에는 역사가 기록된다. 어떤 건물이 그 자리에 있었으며 어떤 용도로 사용되었는지가 남아 있다. 그래서 중요한 자리의 건물들은 공공성을 지닌다. 조선의 실질적 행정을 맡던 육조가 위치했던 세종로에 중앙정부청사나 세종문화회관, 대한민국 역사박물관이 자리하고 있는 이유이다. 또한 이렇게 의미 있는 자리에 미국 대사관이나 교보빌딩(도쿄에 있는 주일 미국대사관을 모방)이 있는 것이 내심 못마땅한 것도 마찬가지이다.

현재의 모습은 과거의 행동에 대한 결과이다. 남한산성을 허물지 않는 것처럼 이 모든 것이 우리의 모습이다. 건물은 오랜 시간 한 자리에 서서 기쁨과 슬픔, 영광과 치욕, 환호와 갈등을 모두 지켜본다. 세상의 변화에도 아랑곳하지 않고 세월을 맞이하고 흘려 보낸다. 자신의 몸을 내주어 역사를 기록하고 문화를 담아낸다. 건축이 역사와 문화의 아이콘인 이유가 바로 여기에 있다.

건축을 하는 즐거움 중 하나는 해외견학이나 해외업체와의 업무협의를 위해 단체 출장을 가는 행운이 종종 생긴다는 것이다. 인원과 상황에 따라 다르긴 하지만 대략 10명 이상이 넘는 경우에는 소형 버스를 대절해서 단체 이동을 한다. 그런데 재미있는 사실은 우리를 안내하는 가이드는 우리를 극도로 불편해 한다는 점이다. 가이드는 건물을 통해서 역사를 자연스럽게 설명하는 것이 안내의 정석인데, 건축으로 밥을 먹고사는 사람들에게 설명하는 것이 부담스러운가 보다. 이야기를 잘하다가도 "제가 건축하는 분들 앞에서 건축양식을 이야기 하는 것이 참 쑥스럽습니다. 혹시라도 틀린 점이 있으면 말씀해주십시오"라고 몇 번을 반복한다.

왜 가이드들은 건축을 통해서 역사를 설명하려는 것일까?

역사에 관련하여 가이드의 설명을 들을 때는 조금 이해가 되는 듯하다 돌아서면 잊어버린다. 잠시 창밖을 보고 딴짓이라도 하면 '도대체 무슨 이야기를 하고 있는 거야?' 하는 생각도 든다. 하지만 건축은 다르다. 건축은 실체가 있다. 현재의 모습을 직접 눈으로 보면서 관련된 설명을 듣기 때문에 이해가 쉽다. 우리 속담에도 '백문이 불여일견'이라고 하지 않는가? 수십 번의 설명보다 단 한 번 보는 것이 훨씬 효과가 크다. 그리고 직접 공간을 체험한다. 건물에 다가가서 질감을 느끼고, 내부를 걸어 다녀 보고, 크기를 가늠해보고, 사진을 남겨둠으로써 오랫동안 기억할 수 있는 것이다.

기울어진 피사의 사탑을 받치거나 밀고 있는 장난스런 사진을 한 장 찍어야 피사에 온 보람이 있으며, 로마의 콜로세움을 한 바퀴 돌아보고 나서야 로마의 힘과 문화 그리고 그들이 살았던 삶이 눈앞을 지나간다. 밀레니엄 브리지에 서 있노라면 테이트 모던 미술관과 강 건너의 세인트 폴 성당이 강력한 축으로 연결되어 있음이 비로소 보인다. 엠파이어스테이트 빌딩의 전망대에서는 영화 '러브어페어'의 두 주인공이 헤어지는 장면이 떠올라 야경을 제대로 즐길 수가 없는 것이다.

단짝 친구와의 배낭여행도 비슷하다. 배낭여행에서 여행 코스를 계획할 때 건물(박물관, 미술관, 시청, 교회, 호텔, 쇼핑몰)이나 특정의 공간(광장, 거리)을 중심으로 여행할 동선을 결정한다. 그런데 배낭여행에서 단짝친구와 다투는 첫 번째 이유가 서로 보고 싶은 것이 다를 때이다. 건물을 중심으로 짠 동선계획에 따라 느끼는 감정과 경험이 달라지기 때문이다. (한국인의 여행 특징은 얼른 버스에 내려 건물을 배경으로 '왔노라 보았노라 찍었노라'의 흔적을 남겨야 여행으로서의 가치를 인정한다.)

동일한 공간에서 과거와 현재를 체험할 수 있는 유일한 것이 건축이다. 건축은 역사와 문화 그리고 인간의 삶을 이해하는 통로이자 마지막 도착지이다. 역사적으로 살아남아 있는 건물, 가치를 잃어버리고 있다가 시대의 변화에 맞게 완전히 변신에 성공한 건물, 새로운 기술력으로 그 위용과 힘을 자랑하고 있는 건물, 이 모든 건물이 시대와 도시와 국가의 이미지를 생성하며 하나하나의 극적인 이야기를 지니고 있어서 사람들에게 구전되는 것이다.

도시를 걷는 즐거움

언제든지 도시를 걸어 다닐 수 있다는 것은 대단한 축복이며 행운이다. 거리 곳곳마다 자리 잡고 있는 건물들이 표현하는 언어와 대화하고 엉성한 제스처에 반성도 하고 갑자기 나타난 신비스런 모습에 넋을 잃고 멍청히 서 있기도 한다.

도시를 걷는 것은 참 행복한 일이다. 도시라는 공간 속에 떡하니 자리 잡은 예술작품을 언제나 볼 수 있기 때문이다. 특별히 돈이 드는 것도 아니며, 변화하는 날씨가 멋진 배경이 되어 선사하는 감동은 좋은 영화나 그림을 보고 나온 뒤의 상쾌함 이상이다.

거리에서 마주치는 사람들을 건물과 연관하여 살펴보고 상상하는 일도 꽤나 유쾌한 소일거리이다. 왜 이 건물의 1층 커피숍은 다른 곳과 달리 텅 비어 있는지, 인테리어의 수준이나 분위기는 어떤지, 점원은 친절한지, 가격이 비싼지 아니면 커피 맛이 떨어지는지 등을 관찰하고 처방하는 것은 혼자 놀기의 달인들만 할 수 있는 놀이이다. 또한 건축은 그곳에서 생활하는 사람들의 모습을 투영하기 때문에 주변의 시설물과 상가들이 자리 잡은 위치와 모습으로도 동네를 판단할 수도 있다. 조금만 신경 쓰고 투자하면 이런 즐거움을 언제나 공짜로 누릴 수 있다.

건축하는 사람들은 뉴욕처럼 멋진 도시나 두바이와 같은 새로운 도시를 방문하게 되면 미친 듯이 돌아다닌다. 발이 부르트는 것은 기본이며 끼니도 걸러가면서 셔터를 눌러대기 바쁘다. 여행의 반은 먹는 즐거움인 것을 완전히 잊어버린 채 도시를 마구 헤집고 다닌다. 하나의 건물을 보기 위해 하루를 꼬박 걸려 찾아가는 무모한 짓을 한다. 어떤 건축가는 죽기 전에 자신이 봐야 할 100선을 보았노라고 포효한다. 이성을 잃은 배고픈 한 마리의 들짐승 같다. 이들은 왜 이럴까? 커피 한 잔의 여유가 무엇인지, 새로운 음식이 주는 즐거움을 전혀 모르는 사람들 같다. 무엇이 이들을 미치게 만드는 것일까?

이들은 새로운 도시, 새로운 건물이 내뿜는 기운을 온몸으로 받아들이

고자 한다. 유명한 디자이너의 작품을 어떻게든 찾아내어 눈과 마음에 담아두고 싶은 것이다. 세계적으로 유명한 작가에 의해 건설된 강력한 구조물을 바라보며 전율을 느끼고 싶은 것이다. 이런 감동은 햄버거로 허기를 때우며 발이 부르터도 참을 수 있게 한다. 도시와 잘 어울리는 좋은 건물이 뿜어내는 감동은 이 세상이 전달하는 어떠한 감동과도 바꿀 수가 없는 것을 알기 때문이다.

아리스토텔레스, 톨스토이, 달라이 라마, 알랭 등의 지성들이 '행복'에 대해 많은 글을 남겼다. 나는 추천한다. 도시를 살아가는 가장 행복한 기술은 '좋은 건축과 대화하고 그들을 즐길 수 있는 눈을 가지는 것'이라고.

에너지 공장

남대문이 한참 복원 중일 때 얼마 떨어지지 않은 곳에서 서울시청도 한참 공사 중이었다. 서울은 참 다이나믹하지 않은가? 도심 한복판에서 최고의 건물과 최신의 건물을 동시에 짓고 있는 에너지 넘치는 장소이다. 디벨로퍼들은 서울 시내에 개발할 땅이 여의치 않다고 하지만 서울은 곳곳에 건물을 짓고 있다. 유럽의 선진국들은 도심 내에 새로운 건물을 짓는 행위를 제한하고 보존하는 방향이긴 하나, 도시에 새로운 건물이 들어서는 것은 도시가 살아 있다는 증거이고 활력이다.

런던은 과거의 흔적들을 잘 보존하면서도 새로운 현대 건물이 공존하는 정말 멋진 도시이다. 역사의 중요성을 인식하고 있으면서도 미래 지향적인 태도를 지니고 있다. 최근 들어 세워진 런던시청, 밀레니엄 브리지, 런던아이, 오이빌딩 등에서 그들의 건축적 깊이를 알 수 있다. 반대로 아름다운 항구도시 베네치아는 밤이 되면 텅 빈 도시로 변한다. 도시 자체가 관광을 위해 존재하기 때문에 보존이 최우선과제이며 건물을 신축하는 행위는 포기해야 한다. 과거에 만들어진 설비(우오수)라인들을 개선할 수 없어 생활도 불편하다. 밤이 되면 베네치아의 상인들이 대부분 섬을 빠져나와 생활한다.

하나의 새로운 건물은 주변을 변화시키고 사람들을 움직인다. 이런 동적 에너지를 건물이 만들어낸다. 따라서 좋은 건물이 들어서면 좋은 에너지가, 신선한 건물이 들어서면 신선한 에너지가, 아름다운 건물이 들어서면 아름다운 에너지가 생기는 것이다.

젊은이들의 놀이터였던 강남역은 삼성타운이 들어온 후 주변의 상권을 넥타이 부대들이 변화시키고 있다. 기업의 성공을 상징하는 테헤란로의 높은 사무소 건물들 뒤편은 음지가 되어 유흥가들이 번성한다. 월드컵의 열기를 흠뻑 담은 광화문 광장은 대한민국이 변화하고 분출하는 에너지의 구심점이 되었으며 상암동 디지털미디어시티(DMC)의 등장은 마포구의 경제 지도를 바꾸었다. 빌바오 구겐하임 미술관은 쇠퇴하는 철강도시를 문화의 도시로 탈바꿈하는 데 결정적 역할을 하였으며 시드니 오페라 하우스는 호주의 상징 그 자체이다. 어떤가? 도시를 바꾸고 사람들을 변화시키는 건물의 에너지가 느껴지는가?

건축은 엄청난 에너지를 가지고 있다. 따라서 창의적인 건축가에 의해 디자인되고, 올바른 건설사에 의해 지어지고, 합리적인 위치에 자리 잡아야 동네와 사람들이 건강해진다. 값싸게 아무에게나 설계를 맡겨 대충 짓고 소비자들을 눈가림하는 사업장에서 건강한 에너지를 기대하는 것은 잘못된 것이다. 그래서 공공의 역할이 중요하다. 좋은 도시에서 즐거운 기운을 받으며 살기를 원한다면 시민들이 모두 감독관이 되어야 한다. 관심만 가지고는 안 된다. 건축에 대해 공부하고 좋은 공간을 많이 경험해야 한다. 좋은 건축을 볼 수 있는 눈과 마음도 가져야 한다. 사업가가 이윤을 추구하는 것을, 건축가가 좋은 디자인을 욕심내는 것을, 시공하는 사람이 안전하고 튼튼하게 지으려는 것을 이해해야 한다.

그리고 새로운 시도들에 대해 비판보다 격려를 할 수 있어야 한다. 그래야 좋은 도시에 살 수 있고 자격이 있는 것이다.

아름다운 집

사람들은 여행을 다녀와서 현관에 짐을 내려놓으며 이렇게 말을 한다. '역시, 우리 집이 최고다!' 이런 순간은 우리 집이 크거나 비싸기 때문에 최고라고 말하지 않는다. 그냥 우리 집이라서, 세상에서 가장 편안한 공간이기 때문이다. 이런 감정은 변함없이 그 자리를 지켜준 집에 대한 고마움의 표현이기도 하다.

만약에 휴가를 다녀온 사이에 내 집이 사라졌다면 아마도 내가 이 세상에서 사라진 느낌이 들지 않을까? 이처럼 집은 나와 가족을 감싸주는 안식처이며, 즐거운 생활을 영위하는 공간적인 장치이다. 영국의 작가 윌리엄 모리스는 "예술이 낳은 것 중에서 가장 중요한 것이 무엇이냐고 묻는다면 아름다운 집이라고 답하리라"라고 하지 않았던가?

지금 살고 있는 아름다운 집보다 조금 더 나은 집을 발견했다고 해서 바로 이사를 가는 사람은 거의 없다. 이미 익숙한 현재의 공간과 편리한 주변생활환경을 포기하고, 아이들을 전학시키는 어려움과 이것저것 새로 마련해야 하는 번거로움을 떠올려보면 집을 바꿔야겠다는 생각도 접게 된다. 물론 이런 익숙하고 편한 것을 넘어서 이사를 해야 하는 이유들도 있기 마련이다. 아이들의 교육문제, 편리한 생활환경, 살고 있는 동네에 대한 혐오감, 투자를 위한 어쩔 수 없는 선택 등이 있을 수 있다.

　우리는 "사람들이 새로운 것을 좋아한다"고 흔히 말한다. 새로운 맛집을 찾아 먼 길을 마다하지 않으며 새로운 IT기기와 자동차를 기다리고 새로운 유행과 스타일에 흥분한다. 그러나 사람들은 새로움을 환영할 뿐이지 자신이 변화하는 것을 좋아한다는 의미는 아니다.

　예를 들어 기업은 살아남기 위해 모두 혁신하자고 하지만 실제로 기업이나 직원들은 변화하는 것을 싫어한다. 사람들은 편안하고 익숙한 것을 좋아하며 그냥 원래 상태대로 놔두고자 하는 현상유지편향이 있다. 그래서 사람들은 자신이 소유한 공간의 따뜻한 흔적을 남겨두는 것을 좋아한다. 사람들은 익숙한 것에서 편안함을 찾기 때문에 특별한 이유가 없다면 완전히 집을 뜯어고치지 않는 것이다.

　요즘은 이사를 하게 되면 대부분 포장이사이다. 이것의 가장 큰 장점은 이전의 살던 공간과 최대한 비슷하게 물건을 옮겨놓는 점이다. 새로운 공간에 들어서는 사람들에게 낯선 느낌을 지워주고 최대한의 익숙함을 통해 예전의 편안함을 제공하는 서비스가 포장이사인 것이다.

　어떤 집에서는 도심이 내려다보이고 어떤 집에서는 한강이 내려다보이는 전망을 가지고 있다고 하자. 서로 다른 집에서 몇 년을 살고 나면 세상을 바라보는 시선의 차이가 있지 않을까? 창을 열면 따뜻한 햇볕과 시원한 바람이 들어오는 집과 이웃한 집의 침실과 마주하고 있는 집, 이 두 집은 어떨까? 어디에 창이 있는지에 따라 인간의 감성이 달라지지 않을까? 건축환경의 중요성을 인식하고 있는 경영자들이 회사에서 처음 하는 일이 사무공간을 바꾸는 것이다. 환경이 바뀌면 생각이 바뀌는 것을 알고 있기 때문이다. 대체로 좋은 환경에서 자란 아이가 좋지 않은 환경에서 자란 아이보다 훨씬 건강하고 성공할 가능성이 높다고 한다. 그러고 보면 우리가 돈을 벌어 더 나은 환경으로 옮기려고 하는 이유도 결국에는 더욱 행복해지기 위함이다.

좋은 건축은 인간의 삶의 질에 영향을 미쳐서 인간을 더욱 행복하게 만드는 놀라운 힘을 가지고 있다. 그렇기 때문에 좋은 공간, 좋은 건축, 좋은 도시를 만들고 가꿔야 하는 이유이다.

한국인은 플랫한 것을 좋아한다

강남구의 40평대 아파트에 살던 어떤 부부는 자식들의 결혼을 모두 시키고 난 후, 자연과 함께 여생을 보내고자 용인의 테라스 하우스로 집을 보러 갔다. "복층이라서 공간이 커 보일 겁니다"라는 직원의 말과는 달리 자신이 살고 있는 아파트보다 훨씬 작게 느껴졌고 앞쪽만이 트여 있어 이사 가는 것을 포기했다고 한다. 테라스 하우스의 거실은 1~2층을 OPEN하여 공간적으로 크게 느껴졌을 것 같은데 왜 그 부부는 반대로 느낀 것일까?

우리나라의 주거에 복층의 개념을 넣으려는 시도는 내가 대학생이던 1990년대의 '학생 주거 공모전'에서도 다양하게 나타났다. 하지만 꽤 많은 시간이 흘렀음에도 우리나라 주거의 대부분은 플랫한 형태를 아직도 유지하고 있다. 우리나라 사람들은 공간이 주는 다양한 변화감보다는 크고 넓게 보이는 형태를 선호하기 때문이다. 40평을 복층으로 나누어 사용하는 것보다 한 층에서 40평을 크게 사용하길 좋아한다. 아파트의 경우에는 앞뒤의 발코니를 이용해서 50평처럼 크게 보이길 원한다.

2000년대에 복층형 오피스텔은 상품으로서는 매력적이었다. 관리비가 조금 비싸더라도 높은 거실공간에 침실이 별도인 점은 생활하는 데 편리해보였다. 그러나 복층에 살아본 사람들의 반응은 "살아보니 별로"라는 것이다. 처음 보는 새로운 상품에 좋은 반응을 이끌어 내었으나 실제로 입주자들은 계약기간이 끝나면서 플랫한 주거로 다시 돌아갔다. 신혼부부들도 처음에는 복층에 침실을 꾸며 놓고 살았으나 시간이 지나면서 거실에 이불 펴고 자고 복층의 침실은 창고처럼 사용하더라는 것이다. 복층에 대한 사용자들의 지나가는 이야기일지라도 외국처럼 다이나믹한 공간을 우리는 선호하지 않는 것은 사실이다.

2010년 5월, LH공사에서 국제설계경기를 통해서 청계산 자락에 한국판 베벌리힐스를 꿈꾸며 '판교 월든힐스'를 공개했다. 서판교의 가장 안쪽에 위치하여 지리적으로 쾌적하며 경사지에 순응한 테라스 형태였다. 또한 독특한 디자인과 선시공 후분양으로 주변시세대비 가격이 낮아 소비자들의 상당한 관심을 끌었다.

다음 페이지의 [표 4]를 통해 확인할 수 있듯이, 총 300세대로서 1BL 98세대, 2BL 100세대, 3BL 102세대가 공급되었다. 1BL에서 3BL으로 갈수록 평형이 크고 3BL은 도로에 가까워 소음에 대한 단점이 있었다. 가격대는 평당 2000만 원 정도로 주변의 테라스 하우스 시세보다 낮아 장점이 있었다.

전체적으로 1BL과 3BL의 계획은 비슷했으며 이전의 테라스 하우스와 크게 다르지 않았다. 하지만 2BL은 확실히 달랐다. 건축 잡지에 나올 것 같은 평면으로 소비자의 반응은 엇갈렸다. 하나의 단지였지만 블록별로 전혀 다른 계획안은 지켜보는 사람들의 관심을 사기에 충분했다. 며칠 뒤에 언론에서는 최고 688:1, 평균 11:1의 높은 청약률을 앞다투어 보도했다.*

*
LH공사 월든힐즈 접수결과(2010.6.16)

얼마 뒤 2010년 8월, 판교 월든힐스 잔여세대 입주자 모집공고가 떴다. 총 300세대 중에서 151세대가 잔여세대로서 1BL 98세대 중 9세대(9.2%), 2BL 100세대 중 87세대(87%), 3BL은 102세대 중 55세대(53.9%)가 미분양된 것이다.* 넓은 테라스를 확보한 1BL은 쉽게 분양될 것으로 예상했었으나 2BL의 결과는 예상보다 저조했다. 업계에서는 미분양에 대한 다양한 원인들이 분석되었고 대부분 설계에 초점이 맞추어져 있었다.

여기서도 확인할 수 있었던 점은 발표된 미분양 151세대 중 117세대

[그림 3] 판교 월든힐스 위치도

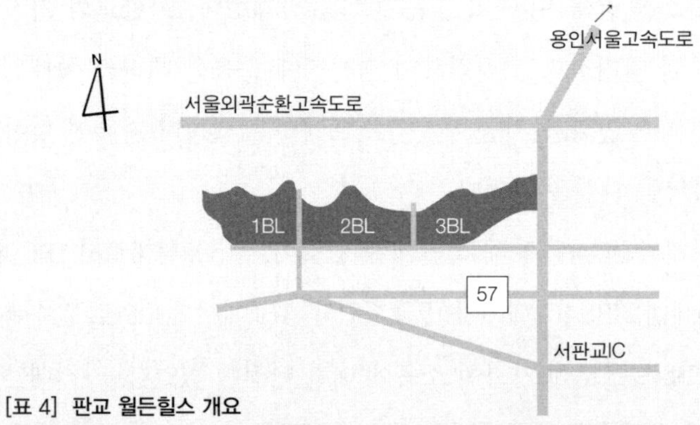

[표 4] 판교 월든힐스 개요

구 분		1BL	2BL	3BL
건축가		페카헬린(핀란드)	야마모토 리켄(일본)	마크 맥(미국)
시공사		범양건설	한양건설	울트라건설
세대수	38평형	6	–	–
	40평대	24	16	–
	50평대	47	53	56
	60평대 이상	21	31	46
	계(공급 면적)	98세대(복층 37세대)	100세대(복층100세대)	102세대(복층46세대)

※ 입주자 모집 공고문(2010.5.28 모집 공고일 기준) 참조.

* 성남판교 월든힐스 입주자모집공고문(2010.8.4) 참조.

(77.5%)가 복층형 타입이라는 점이다. 1BL은 1~2층의 8세대, 2BL은 1~3층 82세대, 1~4층 5세대, 3BL은 1~2층의 22세대가 미분양되었다. 물론 이 결과만으로 복층에 대한 선호도를 일반화하는 것은 무리가 있다. 그러나 우리나라 사람들은 복층의 주거 형태보다는 크게 사용할 수 있는 단층의 판상형 주거를 선호하며 1BL의 테라스와 같이 서비스 면적을 제공하는 상품에 대한 관심이 높았던 것은 사실이다. 이전에도 그랬고 지금도 그렇다. 그런데 왜 이 당시는 이런 사실이 간과되었을까?

추측건대, 공급자 위주의 접근방식에 익숙해서가 아닐까? 좋은 입지조건과 낮은 분양가, 해외 건축가들의 독특한 디자인이면 충분히 소비자들을 움직일 수 있다고 예상했지만 소비자들은 LH가 제안한 라이프스타일이 불편했다. 우리가 중고차의 가격을 보고 새 차를 사는 것처럼 소비자들은 되팔 때의 이익도 고려해본다. 아직은 시장에서 복층형의 주택을 수용하기 이르다고 판단한 것으로 보인다. 아무리 좋은 공간의 주택일지라도 사람이 살지 않는 주택은 의미가 없지 않은가?

2011년 3월, LH에서 2BL 94가구를 재공급한다고 발표했다. 1BL과 3BL은 분양이 완료되었고 2BL(복층 100%)만 미분양이 7세대 증가했다.[*]

풍수는 미신이다

매년 새해 첫날, 사람들은 동해안으로 몰려간다. 새해의 첫 일출을 보면서 힘찬 기운을 받아 자신의 소원이 이루어지기를 소망한다. 해가 뜨는 동쪽은 좋은 기운과 새로운 에너지가 솟아난다고 사람들은 생각한다.

그러고 보니 IT분야에 있는 기업의 본사를 설계할 때 사장실과 임원실

---

[*] 성남판교 월든힐스 입주자모집공고문(2011.3.18) 참조.

은 최대한 동측으로 배치하길 요청받은 적이 있었으며, 내가 아는 어떤 분은 동쪽의 자리를 사수하여 사장까지 오른 경우도 있다.

이와 같이 풍수가 건축에 적용된 사례들은 주위에서 어렵지 않게 찾을 수 있다. 다니엘 리베스킨드가 디자인한 현대산업개발사옥은 수맥을 차단하기 위해 동판을 깔았으며, 서린동 SK사옥은 물의 기운을 흠뻑 빨아들이기 위해 기둥에 거북이 형상을 도입하고 사옥의 정문도 청계천 방향으로 했다. 또한 일부 기업들은 비공식적으로 사옥과 집안, 선조들의 묏자리 등에 관한 종합적 분석 자료를 통해 임원들 방의 위치와 책상 배열까지 상세한 조언을 하고 있다고 한다.[*] 이처럼 국내 최고의 건설사나 IT 기업뿐만 아니라 굴지의 그룹에서도 기업의 흥망과 변화를 풍수와 연관시켜 판단하기도 한다. 이는 '풍수는 미신이다'라고 단정 지을 수 없는 이유이다.

풍수지리는 주역과 음양오행을 바탕으로 한 동양의 경험적인 학문이기 때문에 서양의 과학적인 잣대로 본다면 미신일 수밖에 없다.(미국도 잠시 홍콩이나 중국의 풍수가 넘어가서 유행한 적이 있긴 하다.)

그러나 풍수지리학의 내용 중 일조, 환기, 토질, 방위, 도로, 평면형태, 가구배치, 색상, 정원 등에 관련된 부분은 건축과 통하기 때문에 풍수를 이용하여 건축주를 설득하는 경우도 있다. 가끔씩 아파트 분양사무실에는 나이가 지긋하신 분들이 오셔서는 7층 아래를 요구하는 경우가 있는데, 토지의 기운이 그 정도까지 미친다고 믿으시기 때문이다.

그리고 집의 첫인상인 현관은 복과 재앙이 출입하는 중요한 공간이므로 항상 밝고 청결을 유지하기를 강조하는 분도 있다. 사람의 인품이 얼

---

[*] 조선일보 '대기업 빌딩 속에 숨어있는 풍수' (2007.9.22) 참조.

굴에 드러나듯이 좋은 건물은 누구에게나 좋은 느낌으로 다가선다. '집이 좋으면 곧 사람이 번영한다'는 글귀에 고개가 끄떡여지는 것은 당연한 일이 아닐까?

이처럼 풍수는 우리의 생활과 함께하고 있으며 그 내용들은 상식의 범위 안에 대체적으로 자리 잡고 있다.

사람들 누구나 좋다고 느끼는 공통된 기운과 감정을 풍수적으로 좋다고 말할 수 있다. 이것은 건축적으로 심리적으로 환경적으로 풍수적으로 인간과 자연과 건물이 조화를 이룬 상태를 뜻하기도 한다. 뒤편에 산이 자리 잡고 앞에 강이 흐른다. 우리가 '배산임수'라고 하는 장소로서 이곳에 강을 따라 건물을 앉히는 것은 건축적으로 풍수적으로 좋다고 할 수 있는 것이다. 안동 병산서원은 배산임수의 지형이다. 유유히 흐르는 낙동강을 바라볼 수 있도록 탁 트인 곳에 건물을 앉히되 강가 쪽의 7칸으로 구성된 만대루를 비워둠으로써 누구나 자연과 교감할 수 있도록 배려하였다.

풍수적이라는 것은 건축적인 측면에서 다분히 자연친화적인 성격을 지니고 있다. 예전에는 자연과의 관계성을 통해 토지를 평가했다. 산과 들과 강과 도로와 마을이 조화를 이루는 장소가 풍수적으로 좋은 곳이었다. 이런 장소는 시원한 바람이 통하고 저 멀리 아름다운 경치가 품 안에 있으며 따뜻한 햇볕이 들어오는 양지바른 곳이다. 건축적으로 말하자면 시원한 바람이 통하는 것을 통풍이라고 하며, 아름다운 경치를 바라볼 수 있는 것을 조망이라고 하며, 따뜻한 햇볕이 드는 자리를 채광이나 일조가 좋다고 한다. 현재에도 이런 요소는 건축의 배치와 평면 그리고 입면 등을 결정하는 가장 중요한 요소이다.

그러나 과학이 발달하고 산업화가 진행되면서 인간에 의해 생산되고 변화되는 요소들이 많아졌다. 자연적인 환경에 의존하던 시대에서 인위적으로 건설하고 생산되어진 것들을 어떻게 효율적으로 사용하고 누릴 수 있는지에 대한 것들이 중요해졌다.

가장 큰 이유는 사람들이 도시에 살기 시작했기 때문이다.(2011년 도시화율 91.1%)* 도시를 구성하는 환경의 대부분이 인간에 의해 만들어진 물리적인 것들이다. 도시에서는 학교, 시장, 교통, 도서관, 체육관 등이 삶에 있어 중요한 요소가 되었다. 주변에 있는 학교 학생들의 수능성적이 오르면 아파트 값도 함께 오르며, 쓰레기처리장이 있는 곳은 반경으로 멀어질수록 가격이 높다고 한다. 이런 것들이 도시가 발생하면서 생긴 중요한 요소이다. 이것은 풍수지리의 새로운 업데이트 버전이다. 현대에서의 풍수지리라고 하면 자연과 더불어 이런 인공적으로 만들어진 인프라와 환경을 모두 포함하여 보아야 하지 않을까?

우리가 토지를 분석할 때 입지적으로 좋다 나쁘다를 말하곤 한다. 입지라는 것이 채광, 바람, 조망, 주변의 공원 같은 자연적인 요소에 의해서도 영향을 받지만, 교통, 학군, 상권 같은 주변의 거주 환경에 따라 달라진다. 향후 미래의 개발환경과 정책방향과 제도에 따라 다르게 평가되고, 주변에 미술관, 도서관, 공연장 등의 문화적 요소에도 영향을 받게 된다. 더욱이 도시생활에서는 주변 이웃과의 커뮤니티에 따라 좋은 입지로서 인정받는 것에서 알 수 있듯이 예전에 풍수는 다분히 인간과 자연과의 상호관계였다면 지금은 훨씬 인공적이고 다양한 인자에 영향을 받는다고 할 수 있다. 풍수라는 것이 다분히 현대에 와서는 약해진 이유를 여기에서 찾을 수 있기도 하다.

건강을 향상시키고 금전 운을 상승시키며 자녀가 잘되는 방법이 있다면 이를 실천하려는 것은 어찌 보면 당연한 것 아니겠는가? 우리 생활에 좋은 기운을 틔어 건강하고 풍요로운 삶을 살기 위해 풍수를 고려하는 것은 좋은 건축을 만드는 데 하나의 중요한 함수 값이 될 수 있을 것이다.

건축 유전자

맛을 보관하는 장소

비가 추적추적 내리기 시작하면 전 집들은 문전성시를 이룬다. 비가 내릴 때 소리와 기름의 지글지글거리는 소리가 비슷하다는 주장도 있고, 비가 오면 혈당이 내려가 밀가루 같은 음식이 생각난다는 분석도 있지만 왠지 비와는 어울리지 않는다.

종로 빈대떡에서 마시는 한잔의 막걸리와 두툼한 빈대떡은 최고의 맛이지만 그 맛은 오래된 건물에서 배어나오는 것 같다. 피맛골에 있던 많은 맛집들도 옆의 새 건물로 옮기고는 이전 맛이 안 난다고 한다. 같은 곰탕집인데도 명동 본점에서 먹는 맛과 삼성동 현대백화점에 먹는 맛이 다른 이유도 마찬가지이다.

맛은 혀로 느끼지만 코를 막으면 맛을 못 느끼는 것처럼 건물에 배어 있는 냄새를 통해 익숙한 맛을 만들어내는 것이 아닐까? 세월의 시간이 건물에 쌓이면서 추억이 되고 냄새가 되고 분위기가 되어 그 집만의 맛이 되는 것 같다. 왜 유명한 맛집들이 예전 그대로의 모습을 지키려는지 대충 짐작이 간다.

마루와 발코니

우리의 고유한 주거는 한옥이다. 한옥과 현대 주거와의 가장 큰 차이

점은 단연 통풍에 있다. 마룻바닥을 들고 앞뒤공간을 활짝 열어 두는 중앙의 대청마루를 상상해보면 쉬울 것이다. 우리의 건축 유전자에는 다른 민족이 느낄 수 없는 시원한 환기에 대한 욕구가 자리 잡고 있다.

따라서 아파트를 구성하는 데에도 맞통풍은 중요한 삶의 요소로서 판상형의 아파트보다 주상복합이나 중복도형식의 아파트가 인기가 없는 이유로 단연 통풍의 문제점을 거주자들은 지적하고 있는 것이다. 심지어는 소형 오피스텔에서도 환기에 대한 문제점을 개선하기 위해 최대한 개구부를 열어두어 소비자들의 불만을 개선하고자 노력하고 있다.

판상형 형태의 주거가 인기 있는 또 다른 이유는 확장이 용이하다는 점이다. 1.5m의 공간을 서비스 면적으로 할당받아 필요하면 언제든지 늘릴 수 있다. 최근에는 전용 60㎡에서 4.5bay의 형태 혹은 3면을 모두 발코니로 사용할 수 있는 평면이 개발되고 있는 것도 그런 이유이다.

아파트 vs 세탁기

보통 남자는 여자보다 자동차에 관심이 많다. 아무래도 남자가 여자보다 외부 활동이 많기 때문에 남자의 신분을 대변하는 도구로 자동차를 인식하는 경향이 있다. 반면에 여자는 남자보다 집에 관심이 많다. 여자의 경우에는 집을 중심으로 아이들을 키우며 다양한 활동을 하기 때문에 집은 여자의 품격을 대변한다.(TV 속에서도 자동차는 남자모델들이, 아파트는 여자모델들이 주로 활동하는 모습에서도 확인할 수 있다.)

나는 여성의 인권을 상승시킨 최고의 상품으로 아파트를 꼽는 데 주저하지 않는다. 아궁이에 불 지피던, 연탄 불 갈기 위해 잠 설치던 시절이 바로 얼마 전이다. 우리의 삶을 핵가족 단위로 완전히 재편하게 된 계기도 아파트 때문이다. 이불을 깔면 잠자는 공간이고 밥상을 차리면 식사하는 공간이 우리의 방이었다. 그런데 아파트는 침실이나 거실처럼 기능에 따라 사람들이 옮겨 다니면서 살도록 만들었다.

2009년 세계여성의 날을 맞이하여 교황청에서는 20세기 여성운동을 하는 데 가장 기여한 상품이 세탁기의 탄생이라고 했다. 한국에 와 보았더라면 아파트라고 했을 텐데 아쉽다.

우리 집의 아이들은 안방이라고 부르지 않고 항상 엄마 방이라고 부른다. 여성의 인권을 상승시킨 최고의 상품은 아파트이다.

온돌난방

우리나라 주택문화를 관통하는 한 단어는 온돌난방이 아닐까? 예전에는 구들이라는 돌을 통해 열을 전달하였고 지금은 보일러의 열로 물을 데우고 배관을 통해 그 열을 전달하는 바닥난방형식이다.

우리나라 최초의 아파트인 마포아파트(1962년)는 입식을 전제로 계획되어 온돌방이 없고 스팀라디에이터로 난방을 했다. 그 후 1970년대 침실은 온돌, 거실은 라디에이터를 혼용했고 1980년대 중반을 지나면서 온돌을 전면적으로 도입했다.

요즘에는 욕실에도 난방을 깔아 맨발로 다닐 수 있으며 해외의 한인 타운에는 라디에이터를 걷어내고 바닥 난방으로 변경해서 생활하는 한국인이 상당수이다. 옛날부터 구들장의 뜨끈함을 유전자에 담고 있는 우리는 외국의 주택문화를 따라가면서도 바닥 난방만은 지켜온 것이다.

프랭크 로이드 라이트 회고록에는 "한국인의 방은 인류가 발명한 최고의 난방방식이다. 이것은 태양열을 이용한 복사난방보다도 훌륭하다. 방을 따스하게 해주는 방식이야말로 가장 이상적인 난방이다"라는 기록이 새삼스럽게 다가온다.*

찜질방

어릴 적에 날씨가 흐려지면 어른들은 "뜨뜻한 아랫목에 허리나 지지면 좋겠다"는 말씀을 자주 말하셨는데 요즈음은 아랫목을 대신해서 찜질방으로 간다. 찜질방은 아랫목의 뜨끈함을 상업화한 공간이다. 군불을 때는 구들장이 거의 사라졌지만 한국인의 유전자에는 그 뜨거운 맛이 정확하게 기억되어 있기 때문에 한 달에 한 번쯤은 찾아가야 직성이 풀린다.

찜질방은 가족들의 또 다른 놀이공간이다. TV속 드라마에 푹 빠진 사람, 독서하는 사람, 게임하는 사람, 이야기하는 사람, 그냥 자는 사람 등 공공의 영역에서 자기 집처럼 행동하는 모습을 지켜보고 있노라면 참 재미있다. 찜질방도 진화하여 여러 가지 먹을거리와 다양한 연령대를 수용하기 위해서 오락실, 노래방, 마사지실, 수면실 등의 시설을 갖추고 있다. 또한 경쟁이 심화되면서 얼음방, 1인 황토굴, 소금방, 참숯방, 불가마 등 차별화된 실들을 제공하고 있다.

『마케팅 상상력』의 저자 테오도르 레빗은 클럽메드의 성공요인으로 마음껏 게으름을 피우고 싶은 잠재욕구를 찾아내어 가장 효과적인 휴식으로 간주하였는데, 찜질방을 '한국판 클럽메드'라고 불러도 되지 않을까? 뉴욕에서도 찜질방이 핫 플레이스라고 하니 기분 좋다.

건조세탁기

결혼한 지 10년이 지나면서 가전기기들이 하나둘씩 고장 나기 시작한다. 얼마 전부터는 아직 고장이 나지 않았는데도 건조세탁기로 교체해달라는 아내의 목소리가 커지고 있다. 빨래 말리는 것이 용이하고 소독도

『온돌 그 찬란한 구들문화』, 김준봉 · 리신호 · 오홍식, 청홍 참조.

되기 때문에 건조세탁기가 필요하다는 것이다.

단독주택에서는 건조세탁기가 필요 없다. 따뜻한 햇볕이 드는 마당에 빨랫줄을 치고 바삭바삭 소리가 날 때까지 말리면 된다. 세상에서 제일 깨끗한 옷과 이불을 덮는 기분이다. 하지만 아파트는 별도의 마당이 없으므로 발코니에다 건조대를 놓고 빨래를 말리기 시작했다. 발코니에 빨래를 말리는 것은 날씨나 시간에 구애받지 않아서 나름대로 대안이 될 수 있었다.

그런데 법적으로 발코니 확장을 허용하면서 빨래를 널 수 있는 공간이 없는 경우들이 생기기 시작했다. 주상복합의 경우는 아파트보다 실사용 면적이 작다 보니 빨래 널 공간을 계획하는 것이 더욱 어렵다. 자신이 사는 집을 최대한 크게 사용하고 싶은 마음이야 당연하지만 빨래 널 공간이 없다 보니 마루에다가 건조대 두고 빨래를 널기 시작했다.

학교에 다니는 자녀 2명만 있어도 매일 빨래를 해야 한다. 그래서 거실은 항상 빨래가 널려 있다. 빨래가 거실을 차지하고 있는 모습을 볼 때마다 건축하는 사람으로서 안타까운 심정이다. 도대체 누구를 위한 집이란 말인가?

계단

계단은 에스컬레이터나 엘리베이터처럼 이동의 기능도 수행하지만 휴식과 만남과 슬픔과 사색이 일어나는 복합적 공간이다.

개인적으로도 계단과 연관된 기억이 몇 가지가 있다. 오래전이지만 학원에서 좋아하는 친구와 우연히 마주치기 위해 시간만 나면 계단을 오르내린 적이 있다. 병원의 계단에서 혼자 펑펑 운 적도 있다. 건설사에서 근무할 때 외롭거나 힘들면 찾아가는 장소가 11층과 옥상층 사이의 계단참이었다. 그곳에서 10분 정도 밖을 내다보다 보면 마음의 안정을 찾을 수 있던 나만의 장소였다. 여러분은 계단과 어떤 추억이 있는가?

요즈음은 대부분이 금연 건물이다 보니 거리로 내몰린 흡연자들이 피신하는 장소가 계단실이다. 어떤 건물주는 몰래 피우는 것을 눈감아 주기도 하는데 이런 경우에 계단은 흡연자들의 해방구이자 소통의 공간이다. 담배를 피우면서 다양한 이야기들을 쏟아내는데 이런 와중에 정보들이 교환되기 때문이다. 이런 모습들을 지켜보면서 계단실은 일종의 기업 서버(server)처럼 느껴진다. 회사에서 정보가 늦은 친구들은 계단실을 자주 가보는 것도 나쁘지 않은 방법이 될 것이다.

또한 상가 건물에서 계단은 조심스럽게 다루어야 한다. 계단이라는 자체가 물리적으로 공간을 분리하지만 심리적인 장벽도 함께 만들기 때문이다. 상가 건물은 사람들이 쉽게 접근해야 한다. 외부에서 내부로 접근할 때 단차이가 없는 것이 바람직하다. 특히 경사진 대지 위에 앉혀지는 상가는 보행자의 접근성을 세심하게 고려해야 한다.

간판

건축가는 간판들이 건물의 아이덴티티를 해친다고 생각한다. 건축에 대한 안목이 낮을수록 간판의 크기에 집착한다고 믿는다. 그래서 입면 디자인을 계획할 때 간판을 특별히 고려하지 않는다. 흔히 마주하는 동네의 건물들이 어지럽게 간판으로 포장되어 있는 주된 이유이다.(물론 언제, 누구에게서 설치될지 알 수 없는 이유도 있다.)

반면에 상가 주인들은 건물에 남보다 큰 간판을 달기를 원한다. 그 이유는 멀리서도 볼 수 있고 밤에도 쉽게 찾을 수 있도록 하기 위함이다. 간판은 자신의 상가를 알려주는 주요한 도구이다.

간판을 다는 또 다른 이유는 상가 주인들이 입점한 건물의 아이덴티티가 특별하지 않기 때문이다. 건물에 특징이 없으니까 간판을 통해서라도 노출해서 알리고 싶은 것이다.

잘 생각해보라. 우리가 "멋진데!" 하는 건물이나 누군가에게 쉽게 설명할 수 있는 건물에는 간판이 거의 없다. 그렇지 않은가?

나는 간판에 관해서는 매우 관대한 편이다. 지자체의 규칙에 의해 질서정연하게 건물에 붙어 있는 간판들의 모습들이 별로라고 생각하기 때문이다. 크기, 형태, 재료, 색상, 마감 등이 자유롭게 붙어 있는 무질서한 간판이 훨씬 정감이 있다. 엉망처럼 보이지만 각자의 사연이 있고 나름의 규칙이 있다. 그 속에서 나는 자유로움과 개성을 느낀다.

어느 잡지에서 귀국한 유학생이 쓴 글이었는데, "우리나라 건물에 걸린 간판들의 모습이 이토록 아름다운 줄 지금까지 몰랐었고 이제야 고국에 온 느낌이다"는 내용이었다. 이 학생은 무질서한 간판의 모습에서 고국의 편안함을 느낀 것이다. 여러분은 어떠한가? 유럽에 가면 당황스런 일 중 하나가 건물에 간판이 없는 경우이다. 건축을 전공했음에도 불구하고 건물의 생김새만으로 무슨 용도인지 종잡을 수 없다. 참으로 난감하다.

나는 우리의 자유로운 간판이 좋다. 건축사사무소에서 근무할 때 '간판마감'을 개발하려는 생각도 했다. 어차피 건물에 간판을 붙일 것이라면 처음부터 단열과 마감성능을 갖춘 간판을 개발해서 입면 디자인에도 반영하고 비용도 줄일 수 있는 취지였다. 뉴욕의 타임스퀘어가 유명한 이유는 멋진 건물이 있어서가 아니다. 온통 광고와 간판으로 환히 빛나고 있기 때문이다.

마지막으로 낯선 동네에서 상가를 빨리 찾는 법을 알려주겠다. 눈동자에 힘을 빼고 원하는 글자만을 생각하면서 대략 2~3초 내외에서 건물의 간판을 빠르게 훑는 것이다. 간판이 빼곡한 거리에서도 찾고자 하는 글자만 크게 보인다. 시끄러운 술집에서도 상대방과의 대화가 가능하며 혼잡한 지하철에서도 내가 내리는 역의 안내멘트는 선명하게 들리는 신비한 경험을 간판을 통해서도 할 수 있다.

최선을 찾아가는 여행

건축가의 작업이란 조금 복잡한 데가 있어서 사무적이고 사업적이며 서비스적인 면이 있는가 하면 기술적인 기능들도 한쪽 면을 차지한다. 또한 예술과 창조, 철학적인 성격까지도 지니고 있기 때문에 여러 면에서의 문제 해결을 요구하는 작업이다.
_김수근의『좋은 길은 좁을수록 좋고 나쁜 길은 넓을수록 좋다』중에서

복 잡 하 며   어 렵 고   힘 이   드 는   작 업

사람들은 언제나 건물을 사용하고 경험하며 그것에 의해 영향을 받는다. 삶의 중심공간인 주거시설부터 판매, 업무, 종교, 교육, 의료, 문화, 스포츠 시설까지 사람들은 건물을 매일 이용한다. 따라서 이런 시설들에 무엇을 담을 것인지에 관한 고민은 사람들의 행동을 관찰하고 심리를 이해하는 데에서 출발한다.

사람들은 세면대 수도꼭지의 다른 형태에도 불편함을 느끼며 사용하는 창문의 높고 낮음에 따라 만족도가 달라진다. 진열대의 위치와 제품의 진열방식 그리고 상가의 출입구 위치에 따라 매출이 변하며 에스컬레이터의 방향 변화에도 사람들의 흐름이 바뀐다. 차량이 전면도로에서 접근하는 것과 배면에서 진입하는 것에 따라 동선의 패턴이 달라진다.

　이와 같이 사람들이 어떻게 움직이고 행동하며 시설을 이용하는지는 건축계획에 있어 매우 중요하다. 하지만 모두들 알고 있듯이, 사람들의 심리나 행동을 예측하는 것은 쉽지가 않다. 파멜라 댄지거의『사람들은 왜 소비하는가(Why People Buy Things They Don't Need)』에서도 사람들은 필요한 것들을 모두 구매하는 것은 아니며 필요 없는 것도 구매하는 사실을 통해 사람의 심리를 이해하는 것은 대단히 어려운 일임을 보여주고 있다.

　또한 건축은 알아야 할 것들이 많다. 건축은 대지에 하나의 구조물을 세우는 작업으로서 튼튼하고 안전하게 구축되어야 하고 사람들이 생활하는 데 쾌적한 환경을 조성해야 하기 때문에 기술적인 지식들을 충분히 숙지하고 있어야 한다. 사회적인 변화나 트렌드도 파악하여 동시대의 생활과 의식을 담아내어야 한다. 건축은 토지나 건물을 개발하고 거래하는 비즈니스이다. 사업의 성공적인 안착을 위해서는 정치적, 경제적 감각도 절대적으로 필요하다. 이것이 끝이 아니다. 창의력, 상상력과 함께 예술적인 감각도 있어야 한다.

　이러하다 보니 새로운 프로젝트에 참여할 때마다 부족한 자신을 발견하고 끊임없이 배우려고 노력하는 것이다. 르네상스 시대의 미켈란젤로나 레오나르도 다빈치 등의 대가들이 건축가인 이유는 여러 분야에 능통하게 되면 자연히 건축과 만나고 통하기 때문이다. 우리나라에는 도산서당의 설계도를 직접 그린 이황, 수원성을 기본설계한 정약용이 여기에 해당된다.

　그러나 세상은 점점 더 복잡해지고 점점 더 많은 것을 알아야 되는 시대를 맞이하고 있다. 이전의 대가들처럼 여러 분야를 통합할 수 있는 사람이 출현하는 것이 더욱 어려워지고 있다. 건축만 해도 설계, 구조, 시공, 건축 환경 등으로 이미 나뉘었고 설계분야에서는 주거(아파트, 주상복합)와 일반건물로, 일반건물은 초고층 복합, 오피스, 판매시설, 의료시설 등으로 전문영역이 세분화되고 있다. 앞으로 천재성을 지닌 건축가를 만나기를 기대하는 것은 더욱 어려운 일이 될지도 모른다.

중고 아파트는 왜 없을까?

일반적으로 개인의 자산 중에서 주택 다음으로 비싼 것이 자동차이다. 가격도 가격이지만 사람들의 목숨과 직결되기 때문에 자동차를 구입할 때 신중을 기하는 편이다. 그러나 오랜 고민 끝에 신차를 구입하는 순간, 바로 중고차가 된다.

개인의 첫 번째 자산인 아파트에 입주한다고 상상해보자. 특히 처음으로 집을 장만해본 사람들이라면 번거롭기는 해도 참으로 기분 좋은 일 아니었는가? 그런데 재미있는 사실은 신규 아파트에 입주한다고 해서 바로 중고 아파트가 되어 집값이 떨어지지는 않는다는 점이다. 우리는 중고 아파트라고 부르지도 않는다.

부동산 경기가 침체일 때나 한꺼번에 많은 세대가 입주를 시작하여 분양 당시의 가격보다 시세가 낮게 형성되는 경우도 있으나, 입주를 시작하고 주변의 인프라가 서서히 갖추어지기 시작하면 분양가를 다시 회복한다. 금융비용이나 물가 상승률을 감안하면 떨어진 경우도 있을 수도 있겠지만 일반적으로 집값은 시간이 지날수록 조금씩 올라간다. 왜 아파트의 가격은 자동차처럼 바로 떨어지지 않는 것이며 감가상각을 하지 않아도 되는 것인가?

아파트도 자동차와 마찬가지로 시간이 지날수록 노후화된다. 마룻바닥이 갈라지고 화장실의 배관이 막히며 출입문에서도 삐거덕 소리가 나기 시작한다. 아파트도 기간이 경과하면 사용이 불가능하게 되며 당연히 감가상각을 해야 한다. 그럼에도 불구하고 아파트의 가격이 상승하는 이유는 토지와 결합이 되어 있기 때문이다. 토지로 인해서 가격이 상승하는 것이다.

공간으로서의 토지는 사용하거나 시간이 흐른다고 해서 마모되지 않는 불변성을 지니고 있다. 이런 성질로 인해 토지의 생산력은 무한히 유지되며 시간의 경과나 파손, 노후화 등의 물리적 감가가 발생하지 않는다. 회계분야에서도 토지를 감가상각하지 않는 이유이다. 따라서 변하지 않는 토지의 성질은 가치보존의 수단이나 투자재로서의 선호를 가능하게 하는 것이며, 사람들이 금에 투자하는 것처럼 토지의 영원한 가치에 투자하는 것이다.

이러한 토지의 불변적 성질 이외에 토지가 지니고 있는 자연적 속성을 좀 더 살펴보기로 하자. 토지의 대표적인 다른 성질로는 위치의 고정성을 들 수 있다. 토지를 부동산이라 부르는 이유도 그 위치를 마음대로 이동하지 못하는 부동의 재산을 의미하기 때문이다. 현재 소유하고 있는 경기도 외곽의 토지를 번쩍 들어서 압구정 한복판에 옮겨 놓을 수 있다면 얼마나 좋겠는가? 이런 생각은 오직 상상에서나 가능할 뿐 현실에서는 절대로 이루어질 수 없다. [1964년 건축가 론 헤론은 걸어 다니는 도시인 '워킹시티(walking city)'를 발표했다. 이러한 상상이 가능했던 것은 '아키그램(archigram)'이라는 영국의 실험적 건축 그룹 덕분이다.]

토지는 인간의 힘으로는 그 물리적인 위치를 변화시킬 수 없다. 따라서 토지는 특정지역에 한정되며 국지적 성격을 띰으로써 다른 분야보다 지역격차가 크게 반영된다.

또한 개별 토지들은 서로 연결되어 있거나 근접하고 있기 때문에 공간적인 영향을 주고받는다. 어떤 토지에서 이루어지는 경제 행위가 주변의 다른 토지에 영향을 끼치는 것을 경제학에서는 외부효과라고 한다. 예를 들어 명동에 백화점이 들어서면 인근 지역의 교통은 더욱 혼잡해질 것이다. 경치 좋은 강변을 따라 전원주택이 건설되기 시작하면 금세 주변이 전원주택들로 밀집하고 강변의 수질은 점점 나빠질 것이다. 특정 토지의 개발과 이용은 인근 토지에 영향을 미치고 동네를 변화하게 만드는 것이다. 이런 토지끼리 주고받는 영향력은 이웃의 토지와 연결되어 있기 때문이며, 토지의 성질 중에 이를 연결성 혹은 인접성이라고 한다.

또한 토지는 공장에서 찍어내듯이 마음대로 생산할 수 없기 때문에 공급이 늘어나지도 줄어들지도 않고 일정하다. 뱅뱅 사거리에 있는 토지가 마음에 든다고 똑같이 만들어 낼 수 없는 것이다. 토지가 희소성을 가지는 이유는 면적을 재생산할 수 없는 부증성에 기인하며 독점소유욕을 야기하는 원인이 되기도 한다.

이처럼 아파트 가격이 자동차 가격과 다르게 움직이는 이유는 토지의 자연적 특성에서 기인한다고 할 수 있다.

동일한 금액을 투입하여 서울 시내 두 곳에 초등학교를 지어보자. 같은 시점, 규모, 비용을 집행하더라도 강남과 강북의 학교가 다를 것이고, 두 곳 모두 강남에 짓더라도 서초와 방배의 학교가 다른 모습으로 지어질 것이다. 그 이유는 앞서 말한 대로 토지의 면적과 형태 등의 차이로 인해 토지비용부터 차이가 날 것이며 당연히 진행되는 사업 모델이 달라질 수밖에 없는 것이다.

토지가 가진 자연적 특성들 중에서 위의 예와 같이 '토지의 개별성'은 건축을 어렵게 만드는 가장 큰 특징이다. 이것은 세상에 비슷한 토지는 있을 수 있으나 지표상에 위치까지 동일한 토지는 없으며 모든 프로젝트의 출발점이 다르다는 의미이다. 택지개발사업 내의 대지들도 차세히 들여다 보면 그 크기와 토질, 레벨, 형상, 인접한 자연 환경이 다르다는 것을 알 수 있다. 그리고 토지는 소유자나 이용자의 필요에 따라서 합필하거나 분할할 수 있으며, 부동산의 가치를 향상시키기 위해 주택지나 상업지 혹은 공업지 등으로 그 용도를 달리해서 사용할 수 있기 때문이다.

건축은 토지에 종속되어 있기 때문에 토지를 떠나서는 생각조차 할 수 없다. 그럼에도 불구하고 건축분야에 종사하는 사람들은 토지와 건축의 상호연관성을 종종 잊고 지내며 경제학에 맡겨두는 경향이 있다.

세상에 동일한 프로젝트는 없다

앞서 살펴본 토지의 자연적 속성 중에서 토지의 개별성은 건축 산업의 성격에 가장 큰 영향을 준다. 건물의 근본인 토지부터 개별성을 가지고 있으므로 동일한 상품의 다량생산이 불가능하며 일정한 원가표준의 설정을 어렵게 만드는 것이다. 이 점은 세상에서 동일한 프로젝트가 없는 첫째 이유이다.

둘째, 건축은 주문산업이다. 일부 주택분양사업을 제외하고는 제조업의 경우와 같이 규격화되고 예정된 생산이란 있을 수 없다. 사업주로부터 주문을 받아 프로젝트에 착수하기 때문에 사업주의 움직임에 민감하며 권력이나 자본에 취약할 수밖에 없는 구조이다.

셋째, 건축현장은 옥외에서 활동이 일어나며 기본구조가 복합적이기 때문에 하도급에 의한 의존도가 높다. 예를 들면 지질조사를 한 후에 굴착을 시작했더니 예상보다 지하수위가 높고 더 많은 암석이 나타나서 토공비용이 늘어날 수 있다. 윗선의 누군가가 하청업체를 추천할 수 있으며 공사를 잘하던 업체가 갑자기 부도가 나기도 한다. 시멘트와 철근 값이 중국의 경기에 영향을 받아 단기간 급등도 하며 장마나 폭염 혹은 화재가 발생하여 공사에 영향을 줄 수 있다. 중요한 마감 공사시점에서 숙련된 기술자들이 다른 현장으로 투입될 수도 있다. 이런 말도 안 될 것 같은 일들이 현장에서는 일어난다.

넷째, 참여한 사람들이 다르다. 특히 건축가는 대지와 어울리는 건물을 만들기 위해 끊임없이 탐구하고 생각하며 다른 것을 제안한다.

마지막으로 프로젝트를 둘러싼 외부 환경들이 변화한다. 항상 빠른 속도로 기술은 발전하고 트렌드나 소비자의 욕구도 바뀐다. 주변의 물리적 개발 환경과 관련된 법과 제도가 바뀐다. 시간이 멈추지 않는 한 세상은 계속해서 변화한다.

세상에는 동일한 프로젝트가 없다. 규모, 용도, 시기에 따라 다양할 뿐만 아니라 같은 조건의 건물이라 할지라도 지반상태, 공사기간, 계절여건, 주변환경 등에 따라 매출액, 매출원가, 이윤의 폭이 모두 다를 수밖에 없는 것이다.

나비효과 & 일머리

나비의 날갯짓과 같은 작은 움직임이 나중에는 예상치 못한 커다란 변화를 유발시키는 현상을 나비효과라고 한다. 말하자면 북경에 있는 나비의 날갯짓이 뉴욕에 폭풍우를 일으킬 수 있다는 것이다. 건축에서도 이러한 일들이 자주 일어나는데 초기에는 인식을 못 하는 경우가 대부분이다.

어느 날 사업주로부터 건축가에게 전화가 왔다. "친구네 집의 주차장이 너무 좁아 주차를 하는 데 애를 먹었다"고 했다. 그리고 "세상이 바뀌었는데 아직도 예전방식대로 주차계획을 하고 있다"면서 현재 계획하는 오피스텔의 주차장 폭을 최소 0.1m 이상 키울 것을 요청했다.

지금부터 친구네 집에서 불편함을 느낀 사업주의 요청대로 설계를 변경해보자.

하나의 주차모듈에 4대의 차량을 나란히 세울 수 있었던 이전계획보다 스팬당 0.4m(4대×0.1m)씩 커지면서 주차장의 전체 면적이 늘어난다. 이로 인해 지상에 위치한 상가와 오피스텔의 전용률은 낮아지고 계약면적은 증가한다. 지하에서 늘어난 주차모듈 간격만큼 지상의 기둥 간격도 변경된다. 지상의 상가와 사무소의 공간이 깊어지고 지상층의 건축선들이 움직이면서 조경계획도 함께 조정된다. 커진 기둥 간격은 오피스텔 단위세대의 폭을 키우게 되고 전용면적도 이전보다 늘어난다. 기둥 간격이 커짐으로써 기초와 보의 크기도 키워야 한다. 커진 보로 인해 기계, 전기, 소방 설비에 영향을 준다. 인테리어 디자인이 변경되고 오피스텔의 천정고가 낮아진다. 낮아진 천정높이는 창호의 크기를 줄이게 되고 건물 전체의 입면을 변경시킨다.

친구네 집에서의 불편한 느낌이 현재 진행하는 건물의 배치, 평면, 입면, 단면계획에 영향을 미친 것이다. 건축의 나비효과이다.

건축은 복잡한 매트릭스와 같다. 순차적으로 사업이 진행하는 것처럼

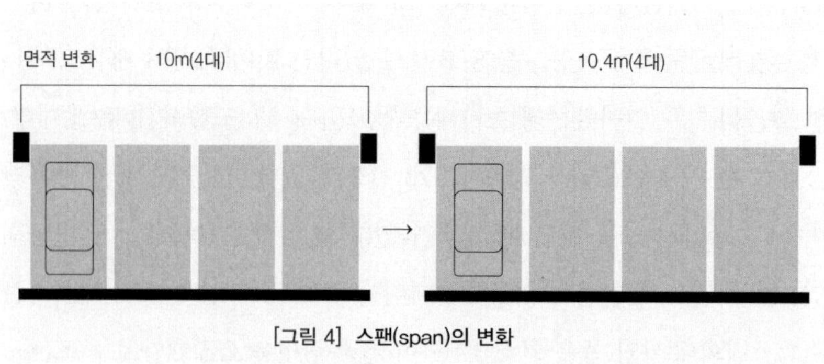

[그림 4] 스팬(span)의 변화

보일 뿐 실제로는 각 분야별로 각 단계별로 서로 얽히어 있다. 또한 프로젝트마다 영향을 주는 요인들이 다르며 상황마다 대처하는 방법도 각자 다르다.

이러한 건축의 특성을 이해하고 유연하게 대응하는 것이 중요하다. 일정에 맞춰 업무가 정확히 진행되는 않는다. 수학공식처럼 해답이 있는 것이 아니다. 특히 디자인이나 계획적인 부분에서는 더욱 그러하다. 이런 부분을 이해하고 중요한 일정들만 챙겨가는 것도 하나의 방법이다.

바둑에서 수순이 중요하듯이 건축에서는 '일머리'가 중요하다. 연관된 분야들이 그물처럼 엮여 있기 때문에 지하주차장을 0.1m 키운다면 어떤 분야들에 영향을 주며, 어떤 분야부터 검토를 시작해야 하는지의 순서를 정하는 일이 매우 중요하다.

전문가의 일머리 능력을 알아보는 데는 약속시간을 지키는 여부로 판단할 수 있다. 정해진 시간 안에서 일을 맞출 수 있다는 것은 일의 분량과 진행사항을 정확히 꿰뚫고 있다는 뜻이다. 지금 진행되고 있는 일의 단계와 문제점을 파악하고 있다는 의미이다. 시간을 지키지 못하는 전문가와 일을 하고 있다면 고민해볼 문제이다.

물론 예외도 있다. 좋은 건축이 되기 위해서는 충분한 시간이 필요하다. 일주일 동안 지우고 쓰기를 반복하다가도 하루 만에 모두 해결하는 경우도 있는 것이 건축이기 때문이다. 충분히 고민하고 다듬을 수 있는 시간도 필요한 것이다. 건축은 최선을 다하는 여행인 이유가 여기에 있다.

밀집도 점검

코엑스와 같이 크고 낯선 공간에 갈 때는 화장실을 찾는 것이 쉽지 않다. 다음 페이지에 보이는 그림에서 동그란 점의 위치가 화장실이 있는 곳이다. 대략 보기에는 주요 통로에 가까이 그리고 전체적으로 균등하게 분포되어 있는 것처럼 보인다.

하지만 실제로는 이용자들은 균등하게 사용하고 있지는 않다. 그림에서 A위치의 화장실은 항상 붐비며 B위치의 화장실은 항상 여유가 있다. 계획단계에서 건축가는 이용자들의 빈도를 파악하여 균등하게 화장실을 배치할 수는 없는 걸까?

코엑스 몰 정도의 큰 규모 계획을 할 때 사업주나 건축가가 중요하게 생각하는 순위에서 화장실은 한참 뒤편에 있다. 임대나 분양을 해야 하는 상업시설의 매장들은 출입구나 주요 동선에 최대한 대면시키면서 최대의 면적을 만들어내어야 한다. 사람들이 많이 다니는 길목에 쉽게 발견하고 접근할 수 있는 매장일수록 임대나 분양이 잘될 것이며 그 가격을 높게 받을 수 있기 때문이다.

따라서 매장, 코어, 홀, 복도 등의 수익을 창출하는 공간들이 자리 잡고

[그림 5] 코엑스 화장실 위치도(리모델링 전)

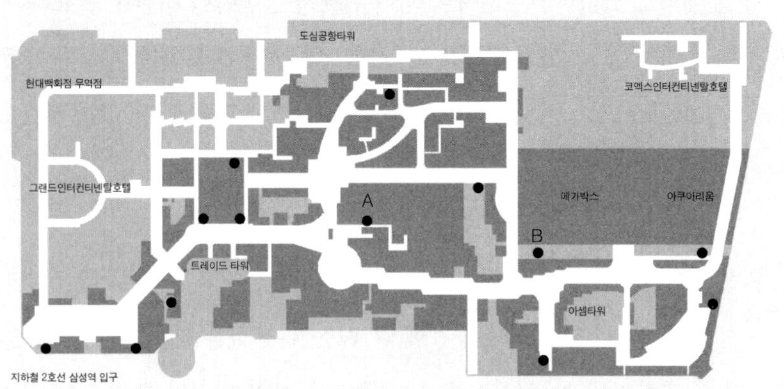

난 후 남은 공간에 화장실과 같은 부속실들이 차지하게 된다. 이런 상황에서 화장실을 적정하게 분배하는 것이 쉽지 않으며 상대적으로 중요치 않은 것으로 인식되는 경향이 있다.

그러나 전원에 단독주택을 설계하는 경우는 상황이 180도 달라진다. 전체 계획에서 화장실은 상당한 부분을 차지한다. 도면을 펼쳐놓고 보면 화장실의 타일 개수까지 보이기 때문에 화장실에 대한 설계는 mm까지도 따지고 검토하게 된다.

왜 목욕탕은 여탕이 1층에 있고 남탕이 2층에 있는지 고민해 본 적이 있는가?

여자들이 목욕용품을 들고 계단을 올라가는 수고를 고려한 배려일 수 있다. 하지만 남자들이 여탕의 앞을 지나가는 것이 여자들에게는 심리적으로 불안하지 않을까? 남탕이 1층에 있고 여탕이 2층에 있으면 여자들이 훨씬 좋아하지 않을까?

사실 화장실을 계획할 때마다 여탕과 남탕의 위치에 대한 고민과 비슷한 상황을 맞이한다. 막다른 복도일 경우, 통로의 끝에 여자화장실을 설치할 것인지 통로의 끝에 남자화장실을 설치할 것인지 항상 고민스럽다.

[그림 6] **화장실 계획**

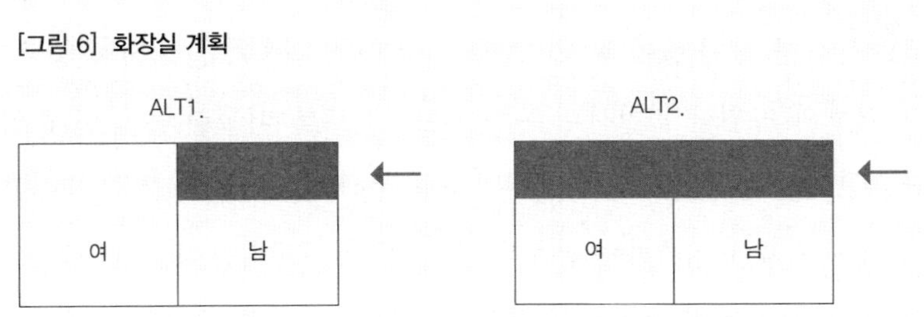

통로 끝의 여자화장실은 공간이 좀 더 크기 때문에 기능적으로는 적합하나 안전상 위험할 수도 있기 때문이다.

안산시외버스터미널 1층에는 매표소, 대합실, 편의점 등이 있는데 이들을 사이에 두고 남녀화장실이 완전히 떨어져 있다. 남녀를 확실히 구분하여 심리적 안정을 꾀할 수 있지만 관리가 불편하고 설비의 효율성이 낮다. 이처럼 화장실 하나에도 어떤 점을 중요시하는가에 따라 그 위치와 계획이 바뀔 수 있다.

균 형 과 소 통 사 이

개발하기 좋은 토지가 있다고 하자. 주변의 정보를 듣고 디벨로퍼, 건축가, 현장소장, 마케터가 함께 대지답사를 떠나는 상상을 해보자.

사람에게 있어서도 첫인상이 중요한 것처럼 사업 대지를 처음 대면할 때 느끼는 생각과 감정은 중요하며 앞으로 사업이나 계획을 진행할 때 상당한 영향을 미치게 된다. 처음으로 사업대지를 본 디벨로퍼는 우선 토지가격을 질문할 것이다. 다음으로 용도와 지역지구를 확인하고 계획 가능한 용적률을 떠올리며 사업의 가능성을 따져본다. 그리고 어떻게 하면 최고로 면적을 많이 뽑아낼 것인지를 구상한다. 건축가는 대지의 형상, 크기, 레벨과 방위를 관찰하며 유사한 프로젝트를 떠올린다. 주변에 위치한 지형이나 건물들의 형태나 재료 등을 통해 창의적인 영감을 얻고자 한다. 대지 자체에 집중하는 건축가와는 반대로 마케터는 대지에는 별로 관심 없다. 주변에 유사한 시설이 있는지부터 찾아보며, 만약 있다면 시세가 얼마이고 공실률은 높은지를 조사한다. 주변의 시장 환경과 주변 사람들이 사업대지를 어떻게 인지하고 있는지를 알고 싶어 한다. 현장소장은 토지의 성질, 인접한 시설물의 유무 그리고 자재의 반입계획, 가설사무실은 어디에 배치할 건지를 살펴본다. 그리고 민원이 있을지를 곰곰이 둘러본다.

사업대지를 보고 난 후, 디벨로퍼는 사업의 타당성을 판단하기 위해 건축가에게 간단한 규모검토와 사업개요를, 현장소장에게 공사비를, 마케터에게 개발현황과 시장분석을 요청할 것이다.

우선 사업성의 여부를 파악하기 위한 규모검토의 과정을 살펴보자.

대지는 강남구 청담동에 위치하는 가로 50m × 세로 40m의 크기로서 대지 면적이 2,000㎡이다. 건폐율은 50%, 용적률은 200%로서 대지에 1,000㎡의 건물을 앉힐 수가 있으며 지상에 4,000㎡의 바닥 면적을 갖는 건물을 세울 수 있다. 따라서 가장 경제적인 직사각형 모양으로 한 개 층에 800㎡인 5층 건물을 지을 수 있게 된다.

그러나 주변의 시장조사 결과, 임대수요가 충분하고 한강을 조망할 수 있는 높은 층은 매물도 구하기 힘들뿐더러 임대가가 높게 형성되어 있다

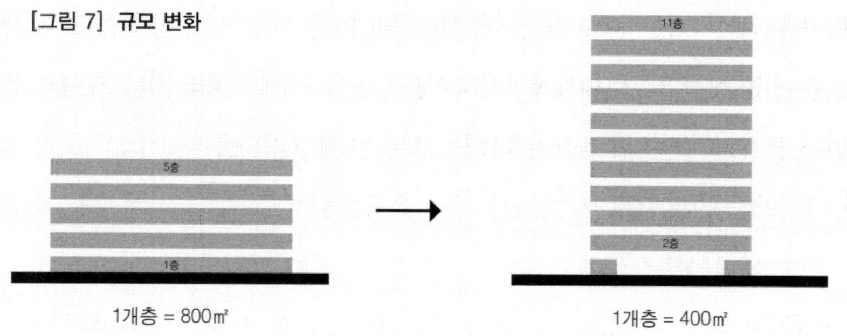

[그림 7] 규모 변화

고 한다면, 1층을 필로티로 하여 휴게공간과 지상 주차장을 더욱 확보하고 2층부터는 한층 바닥 면적이 400㎡인 10개 층, 총11층의 건물을 지을 수도 있다. 물론 층수가 올라가면 골조물량과 설비면적이 증가하여 공사비는 증가하게 될 것이고 공사기간도 늘어나 추가비용이 5층보다 증가할 것이다. 그러나 6~11층의 임대료가 그 손실을 충분히 보존할 수 있고 건물의 인지도가 높아져 건물 가격이 올라갈 수도 있으며 전체적으로 공실률이 낮아져 수익이 늘어날 수가 있다면 분명히 5층이 아닌 11층의 건물을 계획하는 것이 타당할 것이다.

이 단계를 기획설계라고 하며 건축가는 프로젝트가 정상적으로 진행되면 자신에게 설계를 맡길 거라는 믿음으로 비용을 받지 않고 대부분 검토한다. 하지만 수십 개의 대지를 검토하여야 겨우 한 개의 사업을 진행하는 현실로 볼 때 충분한 시간을 투자하여 계획하는 것은 근본적으로 무리가 있는 것이 사실이다.

현장소장은 이 단계에서 공사비를 산정하는 것 자체가 불가능하다. 단지 주변의 유사사례나 자기 회사의 실적을 근거로 평당 얼마라고 퉁칠 수밖에 없으며 조금이라도 공사비를 올려놓아 나중에 차이나는 금액을 보존하려고 한다.(현실적으로 이 단계에서 건설사가 정해지는 경우는 거의 없다.)

마케터들도 분양까지는 한참 후에 일어날 일이기 때문에 분양가를 책정할 때 예상되는 가격보다 낮게 책정하려는 경향이 있기 마련이다. 이와 같은 전문가들의 편향적 성질로 인해 비용이 높게 산출되거나 오차의 범위가 클 수 있으며 합리적인 의사결정은 쉽지가 않다.

알고 싶지 않은 진실

여기서 잠깐 프로젝트에 참여하는 전문가들의 편향을 살펴보는 것도 건축을 이해하는 데 도움이 될 것 같다.

디벨로퍼는 돈키호테와 같다. 사업의 가능성을 최대한 열어놓고 접근하기 때문에 매우 진취적이면서도 어떤 때는 무모해 보이기까지 한다. 이들은 손익계산서의 숫자에 현혹되지 말아야 하는 것을 알고 있으면서도 숫자의 마법에 자주 빠진다. 그리고 어떡해서든 한탕 해보려는 속성이 있다. 부채의 레버리지를 최대한 이용하여 최대의 이익을 내는 것이 그들의 주된 관심사이다. 이들에게는 원칙이나 도덕보다 가능한 빨리, 가능한 최대의 사업수익을 낼 수 있는 방법만이 이들이 추구하는 좋은 건축이다.

건축가들은 자신의 작품이 세상을 바꾸기를 기대한다. 건축이 가진 공공의 성격을 인지하고 있어 때로는 사업주의 입장보다는 인허가권자의 입장을 대변하기도 한다. 사업주가 이해하지 못하는 용어들을 사용하여 자신들의 생각을 강요하기도 하며 지나치게 외관 디자인에 집착한다. 자신의 디자인으로 인해 건물의 임대료나 공사비에 어떤 영향을 미치는지에 대한 관심은 낮은 편이다.

현장소장의 최대 관심은 공사비이다. 현장에서 좀 더 나은 디자인이나 기능을 개선하고자 할 때 그 실행 여부는 공사비의 증감에 따라 결정된다. 변경으로 인해 공사비가 올라가면 나쁜 디자인이고 공사비가 내려가면 좋은 디자인이다. 그에게 있어 좋은 건축과 아름다움의 판단 기준은 공사비이다.

마케터는 시장의 최전방에서 소비자의 움직임을 정확히 읽어내는 집단으로 '소비자에게 어떻게 하면 잘 팔 수 있을까?'에 대해서만 생각한다. 마케터는 애초부터 좋은 건축을 만드는 데는 관심이 없다. 건물의 독창성을 높일 수 있는 제안들도 판매에 도움이 되기 때문에 수용한다. 마케터의 세계에서는 분양상황이 안 좋은 건물을 잘 마무리하고 나온 것이 자랑이지 멋진 건물을 잘 분양한 사실은 별로 자랑거리가 안 된다.

분양을 목적으로 하는 부동산 사업에서 판매가 잘되면 그동안의 잘못된 과정들이 덮여질 수 있다. 하지만 분양이 실패하면 서로 간의 반목은 거세어진다. 마케터는 분양이 실패한 이유가 잘못된 설계 때문이라고 하며, 건축가는 건물의 시공품질이 낮음을 비난한다. 건설소장은 공사비를 계속 깎은 디벨로퍼에게 비난의 화살을 돌리며 디벨로퍼는 적정한 가격임에도 팔지 못하는 마케터를 원망한다.

지금까지의 이야기는 매우 극단적이고 꾸며낸 이야기이지만 현실에서도 가끔씩 발견되는 우리의 모습이다.

전략 수립

사업초기에 서로 다른 분야들 간에 의견을 공유하고 토론하는 과정이 중요함에도 불구하고 앞의 네 명이 함께하는 동행은 실제로 거의 보기 힘들다.

그 이유는 부동산 사업이라는 것이 전문가집단에 의해 보통 순차적으로 일어나기 때문이다. 이해하기 쉽게 만든 다음 그림에서 확인할 수 있듯이 건물은 건축가가 설계하고 마케터가 분양하며 건설소장이 시공한 후 입주민들이 사용한다. 건축가, 마케터, 현장소장의 역할이 분명한 것이다. 따라서 사업초기에 이들에게 일관된 메시지를 전달할 수 있는 프로젝트의 전략 수립이 매우 필요하다.

예를 들어 어떤 프로젝트에서 최대한 이윤을 남기는 것을 목표라고 하자. 그럼 '최대한의 이윤 창출'은 전략의 방향이 될 것이고 이에 맞는 전략은 크게 두 가지 정도로 압축된다. 원가를 절감하되 주변의 시세와 비슷하게 파는 방법과 차별화를 통해 주변의 시세보다 비싸게 파는 방법이 있을 것이다.

사업주는 벤치마킹과 현황분석, 기업의 비전, 전략적 위치, 자금 사정 등을 종합적으로 분석하여 두 가지 중에서 하나를 프로젝트의 전략으로 선택할 것이다. 만약에 원가를 절감하는 전략을 선택하였다면 그에 맞는 기능별 전략을 수립하여야 한다. 공사비를 절감할 수 있는 시공전략, 기능에 충실한 디자인전략 그리고 사전홍보를 강화하는 마케팅전략 등의 하부전략이 수립되는 것이다.

이렇게 기능별 전략이 수립되고 나면 각각의 실행계획이 수립된다. 시공전략을 예를 들어 보면 공사발주, 건설사 선정, 계약, 기성계획, 현장관리 등의 실행계획을 통해서 공사비를 절감할 수 있는 실질적인 방법들이 도출되는 것이다.

전략을 수립하는 것은 어려운 일이 아니다. 전략은 해당 산업이나 프로젝트를 이해하고 단순화할 수만 있다면 누구나 수립할 수 있다. 전략은 무언가 트릭을 만들어 상대방을 혼란시키고 함정을 파는 기술이 아니다. 뛰어난 전략은 명쾌하고 사려 깊으며 복잡하지 않다. 또한 한 번 수립된 전략이 불변은 아니다. 시장이 변화하거나 사업 목표의 변경이 필요할 때

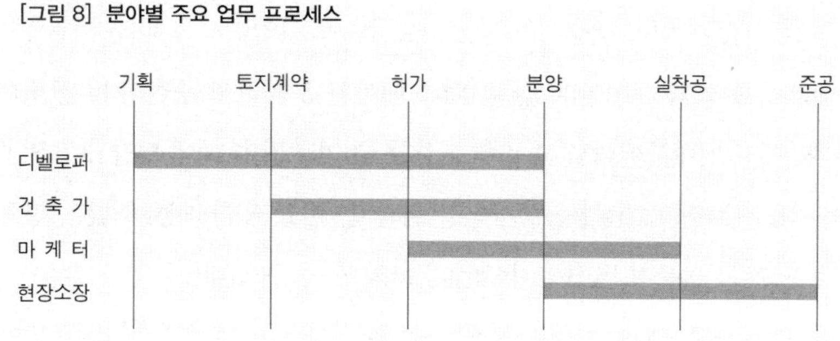

[그림 8] 분야별 주요 업무 프로세스

에는 언제든지 변경할 수 있다.

전략은 등대와 같다. 전략이 수립되고 공유되면 조직원들은 자연스럽게 목표를 향해 움직인다. 의사결정을 함에 있어서도 어떤 것이 중요하고 무엇을 먼저 해결할지를 명확히 알려준다.

그러나 많은 프로젝트를 지켜보면서 지금까지 해오던 사업 방식대로 답습하는 경우를 쉽게 발견할 수 있다. 전문가들의 의견에 따라 이리 움직이고 저리 움직인다. 마치 물고기 떼처럼.

선택의 기로

사람들의 욕구는 아주 다양하고 무한하다. 좋은 집에서도 살고 싶고 사회에서도 인정받고 싶다. 하지만 그런 욕구를 충족시킬 수 있는 수단은 한정되어 있기 때문에 최선의 선택을 하려고 노력한다.

선택을 한다는 것은 어떤 것을 얻기 위해 다른 것을 포기하는 것을 의미한다. 사람들은 이런 간단한 원리를 간과하는 경우가 많다. 사람들의 삶에 있어서 사소하든지 중요하든지 간에 의사결정의 순간은 매일 만나게 되는 문제이다.

아파트를 계획할 때 빈번하게 일어나는 대표적인 경우를 통해 사업주나 건축가들이 반복하는 선택과 갈등을 살펴보는 것도 재미있으리라.

배치_ 첫 번째 계획안(ALT 1)은 대지 내부가 볼록하고 주변이 낮은 형태이다. 단지의 내부에서도 외부를 조망할 수 있으며 주변에 위압감을 적게 준다. 도시적인 측면에도 주변과 잘 어울릴 수 있는 가능성이 높다. 단점으로는 단지 내부가 밀집하여 답답한 느낌이 들 수 있다.

두 번째 계획안(ALT 2)은 대지 주변이 높고 내부는 낮게 구성되어 있다.

세대에서 외부 조망이 유리하고 단지를 감싸고 있어 입주민들에게는 아늑한 느낌을 줄 수 있으며 분양성도 높아 보인다. 다만 도로에서나 외부에서 거대한 벽처럼 느껴지고 도시경관 상으로도 막혀 보인다. 여러분은 어떤 안을 선택할 것인가?

주동_ 첫 번째 계획안(ALT 1)은 9개 동 모두가 동일한 형태이다. 1개 동에는 20평대, 30평대, 40평대의 각각 2세대씩 총 6세대가 한 층에 있다. 9개 동의 형태가 모두 동일하기 때문에 로비나 출입구의 위치, 지하 주차장에서의 접근 등 각 동의 성격이 균등하다. 입주민들의 불만이 아무래도 낮다. 1개의 주동만 계획하면 되기 때문에 설계나 공사 측면에서 유리하며 실수의 가능성도 낮출 수 있다. 1개의 주동을 들여다보면 코어를 중심

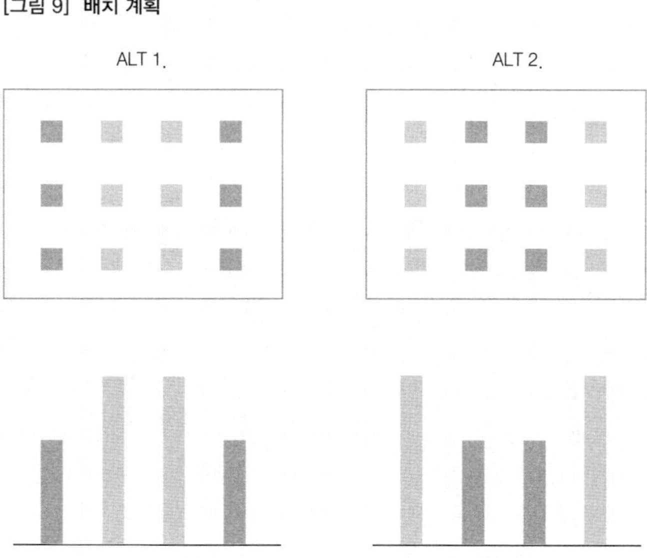

[그림 9] 배치 계획

으로 남향의 2세대는 40평대, 측면의 통풍이 불리한 세대는 20평대, 북측의 2세대는 30평대로 구성되어 상품에 변별력을 두고 있다. 단점은 한 층에서 경제력이 다른 세대와 마주하고 있기 때문에 작은 평형에 거주하는 사람일수록 유쾌한 일은 아닐 것이다.

두 번째 계획안(ALT 2)은 9개 동 중에서 가장 남쪽열의 2개 동은 40평대, 중간열의 2개 동은 30평대, 제일 뒤편의 2개 동은 20평대를 위치시켜 상품을 구별하고 있다. 1개의 동에는 같은 평형대의 6세대가 코어를 중심으로 구성되어 있다. 따라서 동일한 평형대의 거주자들끼리 마주하고 있기 때문에 가족 구성원이나 라이프스타일이 비슷하여 친해질 가능성이 높다. 하지만 3가지 다른 주동 형태는 설계, 공사, 입주 후에도 문제를 야기할 가능성이 있다. 그리고 몇 동이냐에 따라 심리적 차별이 생길 수도 있으며 같은 동이라도 몇 호냐에 따라 가격차이가 클 수 있다. 여러분은 어떤 안을 선택할 것인가?

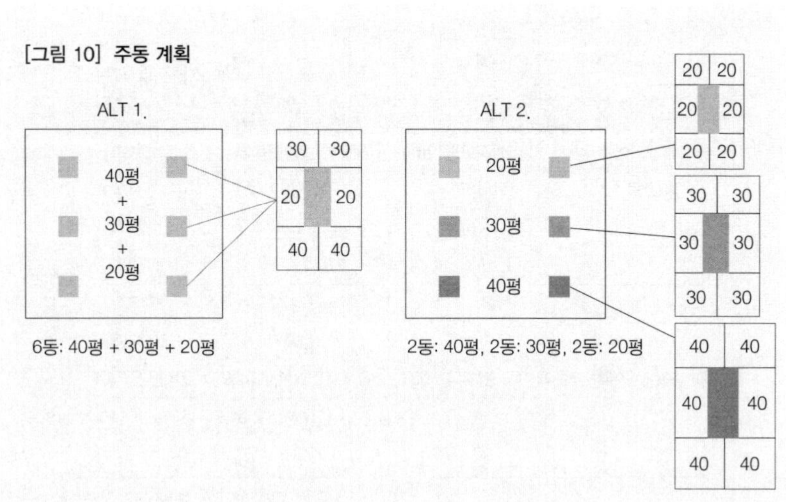

[그림 10] 주동 계획

평면_ 아파트 평면계획의 핵심은 발코니를 어떻게 구성하는가에 달려 있다. 발코니는 마법의 장치로서 그것에 따라 집의 크기가 달라진다.

첫 번째 계획안(ALT 1)은 남쪽의 침실을 확장하지 않고 발코니를 둔 형태이다. 햇볕이 가장 잘 드는 곳에 빨래를 널 공간을 마련하기 위함이다. 거실에 빨래들을 널지 않기 위해서는 최상의 선택이다. 하지만 세탁기에 빨래를 꺼내서 거실을 지나다녀야 하는 번거로움이 있으며 안방은 다소 작아 보인다.

두 번째 계획안(ALT 2)은 북측의 주방에 확장하지 않은 발코니를 둔 경우이다. 주방과 연계되어 주부의 동선이 짧아 편리하다. 안방 앞의 좋은 공간에 빨래를 널지 않아 공간의 활용적 측면에서 좋아 보인다. 단점으로는 빨래가 잘 마르지 않을 것 같다. 예전의 집처럼 거실에 빨래를 다시 널어야 할지도 모른다.

우리는 발코니를 이용해 집을 확장한 대신에 조금 춥고, 조금 시끄럽고, 관리비 조금 더 내고, 거실에 빨래 널고, 채소 키울 조그만 공간도 없이 산다. 여러분은 어떤 안을 선택할 것인가?

[그림 11] 발코니 계획

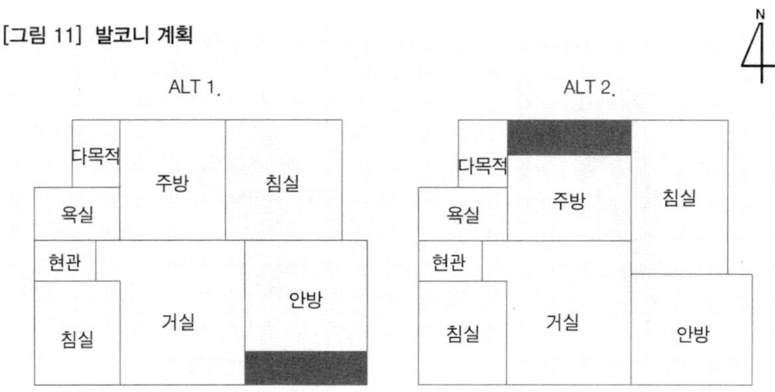

창문_ 창문은 내부공간의 질을 좌우한다. 크기와 개폐방식에 따라 채광과 환기량이 달라진다. 내부에서는 세상을 보는 프레임 역할을 하며 외부에서는 내가 사는 집의 모습을 만들어 준다.

공원과 강이 조망되는 곳에 커다란 창을 두기로 결정하는 것은 쉽다. 가능한 한 크게 하는 것에 대부분이 동의한다. 하지만 무조건 크다고 좋은 것은 아니다. 바닥까지 내려간 창문 앞에 서 보았는가? 불안해서 가까이 가는 것이 쉽지 않다. 가능한 한 창을 크게 하기를 주장하는 사람들이 있는 반면에 실제로 사람들이 이용하기 편리한 0.9~1.2m 창턱을 만들어 심리적 안정감을 높이는 것이 낫다는 사람들도 있다.

여러분은 밖을 시원하게 볼 수 있는 큰 창이 좋은가? 아니면 어차피 자주 내다보지도 않는데 책이나 시계 등을 올려놓을 수 있는 편리한 창턱을 만드는 것이 좋은가?

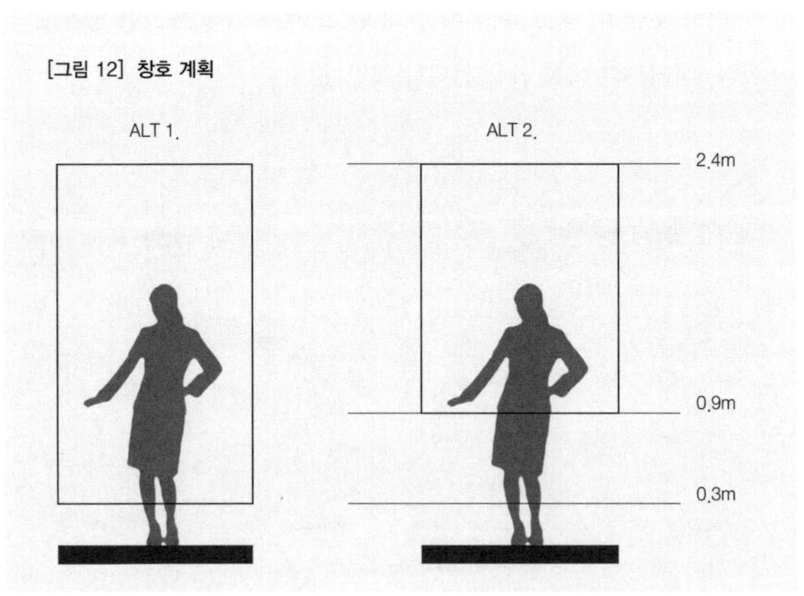

[그림 12] 창호 계획

균형(Balance)의 중요성

남자친구와 데이트를 하기 위해서 꽃단장을 하고 난 다음 슬리퍼를 신고 나갈 수는 없다. 면접을 보기 위해 단정하게 차려입고 난 후 카우보이 벨트를 하지는 않는다. 사람들은 옷을 입을 때 전체적으로 상황에 맞는 분위기를 연출하려고 하기 때문이다.

건물도 사람과 같다. 건물을 구성하는 항목들의 적정한 분배가 중요하다. 로비의 벽에는 이태리 대리석을 붙이고 바닥은 중국산 타일을 깐다거나 홀의 천정에는 최고급 샹들리에를 설치하고 핸드레일은 스텐봉으로 대충 설치했다고 상상해보라. (이 두 가지가 실제로 일어난 일이다.)

사업의 예산 범위 내에서 적정하게 분배되어야 전체적으로 건물이 돋보인다. 자신에게 맞는 옷을 입어야 하는 것이다. 조명만 휘황찬란하게 한다고 건물이 빛나는 것이 아니며, 사무가구들이 외국산이라고 품격이 나오는 것은 아니다.

오피스를 설계할 때 소음측면에서 유리한 카펫으로 바닥마감을 요청하는 사업주를 만난 적이 있다. 다른 데는 돈을 아끼더라도 카펫은 꼭 깔겠다고 했다. 그러나 자사 오피스가 아닌 임대를 위한 오피스에는 적합하지 않다. 임대건물에는 유연성과 가변성이 중요하다. 어떤 임차인이 들어올지 모르며, 어떻게 임차인이 사용할지 모르기 때문에 변경하기 힘든 계획은 좋지 않다.

물론 사업주가 하나의 항목을 전략적으로 특화하는 경우는 있을 수 있다. 식당의 청결은 화장실을 보면 알 수 있기 때문에 화장실은 깨끗하고 고급스럽게 디자인할 수 있다. IT 기업의 본사 사옥이므로 정보통신시스템만큼은 최첨단화할 수도 있으며 친환경 기업의 이미지를 강조하기 위해 초기 시설비를 많이 투자하여 건물의 기능을 강화할 수도 있다. 이런 경우는 몇 가지 항목으로 건물의 이미지를 업그레이드하여 고객들에게 좋은 인상을 심어 줄 수 있는 좋은 전략이다.

그러나 각각의 항목들이 비슷한 그레이드에서 유지되어야 하는 것은 중요하며, 건축, 기계, 전기, 조경 등의 분야들끼리도 적정하게 분배하고 관리되어야 전체적으로 훌륭한 건물이 될 수 있다.

또한 사업 전체로 확대하여 생각해보면 토지를 구입하고 설계와 시공, 마케팅 그리고 건물을 유지하는 일련의 프로세스에도 적용되어야 한다. 사업초기에 토지를 구입하는 비용을 과다하게 지출했다면 설계부터 시공, 마케팅, 입주까지 사업관리가 힘겨울 것이다. 초기에 사업관리가 잘 진행되다가 분양을 위한 마케팅 비용이 지나치게 많이 투입된다면 이 역시 마찬가지일 것이다. 예산이나 인원 등이 프로젝트에 전반적으로 적정하게 배분하여 진행하여야 전체적으로 훌륭한 상품이 나오는 것이다. 서로 간의 음의 조화를 이루어 내는 아름다운 소리를 하모니라고 한다. 건축을 이루는 요소들 간에 아름다운 하모니를 내는 것은 중요하다.

필요한 것은 소통

소문난 식당의 점심시간은 머리 위로 총알만 지나가지 않을 뿐 전쟁터이다. 이런 혼란 속에서도 홀에서 일하는 직원들은 마치 운동선수처럼 재빠르게 움직인다. 하지만 특정 테이블에 손님이 몰릴 경우, 아무리 유능한 직원도 일처리가 늦어지는데 좋은 팀워크는 이런 순간에 살아난다. 직원들끼리 눈빛을 교환하며 누가 먼저라고 할 것 없이 한 발자국씩 더 움직인다.

이러한 직원들의 활발한 움직임이 바로 소통이다. 자신의 영역을 다른 직원과 충분히 겹쳐 유연하게 대응하고 창의적인 조직을 만든다. 박지성은 세 개의 심장을 가졌다면서 그의 활동량에 감탄한다. 이는 반경이 넓고 다른 포지션의 동료들과 겹치는 영역이 많다는 의미이며, 동료들과 최대로 소통하기 때문에 더욱더 창조적이란 점이다.

소통은 자신의 영역을 확장하는 데서 출발한다. 확장된 영역 간의 교집합이 많아질수록 조직과 사회는 튼튼해지고 건강해지지 않을까?

건축은 관점에 따라 결과물이 달라지며 복잡한 관점을 조정하는 과정이다. 전략을 수립하여 일관되게 진행할 수 있다면 프로젝트가 성공할 확률이 높다. 서로 간에 엮여 있는 이해득실관계를 어떻게 다루고 조정할 것인가가 무엇보다도 중요하다. 그리고 건축은 이런 각각의 관점을 자유롭게 넘나드는 소통의 기술이 필요하다. 여러 분야의 경계를 자유롭게 넘나들 수 있어야 새로운 것을 만들어 낼 수 있기 때문이다.

2 장 /
미시건축

micro architecture

5 Factor Model(건축의 5가지 핵심요소)

생존하는 것은 강한 종도 아니고 지적인 종도 아니다. 변화에 가장 적응을 잘하는 종이 생존한다.
_찰스 다윈의 『종의 기원』 중에서

5 Factor Model이란?

부동산 개발회사에서 근무를 시작하면서 나는 한 가지의 충격적인 사실과 대면했다. 내가 설계에 참여한 건물이 시장에서 얼마만큼의 가치가 있는지에 대해서 전혀 관심이 없었던 것이다.

그때까지는 건물의 디자인과 배치, 평면, 동선 등이 내포하고 있는 건축적이고 도시적인 의미를 찾기에 몰두했다. 물론 건축가들의 일들이 그러하지만 내가 설계한 건물이 얼마 정도의 가격을 받을 수 있는지조차 모른다는 것은 말이 안 되었다. 주변의 시세나 기본적인 시장분석, 고객에 대한 니즈조차 파악하지 않고 지어지는 건물이 사람들에게 어떤 혜택을 줄 수 있을까?

건축은 예술의 범주에 속해 있을지라도 순수한 작품이 되기 위해 건물을 짓는 경우는 없다. 사람들이 사용하지 않는 건물은 아무런 의미가 없다. 그런데 왜 그때서야 그 사실을 알았단 말인가? 그동안 배운 것이 다 허상 같았다.

도심의 직장인들은 점심때가 되면 '오늘은 뭘 먹을까?' 하는 고민에 빠진다. 전날 술을 많이 마셔서 속이라도 쓰리다면 결정하기가 쉽다. 얼큰한 짬뽕이나 콩나물 해장국이 제격이다. 어떤 때는 '무엇을 먹을지'에 대한 고민조차 귀찮아서 식당 주인이 알아서 내놓는 정식 집을 이용한다. 날씨가 좋은 날에는 조금 걷더라도 동네에서 맛있다는 집을 찾아 나선다. 마땅히 대안이 없는 날에는 프랜차이즈 식당에서 한 끼를 해결하며, 바쁜 경우에는 가까운 식당에서 간단히 때우기도 한다. 만일 연인이나 중요한 사람들과의 모임이 있을 경우에는 분위기와 서비스가 훌륭한 음식점을 미리 예약한다.

이와 같이 점심을 해결하고자 하는 사람들의 행동을 관찰하다 보면 이 글에서 주장하려는 건축의 중요한 실마리를 찾아낼 수 있다. '오늘은 뭘 먹을까?' 하는 반복되는 일상 속에서도 사람들은 식당의 위치, 음식의 맛과 가격, 실내의 분위기, 친숙한 브랜드, 직원들의 서비스 등을 순간적으로 판단하고 선택한다는 점이다.

지금부터 부동산 상품을 쉽게 이해할 수 있는 5가지 요소를 제안하고 설명할 것이다. 이들 5가지 핵심 요소는 '입지(location), 가격(price), 디자인(design), 브랜드(brand), 시간(time)'이다.

[그림 1]처럼 부동산 상품은 기본적으로 입지(location), 가격(price), 디자인(design), 브랜드(brand)의 4가지로 구성된다. 이 4가지의 요소를 사용하면 상품의 정의, 경쟁상품과의 비교분석, 상품의 포지셔닝, 상품의 전략

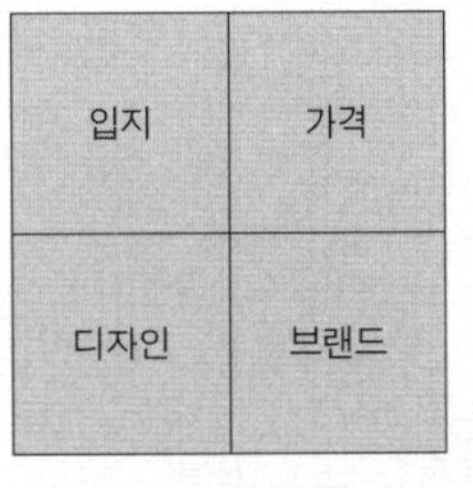
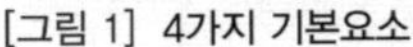
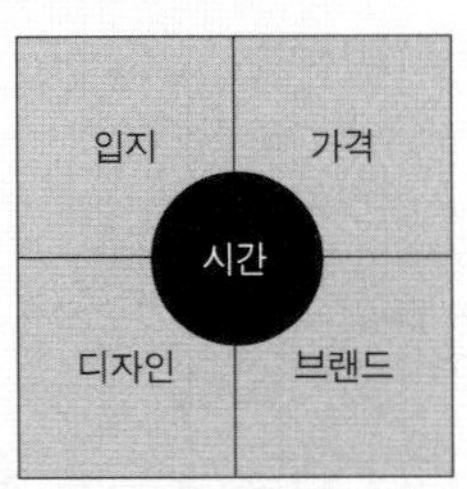

[그림 1] 4가지 기본요소   [그림 2] 5가지 핵심요소

을 쉽게 수립할 수 있다. 특히 부동산 상품을 기획하고 분양을 준비하는 경우에는 4가지 기본요소의 적절한 조합과 구성을 통해 프로젝트의 경쟁력을 더욱 높일 수 있다.

[그림 2]에서 4가지의 요소들 중심에 시간(time)을 추가하였다. 입지, 가격, 디자인, 브랜드는 부동산 상품을 구성하는 기본 요소이지만 이 4가지들을 묶어주고 변화시키는 요인이 시간이라는 점을 이해하는 것이 더욱 중요하다.

이와 같이 부동산 상품의 성공을 결정짓는 5가지 핵심요소는 여러분에게 새로운 건축의 문을 열어주는 열쇠가 될 것이다. 5가지 핵심요소를 잘 이해하고 조합할 수 있다면 올바른 사업모델을 수립할 수 있을 것이며 성공적인 사업으로 가는 길을 찾는 데 분명히 도움이 될 것이다.

다음 페이지의 [그림 3]은 부동산 상품을 구성하는 5가지 핵심요소 상호 간의 힘의 작용과 흐름을 보여주고 있다. 입지에서 출발한 화살표가 가격과 디자인으로 영향력이 전달되고 마지막의 브랜드로 화살표가 모이는 것을 볼 수 있다. 그 중심에는 시간이 자리 잡고 있으며 각 요소들에

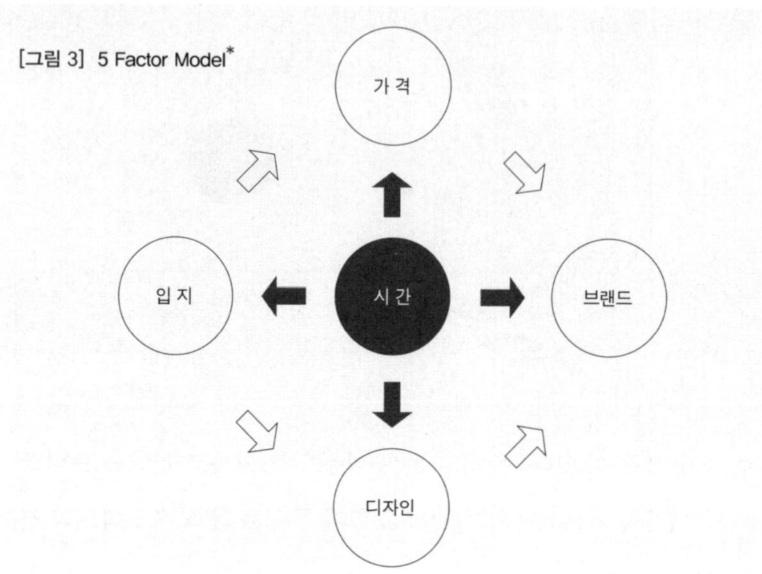

게 지속적으로 영향을 주고 있다.

5 Factor Model의 출발점은 입지이다. 부동산 개발 사업에서 입지를 정하지 않고서 시장분석, 타당성분석, 전략수립, 가격정책, 디자인 계획, 마케팅, 브랜딩 등 어떠한 것도 시작할 수 없기 때문이다. 또한 입지는 한번 정해지면 인위적으로 이동시킬 수가 없기 때문에 입지의 선택은 매우 중요하다. 입지가 우수하면 부동산 상품의 가격을 높게 책정할 수 있으며, 우수한 입지는 사람들에게 노출될 가능성이 높으므로 수준 높은 디자인을 요구하게 된다.

부동산 상품을 개발할 때 가격과 디자인은 전략적으로 아주 유용한 무

기이다. 마이클 포터는 경쟁우위를 구축하기 위한 원천으로 저비용과 차별화를 제시했다. '같은 상품일 경우 좀 더 싸게 제공하는 쪽이 이길 수 있다'는 것이 저비용이며, '가격이 좀 더 비싸더라도 그 이상의 가치가 있다면 경쟁에서 이길 수 있다'는 것이 차별화의 핵심내용이다. 따라서 부동산 상품을 구성할 때 가격의 요소를 원가우위전략의 도구로서, 디자인의 요소를 차별화전략의 도구로서 발전시켜 나갈 수 있을 것이다. 또한 가격과 디자인은 브랜드 가치를 전달하는 최고의 수단이다. 장기적으로 가격이나 디자인이 떨어질수록 브랜드 가치 역시 떨어진다.

입지, 가격, 디자인이 시장에서 경쟁하고 시간이 축적되면서 브랜드는 만들어진다. 이 3가지 요소들은 브랜드와 비례 관계에 있으며 브랜드의 가치와 이미지를 상승시킨다. 서로 간에 상호작용이 활발하여 어느 정도 브랜드가 제 모습이 갖추어지면 반대 방향의 흐름도 나타난다. 브랜드의 가치가 상승하면 받을 수 있는 상품의 가격은 따라 올라가며, 브랜드 아이덴티티에 어울리는 디자인도 요구된다. 좋은 브랜드는 주변에 또 다른 우수한 브랜드들을 모으고 입지의 가치를 상승시킨다.

입지, 가격, 디자인 그리고 브랜드는 시간에 따라 계속 변화하고 진화한다. 이들 4가지 요소의 중심에 시간을 배치한 이유이다. 부동산 개발사업을 준비하는 중에도 세상은 변화하고 심지어는 분양 인쇄물을 출력하는 순간에도 무엇이든 바뀔 수가 있다. 하지만 인간은 미래를 예측하는 것이 불가능하다. 지금처럼 빠르게 변화하는 시대에서는 더욱 그러하며, 앞으로는 현재의 상황에 최대한 빠르고 신속하게 대응하는 것만이 기업이 살 수 있는 유일한 길이라고 주장하는 사람들도 있다.

이 책에서 강조하고 싶은 것은 세상이 항상 변화하고 있기 때문에 입지, 가격, 디자인, 브랜드도 계속 변화하고 있으며 언제든지 변화할 수 있다는 점을 인지하고 있어야 한다는 것이다. 부동산에서 타이밍이 중요하다고 누누이 강조하는 이유가 여기에 있다. 입지, 가격, 디자인, 브랜드는 통제가 가능하지만 시간은 통제가 불가능하기 때문이다.

5 Factor 특징

입지(Location)_ 부동산에서 입지의 중요성을 강조할 때 "첫째도 입지, 둘째도 입지, 셋째도 입지"라는 말을 들어 본 적이 있을 것이다. 그 이유는 [그림 3]에서 본 것처럼 부동산 개발사업의 첫 단추로서 변하지 않는 성질(자연적 특성)과 변하는 성질(인문적 특성)을 동시에 지니고 있기 때문이다.

입지의 근본 출발점은 해당 프로젝트의 토지이다. 토지는 복제가 불가능하기 때문에 희소한 가치를 가진다. 어떤 토지를 선택하는가에 따라 그 가치가 달라진다. 또한 한번 정해지면 인위적으로 이동시킬 수가 없다. 토지의 선택에 따라 프로젝트의 성패도 바뀔 수 있다. 이와 같이 입지는 사람의 힘으로는 물리적 위치를 변화시킬 수 없는 토지의 특성으로 인해서 주어진 그대로 사용해야 한다.

반면에 입지는 토지의 주변에서 발생하는 자연적, 경제적, 문화적, 심리적 환경 등을 모두 포함하기 때문에 이들 환경의 변화에 따라 입지가 바뀔 수 있다. 예를 들어 쾌적한 자연환경으로 둘러싸여 있어 학교나 도서관으로 사용하기 적합한 토지이나 몇 년 후에 산업단지로 개발예정계획이 있다면 교육연구시설의 입지로는 부적당할 수 있는 것이다. 이와 같이 입지는 주변 환경이 바뀜에 따라 계속적으로 변화하고 있다.

가격(Price)_ 부동산 상품을 구성하는 가격은 구체적인 숫자로 표현되며 언제든지 전략적으로 변경이 가능하다. 가격정책은 변경의 시기나 방법에 따라 그 효과는 천차만별이나 필요하다면 당장이라도 시장에 적용할 수 있다. 고객들이 우리 회사의 상품이 경쟁업체의 것보다 비싸다고 인식한다면 그 차이만큼 추가 옵션을 제공하거나 서비스를 강화하거나 혹은 바로 가격을 낮출 수 있는 것이다.

부동산 시장에서 가격이 중요한 요소임을 보여주는 흔한 예는, 분양가보다 시세가 떨어진 아파트의 입주를 거부하고 단체행동을 하는 사람들의 모습을 통해 확인할 수 있다. 이들은 분양당시의 과장 광고나 마감재 또는 시공 상의 하자에 대한 불만 등 여러 구실로 손해를 보전하려는 노력을 한다.

그러나 실제 거주를 목적으로 주택을 구매한 소비자의 경우는 조금 다른 경향을 보인다. 앞의 입주민과 마찬가지로 이들 역시 가격에 민감하지만 실생활도 중요하기 때문에 어느 정도의 가격 손실은 인내할 수 있으며, 살다보면 언젠가 다시 회복될 것이라는 희망적인 심리상태를 가지게 된다. 이들은 가격 이외의 다른 좋은 점을 찾아 위로한다.

디자인(Design)_ 사람들은 물질적인 성취를 달성할수록 아름다움에 대한 가치와 관심이 증가하며 이런 분야의 산업들이 꾸준하게 각광받을 것이다. 이와 동일선상에서 건물이라는 하드웨어가 중요했던 시대를 지나서 감성적이고 아름다운 가치를 찾는 경향이 건축분야에서도 증가하고 있다.

부동산 상품들 간에 기술수준이 평준화되면서 소비자들은 더 이상 기술이나 기능을 구매의 기준으로 삼고 있지 않다. 소비자들의 감성은 상품의 성능보다는 차별화된 디자인을 통해서 충족되고 있는 것이다. 디자인은 소비자들과의 소통의 매개체로서 소비자들의 경험을 극대화하여 그들의 마음을 사로잡는다. 소비자에게 강한 인상과 예상치 못한 만족을 제공하는 디자인은 마케팅을 필요 없게 한다.

앞으로의 시대는 소비자들의 개성과 취향이 더욱 다양해질 것이며 남들과 차별화된 가치, 즉 창의적인 디자인에 더욱 집착하게 될 것이다.

브랜드(Brand)_ 주택상품은 갈수록 설계나 시공의 품질에 차이가 줄어들고 있으며 그 차이는 소비자들이 느끼기 어려운 정도에까지 와 있다. 아파트의 브랜드를 걷어내면 어떤 건설사에 의해 시공된 것인지 구별하기가 어려우며 건축가를 알아내는 것도 쉽지 않다. 이런 점들로 인해 소비자들에게 '어떻게 브랜드 아이덴티티를 인식시킬 것인가'는 부동산 마케팅의 골칫거리이다. 이를 극복하기 위해 독특한 브랜드 컬러를 사용하고 주동 출입구, 주차장 입구, 단지 내 사인, 주동 측벽 문양으로 브랜드의 이미지를 만들기 위해 노력한다.

그러나 건축이 드러내는 최고의 브랜드 아이덴티티는 건물 그 자체로서 나타난다. 우리가 흔히 알고 있는 유명한 건물은 벽에 요란하게 이름을 붙여놓지 않는다. 그렇게 하지 않아도 건물이 표현하는 아우라를 통해 소비자들의 인식에 자리 잡을 확신이 있기 때문이다. 강남교보타워, 타워팰리스, 포스코센터 등 이런 유형의 건물들은 서 있는 것만으로도 사람들에게 무언가를 말하고 있다. 건축에서 최고 브랜드는 당당하게 자리 잡고 있는 건물 그 자체이다.

시간(Time)_ 입지, 가격, 디자인, 브랜드의 4가지 요소들은 시간의 흐름에 따라 항상 변하는 성질을 지니고 있다. 우리가 흔히 상권이 움직인다고 하듯이 주변의 개발환경, 교통 등으로 인해 대지가 부동성을 지니고 있음에도 입지는 조금씩 달라진다. 가격은 시장의 반응과 경쟁업체의 정책에 따라 언제든지 바뀔 수 있으며, 디자인은 개인에 따라 주관적일 수 있으나 트렌드와 시대에 맞춰 변화한다. 그리고 브랜드는 오랜 기간 동안 정성을 들이고 가꿔야 하기 때문에 단시간에 만들어질 수 없다. 이런 4가지 요소들은 모두 시간에 지배를 받고 있기 때문에 건축은 다루기 힘들고 배워도 끝이 없는 것이다.

물론 세상의 모든 사물이 시간의 지배에서 자유로울 수는 없다. 그러나 건물을 실현하는 데 요구되는 시간은 다른 산업들에 비해 길기 때문에 시간의 제약을 더 받을 수밖에 없다. 토지를 구입하여 사업을 기획하고 설계하고 건설하고 입주하는 데 동네의 작은 건물도 최소 2년은 필요하다. 일반 아파트의 경우에는 공사기간을 포함하면 사업기간이 최소 3~4년은 될 것이고 재건축이나 소유권이 복잡한 재개발의 경우에는 10년도 쉽게 넘어선다. 한때 서울 종로 상권을 주름잡았던 세운상가 재개발사업은 이미 30년이 넘어서고 있지 않은가?

따라서 부동산 개발 사업 기간 동안 정책입안자들이 교체되고 부동산 정책이 변화하며 시장의 패러다임도 바뀐다. 언제부터인가 유기농만 찾는 것처럼 소비자의 행동이나 구매패턴도 변화한다. 1~2인 가구와 이혼율이 증가한다. 베이비붐세대가 은퇴시기를 맞이하고 빠르게 고령화시대를 접어드는 등 인구의 주요 구성원들이 교체되면서 사회의 전반적인 사고도 변화한다. 인구구조나 규모의 변화는 주택의 크기에 영향을 주어 역세권 개발 등의 소형 주택이 호황을 누리기도 한다. 군부대가 이전해 가고 반대로 대학교가 이전해오기도 한다. 이러한 이동에 따라 동반되는 새로운 수요들도 창출되고 새로운 부자들도 생겨난다.

특히 북한과의 대립상황에다가 우리의 의지와 상관없는 국제정세나 금리까지 예측하는 것이 가능할까? 세계는 점점 글로벌화되면서 예상할 수 없는 사건들이 도처에 숨어 있다. 시간이 지나면 사랑하는 사람의 마음도 바뀌는데 이처럼 많은 변수를 예측한다는 것이 거의 불가능해 보인다. 이런 리스크를 헤지하기 위해 사업비의 예산에 일정 금액을 보유하기도 하나, 단지 경험상의 예측일 뿐이다.

건축은 다른 어떤 산업보다 경기의 사이클을 많이 타는 이유가 여기에 있다. 사업이 진행되는 과정이 길다 보니 그 기간 중에 세상이 바뀌고 환경이 바뀌고 사람이 변하는 것이다. 그렇기 때문에 경험이 많고 다양한 시각을 보유한 사람의 역할이 중요하고, 뛰어난 개인보다는 팀워크 및 네트워크가 요구되며, 소통하고 협력하는 사람이 점점 더 필요해지는 것이다.

사 례 로 살 펴 본 5 Factor Model

몇 가지 사례를 통해서 지금까지 살펴본 건축을 이해하는 5가지 요소를 적용해보자. 5 Factor Model을 활용하여 프로젝트를 분석하고 사업전략을 수립할 수 있을 것이다.

부티크모나코

이 프로젝트를 기획할 당시, 강남역 사거리는 10~20대 젊은 층을 위한 역세권 지역으로 부티크모나코와 같은 최고급 오피스텔이 들어서기에는 적합치 않았다.(강남이면서도 강남스럽지 못한 장소였다.) 프로젝트에 참여한 사람들조차 입지에 대해서 회의적이었고 프로젝트의 구조상 높게 책정할 수밖에 없는 분양가를 어떻게 극복할 것인지는 항상 의문이었다고 한다.

이러한 부정적인 입지조건과 높은 분양가를 극복할 수 있는 돌파구는 창의적인 디자인과 이를 뒷받침할 수 있는 획기적인 마케팅 전략뿐이었다.

아래 [그림 4]를 보자. 최고급 오피스텔이 어울리지 않는 입지와 높은 가격은 프로젝트에 나쁜 요소이다.

반면에 신개념의 주거공간으로서 건물의 디자인에 대한 평가는 높았으며 상위 1% 타겟전략은 대성공이었다. 또한 평면의 차별화, 그들만의 고품격 커뮤니티, 비교할 수 없는 상품의 희소성 등을 적극적으로 마케팅에 활용했다. 서초동 삼성타운이 발표되면서 삼성타운의 최대 수혜자로서 사람들의 투자심리도 자극하여 평당 최고 2900만 원(타워팰리스가 1000~1500만 원/평당)이라는 분양가를 극복하였다. 도심형 펜트하우스 부티크모나코는 런칭부터 분양까지 소위 대박을 터뜨린 것이다. 기획 당시만

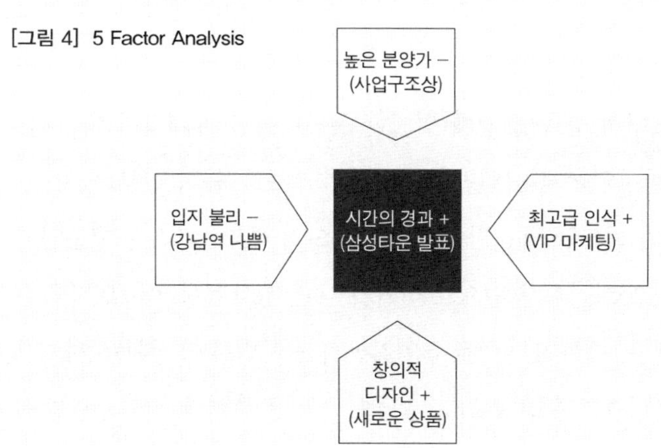

[그림 4] 5 Factor Analysis

해도 이렇게 성공할지 아무도 확신하지 못했을 텐데 말이다.

그러나 2008년 입주가 시작되고 얼마 지나지 않아 부티크모나코의 신기루는 사라졌다. 새로운 디자인과 VIP 마케팅의 훌륭한 성공에도 불구하고 주거로서의 기능이 현저히 떨어지면서 시장에서 외면을 받았다.

생각해보라! 건축도 사람과 같아 겉만 번드르해서는 오랫동안 사랑을 받을 수 없다. 사람들에게 사랑받는 건물들은 시간이 지나면 시날수록 더욱 좋아지지 않는가? 건물은 1~2년 사용하고 버리는 소비재가 아니므로 현란한 마케팅으로 분위기를 띄울 수는 있을지라도 언젠가는 그 가치가 노출될 수밖에 없다.

그럼에도 불구하고 이 프로젝트는 훌륭한 기획력과 창의적인 디자인 그리고 VIP 마케팅이 잘 조합되어 힘든 시장상황을 극복한 점은 많은 시사점을 담고 있으며, 부동산 시장의 새로운 가능성을 열어주었다는 점도 높이 평가받을 만하다. 부동산 개발 사업에서 불리한 입지와 높은 분양가를 극복해야 하는 경우는 가장 흔히 볼 수 있는데 이와 유사한 프로젝트를 준비하는 사업주들에게 좋은 사례이다.

헌인마을과 강남보금자리

서울 서초구의 남측 초입에 위치한 헌인마을을 재개발하려는 시도가 있었다. 개발사업주체는 일반주거의 층수제한을 풀어 일부는 저층으로 일부는 8층의 최고급 주택단지를 계획하고자 했다. 그러나 고분양가 및 특혜논란 등으로 인해 저층으로 허가가 나면서 사업성이 나오지 않은 상황을 맞이했다. 때마침 국제금융위기까지 겹치면서 PF상환을 하지 못해 시공사는 법정관리를 신청했다. 강남의 최고급 주택단지의 꿈은 물을 건너가게 된다.

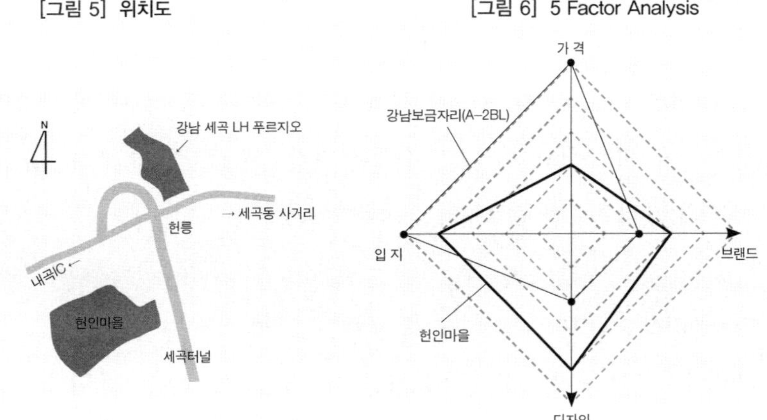

이 프로젝트의 경우에는 인허가의 리스크를 해결하지 못해 최고급 주택의 입지여건을 충족시키지 못하였고 시간이라 요소를 감당할 수 없었던 점이 가장 큰 패착이었다. 불어나는 금융비용을 디자인의 힘만으로 견뎌낼 수 없었던 것이다.

그리고 얼마 지나지 않아 도로 맞은편에 강남보금자리 A-2BL(현 강남 LH 푸르지오)에 아파트가 들어선다. 지형적으로는 헌인마을보다 강남보금자리의 대지가 더 좋다. 이곳은 남측으로 열려 있고 북측은 산으로 둘러싸여 자연적 조건이 우수하다. 강남의 편의 시설을 이용할 수 있고 IC에 인접하여 외부로의 이동이 편리한 교통망도 가지고 있어 강남에 얼마 남지 않은 친환경적인 입지이다. KTX 수서역 등 미래의 가치를 고려해볼 때 보금자리주택이 지어지기에는 아까울 정도이다. 또한 정부에서 정책적으로 공급하는 주택이므로 주변의 시세보다 낮은 가격으로 분양되었다.

그러나 보금자리 주택의 낮은 공사비는 디자인이나 실내마감의 수준이 떨어질 수밖에 없는 한계를 가지고 있으며, 낮은 분양가를 보완하기 위해서는 최대한의 용적률을 찾아서 지어야 했다. 또한 가격이 낮고 임대인 보금자리의 특성상 브랜드 이미지는 좋지 않다.

[그림 6]의 5 Factor Analysis를 살펴보면 헌인마을은 디자인이 주요한 전략의 도구였고, 강남보금자리 주택은 디자인과 브랜드의 불리함을 좋은 입지와 가격으로 프로젝트의 약점을 극복했다.

타워팰리스

우리나라에서 부의 상징의 대표적인 주상복합 건물로서 신문이나 방송에서 최고가 주택이나 고소득자 관련 보도에는 어김없이 등장하고 있다.

아래의 표에서 보는 것처럼 타워팰리스는 1차, 2차, 3차로 나뉘어 순차적으로 개발되었다. A, B, C, D 4개 동의 1차와 E, F 2개 동의 2차 그리고 G동 1개 동의 3차, 총 7개 동으로 구성되어 있다. 1차는 세대수도 가장 많고 평형대도 제일 크며, 2차는 1차의 미분양의 영향으로 인해 평형대와 평면의 타입도 다양하게 구성했고, 3차는 남은 대지에 최대의 용적을 찾기 위해 가장 높게 계획했다.

입지적인 측면에서 살펴보면 교통이 가장 편리한 곳은 지하철역과 사거리에 인접한 2차가 가장 좋으나 소음에 가장 노출이 심하다고도 할 수 있

[표 1] 타워팰리스 개요

구분	준공연월	세대수	동수	공급면적 / 단위세대 타입	건설사
1차	2002.10	1297	4	105㎡~327㎡ / 11개 타입	삼성물산
2차	2003. 2	813	2	92㎡~326㎡ /29개 타입	삼성중공업
3차	2004. 4	480	1	155㎡~340㎡ /15개 타입	삼성물산/삼성중공업

※ 네이버 부동산 참조.

다. 조망은 양재천에 접한 1차와 3차가 유리하며 특히 1차는 늘벗공원과 마주하여 더욱 시야가 열려 있어 우수한 조망과 프라이버시를 자랑한다.

가격적인 측면에서 보면 2차가 단위면적당 가격은 가장 낮다. 가장 큰 이유로는 상대적으로 작은 평형대의 단위세대들이 위치하고 삼성중공업이 시공한 점이 브랜드 측면에서 영향을 미친 것으로 보인다.

세월에 따라 소비자의 취향과 사회적 요구에 대응하여 내부 평면은 계속 발전한다. 15년이 넘은 분당 아파트의 경우 30평형대임에도 2bay를 많이 볼 수 있다. 하지만 최근에 분양한 어떤 아파트는 전용 60㎡임에도 4.5bay를 자랑한다.

타워팰리스 역시 1차가 소비자들에게 냉정한 평가를 받으면서 2차에서는 상품을 보완하고 3차 분양 때는 더욱 개선된 평면을 선보이는 것은 시장의 자연스런 흐름이다. 따라서 1차보다는 2차가, 2차보다는 3차가

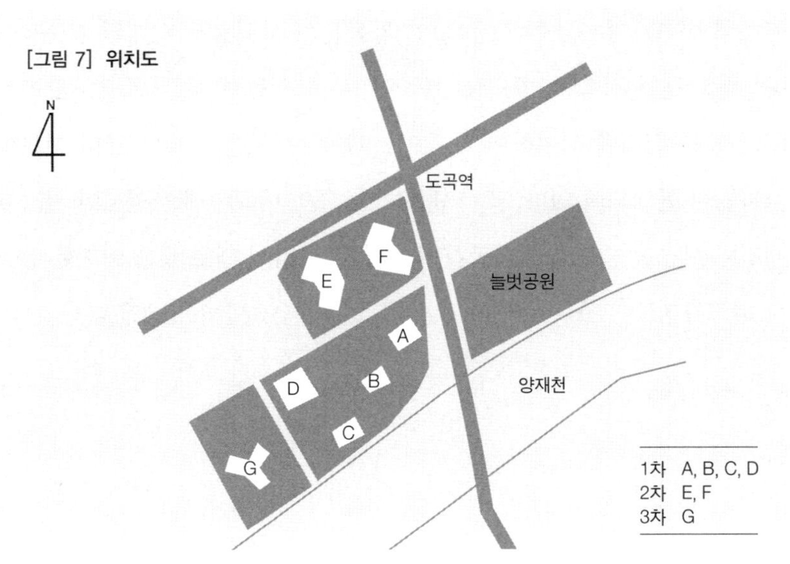

[그림 7] 위치도

내부 평면이 효율적이며 소비자들의 만족도가 높은 것은 당연한 것이다.

3차로 나누어 개발된 타워팰리스도 짧은 시간의 경과에도 소비자와 시장의 반응은 너무나도 달랐다. 이것은 어느 프로젝트도 동일할 수 없는 건축의 숙명을 보여주고 있으며 어떤 하나의 기준에 의해 상품의 수준이 좌우되지 않는 점을 극명하게 보여주는 사례이다.

건축물(부동산상품)을 이해하는 5가지의 핵심 요소는 입지(location), 가격(price), 디자인(design), 브랜드(brand), 시간(time)이다. 다섯 가지 요소 중에 한 가지가 특별하여 프로젝트가 성공한 경우도 있으나 대부분은 2~3가지의 요소가 복합된 모습으로 나타나며 5가지 요소 중 어느 것이 중요하다고 말할 수 없다. 그 이유는 프로젝트의 성격과 프로젝트가 처한 환경에 따라 전혀 달라질 수 있기 때문이다.

따라서 이런 5가지 요소를 적절하게 조합하거나 한 가지 만을 특별하게 구성하여 차별화할 수 있는 전략을 수립하는 것도 좋은 방법이다.

사실 이 5가지 요소를 모두 가진 건물은 역사적으로 오래된 건축물이다. 예를 들면 경복궁, 창덕궁, 불국사, 부석사 등과 같은 건물은 오래전부터 좋은 입지에 위치하여 가격으로 매길 수 없는 가치와 당대 최고의 디자인이 반영되어 있다. 또한 많은 사람들의 머릿속에 각인되어 있으며 세월의 시간을 충분히 건더왔기 때문이다. 따라서 새로 짓는 어떠한 건물과 비교하여도 역사적 건물이 가치가 있으며 중요할 수밖에 없다.

입지(Location)

1972년 텍사스 오스틴대학 MBA과정의 한 학생이 맥도널드는 무엇을 파는 회사인지 질문하였을 때
크록 회장의 대답은 패스트푸드가 아닌 로케이션이라고 하였다. 맥도널드는 70년대부터 좋은 위치
의 점포를 선점함으로서 경쟁 우위를 지켜나갔다.
_강공석의 『3040 대한민국 땅테크』 중에서

부동산 개발사업에서 입지를 정하지 않고서는 어떠한 것도 시작할 수
없다. 입지는 한번 정해지면 인위적으로 이동시킬 수가 없지만 입지를 둘
러싼 인문적 특징은 변화될 수 있다. 이 장에서는 입지가 지니고 있는 의
미들을 사람과 도시와 연관시켜 설명할 것이다.

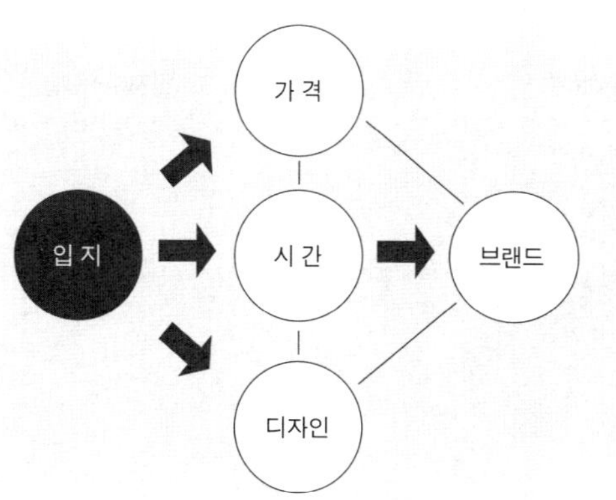

입 지 (L o c a t i o n) 란 ?

입지는 해당 토지뿐만 아니라 자연적, 경제적, 문화적, 심리적 환경 등 주변의 여러 요인들을 복합적으로 검토하여 한 지점(spot)보다는 주변의 영역과 관련된 이미지까지 포함하는 넓은 개념이다. 그에 비해 토지(land)는 만질 수 있는 흙을 담고 있는 땅 그 자체를 의미하며 대지(building site)는 건축한계선, 건축가능용도, 도로사선 등의 건축법이 적용되는 지극히 건축적인 영역에서 바라본 토지를 말한다.

따라서 경제활동을 하는 일반인들은 토지라고 흔히 부르며 건축하는 사람들은 대지라는 단어를 주로 사용하고 상권분석이나 시장조사를 하는 사람들은 입지라는 용어를 선호한다.

대지라는 용어에는 내부 지향적인 성격이 담겨 있다. 외부 환경보다는 대지 그 자체가 지닌 속성에 주목한다. 대지에 담을 수 있는 빛의 양과 궤적, 바람의 방향과 세기를 관찰한다. 토질의 상태와 암석의 매장위치, 외

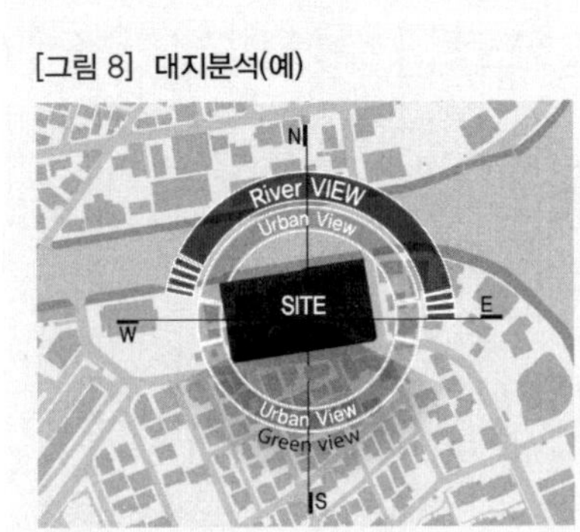

[그림 8] 대지분석(예)

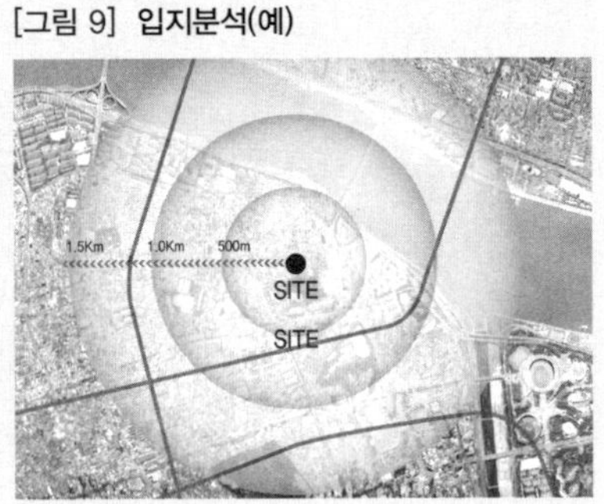

[그림 9] 입지분석(예)

부를 향한 열린 조망을 가지고 있는지를 확인한다. 건물의 주출입구 위치, 차량의 진출입 용이성, 법적으로 가능한 최대층수와 면적을 얼마나 찾을 수 있는지 검토한다.

물론 외부환경에 대해서도 조사한다. 도시의 경관, 녹지축과 연계성, 주변 편의시설, 학군, 교통체계 그리고 이웃한 건물들의 규모와 용도 등을 검토한다. 이렇게 건축계획을 할 때는 대지를 둘러싼 외부환경에 대해서 고려도 하지만 일반적으로는 대지가 지닌 특징을 철저히 분석하는 편이다.

그러나 입지는 대지를 둘러싸고 있는 외부 환경 요소를 더욱 중요하게 다룬다. 주변의 개발 계획과 상권의 추이를 살펴보고 향후 개선될 교통여건을 분석하는 등 미래에 영향을 줄 수 있는 사실들을 찾아내고자 한다. 물론 대지 자체의 속성도 검토를 하며 그중에서 건축가능용도, 건폐율, 용적률, 높이, 법적 완화조항 등 건축물의 규모와 법적인 사항에 집중하는 편으로서 토지가 가진 본질적 속성보다는 주변 환경의 변화에 더욱 민감하다.

따라서 대지라는 용어는 내부지향적이며 고정적인 성격을 가지고 있는 반면에 입지라는 용어는 외부지향적이고 상대적인 성격이 강하다고 볼 수 있다. 예를 들면 따뜻한 빛이 들어오며 조망이 좋은 대지는 훌륭한 주택지가 될 수는 있지만 해당 학군이 좋지 않다면 최적의 주거입지는 아닐 수 있다. 근거리에 명문 고등학교가 위치하여 좋은 학군임에도 해당 대지의 주변이 재개발되고 있다면 교육환경은 좋지 않을 수 있다.

이와 같이 입지는 대지에 비해 좀 더 넓은 범위를 규정하며 주변을 둘러싸고 있는 환경적 요소 그리고 미래의 변화를 모두 고려한 것이라고 할 수 있다.

건물의 범위에 우주정류장도 포함되는지는 질의회신을 해봐야 되겠지만, 이렇게 아주 특별한 경우를 제외하고는 모든 건물은 근본적으로 대지에 구축되는 물리적인 구조물이다. 이것이 의미하는 바는 건물이 한번 세워지고 나면 이전 상태로 되돌리는 것이 어렵다는 점이다. 물론 리모델링하거나 철거한 후 다시 건설할 수도 있지만, 이것은 옷을 갈아입듯이 혹은 신발을 바꾸어 신듯이 아주 쉽게 결정할 수 있는 일들이 아니다.

아무리 밤새워 고민을 해봐도 이미 계약한 토지를 다른 곳으로 옮길 수는 없다. 지금 살고 있는 집의 교통이 불편하고 시장과의 거리가 멀다고 해서 집을 들어서 이동시킬 수도 없다. 건축물은 대지에 발을 떡하니 붙이고 서 있으며, 이 단순한 사실은 건축을 이해하는 가장 기본적인 출발점이 된다.

이런 이유 때문에 대지 주변의 상황을 세밀하게 관찰하고 정확히 판단하여 향후에 변하는 모습을 잘 그려보아야 한다. 주변의 상권과 트렌드가 변하고 제도가 변하며 사람의 마음이 변함에도 불구하고, 인간의 힘으로는 대지의 물리적 위치를 변화시킬 수가 없기 때문이다. 부동산 전문가들이 '첫째도 입지, 둘째도 입지, 셋째도 입지'라고 끊임없이 그 중요성을 강조하는 이유가 여기에 있다. 입지는 한번 정해지면 인위적으로 이동할 수 없을뿐더러 주어진 위치 그대로 사용할 수밖에 없기 때문이다. 따라서 입지가 어딘가에 따라 부동산의 가치가 달라지는 것이다.

앞서 입지는 한번 정해지면 사람의 힘으로 바꿀 수 없다고 했다.

그러나 입지는 변화한다. 기반시설이 개선되거나 주변에 새로운 상권이 들어오거나 교통체계가 개편되거나 재개발지구 고시 등 규제나 정책의 변화로 인해 입지의 상태가 변화할 수 있다. 이러한 인간의 활동으로 나타나는 토지의 특징을 인문적 특징이라고 하며 이에 따라 부동산의 가치도 변한다.

예를 들면, 강남 개발의 일환으로 70년대 후반에 개통한 강남터미널은 서울의 남단에서 남부지방으로 향하는 교통의 전초기지였다. 지금도 많은 사람들이 이용하고 터미널로서의 역할을 수행하고 있지만 어떤 때는 경부고속도로에서 내려 바로 앞의 터미널까지 가는 데 한 시간을 넘기기도 한다. 어느새 도심의 중심에 자리 잡아 터미널로서의 기능을 많이 잃어버렸기 때문이다. 이처럼 입지는 시간의 경과에 함께 변한다.

따라서 대지가 가진 그 자체의 속성도 중요하지만 건물은 오랜 시간 동안 도시에 자리 잡고 있기 때문에 미래의 개발 방향을 예측하여 입지를 선정하는 것은 참으로 중요하다. 입지를 선정한다는 것은 현재보다 미래의 가치를 고려하여 선택할 때 올바른 의사결정이 될 가능성이 높으며, 한번 결정하면 되돌릴 수가 없기 때문에 입지의 중요성을 아무리 강조해도 지나치지 않은 것이다.

입지는 이미지이다

학창시절 '한국건축사'는 내겐 가장 의미 있는 수업 중 하나였다. 이 수업의 백미는 안동, 영주, 경주의 고건축을 답사하고 개인적인 의견을 담아 중간고사 대신 리포트를 제출하는 것이었다. 그 당시는 약간은 번거로운 일이라고 생각도 했지만 지금 돌이켜보면 친구들과 1박2일로 건축답사를 하던 그때가 행복한 시절이었다.

여러분도 나와 같이 안동을 답사해보자.

안동 하면 무엇이 떠오르는가? 하회탈, 하회마을, 도산서원, 병산서원,

이황, 간고등어, 안동소주, 헛제사밥, 안동식혜, 안동찜닭 등등. 여러분도 내가 떠올리는 것들과 비슷하리라고 생각한다.

인구나 경제적인 규모로 판단해 볼 때 과거에 비해 안동의 도시 크기는 상대적으로 왜소해졌고 사람들의 발길도 적어진 것은 사실이다. 하지만 도시의 물리적 규모가 크다고 좋은 도시가 되는 것은 아니다. 지금은 개성과 문화가 중요한 시대가 아닌가? 그렇다면 시대적 트렌드에 맞게 안동이라는 도시를 확실하게 브랜딩하려면 어떻게 하는 것이 좋을까?

안동을 세련되고 멋스럽게 만들기 위해서는 안동의 색깔이 물씬 배어나도록 꾸며야 한다. 역사적 흔적들과 스토리를 찾아내어 생명을 불어넣고 아이들과 부모들이 참여할 수 있는 체험 프로그램을 만들어야 한다. 외부인들의 접근도 편리하도록 교통과 숙박도 개선하며 지역민들도 더욱 친절해져야 한다. 일정한 기간을 정해 개인들이 소유한 고택들도 개방하여 사람들이 찾아오게 하여야 한다. 「오페라의 유령」과 같이 화려한 무대와 조명, 음향설비를 갖추어 하회탈 공연도 하고 한국의 전통음악과 K-POP의 합동 음악회도 정기적으로 개최하면 좋을 것이다.

하지만 무엇보다도 중요한 것은 이런 활동들을 위한 고유한 문화자원의 확보와 보존이다. 어느 고장, 어느 도시와 비교해도 손색이 없는 희소한 자원을 안동은 분명히 보유하고 있기 때문에 세계적인 도시로의 발전 가능성이 충분히 있는 것이다.

어떤 분들은 "아직도 그런 고리타분한 방식으로 대중들을 끌어 모을 수 있을 것 같은가?"라고 질문할 수 있다. 하지만 안동 하면 떠오르는 것들은 고리타분한 게 아니다. 세계 어느 도시에도 없는 이미 차별화되고 검증된 항목들이다. 이것을 더욱 극적으로 바꾸어 주면 된다. 더욱 세심하고 세련되게 다루어야 한다. 그냥 대충하면 질문처럼 고리타분해질 수 있기 때문이다.

그리고 문화자원의 보존을 우선하되 현대적인 개발도 함께 이루어져야 한다. 그래야 도시에 활력이 생긴다. 대구에서 이전을 준비하고 있는 경북도청이 그 좋은 예가 될 수 있다. 다른 도시의 개발 방법을 굳이 따라 할 필요가 없다. 만약 안동시가 경제적인 목적으로 골프장을 건설한다면 클럽하우스나 그늘집은 고건축의 대가에게 설계와 시공을 의뢰해서 진짜 멋지게 만들어야 한다. 흉내만 내면 키치가 된다. 개발과 성장만을 위해 유럽풍의 리조트나 '디즈니랜드' 같은 놀이동산을 안동에 갖다놓는다고 과연 성공할 수 있겠는가? 세계적인 도시에서 성공한 방법을 안동에 그대로 이식하는 것은 어려운 일이다. 안동은 그만큼 도시의 정체성을 가지고 있기 때문이다. 전통적인 건축 방식으로 한옥의 정취를 간직하면서 현대적인 호텔 서비스를 접목한 경주의 한옥 호텔 '라궁'은 그 좋은 예가 될 수 있다.

우리가 상상하는 이미지와 잘 부합한다는 것은 무궁한 가능성의 발견이다. 마케터인 친구가 가끔 하는 말이 있다. "타워팰리스가 가리봉동에 있다고 상상해보라! 프로젝트가 성공할 수 있겠는가? 타워팰리스는 도곡동에 있을 때에야 비로소 어울린다." 얼마나 멋진 설명인가? 입지가 그려내는 이미지의 힘을 이처럼 직설적으로 설명한 것을 들어본 적이 없다. 사람들이 어떻게 인식하고 있는가는 참으로 중요하다.

사람들이 살고 싶은 물리적 공간은 그럴싸하게 만들어놓고 정서적으로 매칭이 되지 않는다면 해당 부동산 상품이 성공할 수 없을 것이다.

예를 들어 보겠다. 성수동의 갤러리아포레는 서울숲이라는 끝내주는 공원을 앞마당으로 가지고 있다. 그리고 한강을 내려다보는 조망권은 대한민국에서도 손에 꼽을 정도로 최고이다. 하지만 주택시장의 불황으로 분양이 잘 되지 않아 사업관련자들은 상당히 고전을 했다. 물론 이런 고가의 주상복합이 성공하거나 실패하는 데에는 여러 가지 이유가 있겠지만 가장 큰 이유는 이미지의 불합리에 기인한다. 성수동은 아쉽게도 이런 고가의 주택을 소유할 만한 부자들이 살고 싶어 하는 동네가 아니다.(도시적인 이해를 높이기 위한 극단적인 예로서 가리봉동과 성수동을 폄하할 의도는 전혀 없다.)

성수동은 오래된 소규모 작업장과 주택들이 밀집하고 있으며, 한때 아파트형 공장이 지어지는 강남의 오피스 대체 시장이었다. 이곳을 잘 알지 못하더라도 성수동의 골목길을 한번만이라도 걸어보면 단번에 부자들이 살고 싶어 하는 동네는 아닌 것을 알 수 있다. 성수동은 고가의 주택이 건설될 만한 입지 환경이 아니다. 갤러리아포레는 건물로서는 최고의 주상복합일지라도 부자들이 인정하는 좋은 장소가 아니다. 멋진 한강 조망권이 탐나지만 강남의 부자들이 움직이지 않는 이유다.

물론 마케터들도 이런 사실을 인식하고 있었기 때문에 서울숲과 한강 조망권을 언론을 통해 지속적으로 사전에 홍보했다. 그리고 장누벨이라는 걸출한 해외 건축가의 디자인과 브랜드를 대대적으로 마케팅하였고, 인테리어는 고객 맞춤형으로까지 서비스를 제공하면서 이 한계를 극복하고자 했다. 그러나 입지라는 이미지의 첫 번째 단추가 잘못 끼워졌기 때문에 가격, 디자인, 브랜드, 서비스 등을 모두 동원했음에도 분양이 쉽지 않았다.

위의 경우와 유사한 사례들을 주변에서 쉽게 찾을 수 있다. 신세계에서 VIP들을 위해 문화센터를 평창동에 건립하겠다고 발표했다. 평창동은 새로운 부촌으로 각광을 받고 있으며 거주하는 계층도 문화예술에 관련분야의 사람들이 많다고 알려져 있다. 이런 도시공간에 살고 있는 VIP의 고객 만족을 위해 신세계에서 문화센터를 짓겠다고 한다. 동네가 가지고 있는 이미지와 들어설 건물 그리고 사업주와 고객의 욕구가 딱 맞아 떨어지지 않는가?

혜화동 주민센터는 우리나라 최초의 한옥 동사무소로서 마당에는 200년 넘은 은행나무와 향나무가 있고 수려한 경관을 자랑한다. 삼성동 주민센터가 한옥 동사무소라면 어떠할까? 혜화동이니까 어울리고 멋스러운 것이다.

내가 아는 한 아티스트는 홍대앞에 작업실이 있다. 그의 작업실은 80년대 이층 양옥에 온통 초록색을 칠해서 영화 '이상한 가족'에 나올 만한 세트장 같다. 건축적으로 도저히 이해가 안 되는 비범한 컬러의 건물은 밤이 되면 친구와 후배들이 찾아오는 놀이터로 변신한다. 이 작업실의 주인은 빈티지 오디오나 스피커를 모으는 컬렉터인데, 새벽에 찾아온 손님들을 위해서 혹은 스피커를 길들인다며 재즈부터 홍대 인디밴드의 음악까지 아주 크게 틀어준다. 처음에는 이웃에서 민원이 들어왔다고 한다. 그때 그는 이웃들에게 자신 있게 말했다. "왜 홍대앞에 사시냐고?"

도로명 주소

뉴욕이나 런던은 건물명에 번호가 붙은 것들이 많다. 그 이유는 도로를 중심으로 도시가 구성되어 있기 때문이다. 이곳에 거주하는 사람들은 자연스럽게 도로를 중심으로 공간과 방향을 인지한다. 하지만 우리나라의 경우에는 건물을 중심으로 방향과 공간을 인지해왔다. 우리는 택시를 타면 "○○호텔, ○○사옥, ○○역, ○○식당으로 가주세요"라고 말하지 "역삼로 ○○번 길로 가주세요"라고 말하지 않는다.

2014년부터 우리나라도 100년 동안 사용해오던 기존의 지번 주소를 대신하여 도로명 주소로 전면 시행할 예정이다. 길 찾기에 드는 비용이나 물류비 등이 절감되며 우리나라를 제외한 OECD 회원국 모두가 도로방식의 주소체계를 사용하고 있다고 한다. 그럼에도 불구하고 도로명 주소의 사용 비율은 아직까지 낮은 편으로 많은 사람들이 익숙한 지번 주소를 계속해서 사용하고 있다. 도입에만 14년, 시행만 2년이 다 되었음에도 왜 사람들은 행동을 바꾸지 않는 것일까?

어떤 한 남자가 있다. 오랫동안 한남동에서 살아왔는데 어느 날부터 그 명칭 대신에 대사관로 ○○길, 서빙고로 ○○길이라고 부르고 사용하라고 한다. 그렇게 하면 사회적 비용이 줄어든다고 하는데 내심 못마땅하다. 한강과 남산을 합쳐서 지은 한남동이라는 이름이 좋기 때문이다. 이 명칭은 부촌, 아름다움, 고귀 등의 고유한 이미지를 준다. 동네의 명칭은 오랜 시간 불리어오면서 축척되어온 인식의 결과물이다. 김춘수의 꽃에서 '내가 그의 이름을 불러 주었을 때 그는 나에게로 와서 꽃이 되었다'처럼 사물이든 사람이든 도시이든 이름은 불려야 살아 있는 것 아닌가?

물론 한남동처럼 동네의 이미지가 강하지 않거나 부정적으로 인식되는 명칭도 있긴 하다. 하지만 그동안 축적된 동네의 이름을 지우는 것은 그리 쉬운 일이 아니며 오랫동안 거주한 대부분의 사람들은 원하지 않는다는 점이다.

"어디 사세요?" 우리가 흔히 질문하는 말이다.

"청담동요", "평창동요" 이 짧은 대답에는 여러 가지 함축된 의미가 포함되어 있다. 청담동은 명품매장거리와 패션샵들이, 평창동은 한국을 대표하는 작가와 미술가들이 떠오른다. 동네의 명칭에는 이미지를 담고 있으며 그것은 개인의 이미지를 덧칠해준다. 그래서 우리는 어디서 사는지가 중요한 것이다. 부의 대명사인 도곡동 타워팰리스. 이곳에 거주하는 것만으로 그 사람의 재산이나 사회적 지위를 어느 정도 짐작할 수 있다. 내가 누군지를 굳이 설명하지 않아도 남들이 어느 정도 알아주니 얼마나 편리한가?

그런데 어느 날부터 도곡동 타워팰리스를 언주로 30길 26으로 사용하게 된 것이다. 한남동 한남더힐의 주소가 독서당로 111로 바뀌었다. 만약 여러분이 대치동의 타워팰리스에 혹은 한남동의 한남더힐에 거주하고 있다면 바뀐 주소로 불리길 원하겠는가? 대치동에 사는 사람이 "저는 역삼역 길에 삽니다"라고 대답하고 싶지 않은 것은 당연한 것 아닌가? 이런 사람의 심리를 이해하지 못하고 도로명에 대한 홍보부족으로 인해서 사람들이 사용하지 않는다고 생각하는 것은 짧은 생각이다.

아파트나 오피스텔을 분양한다고 상상해보자. 소비자가 "위치가 어디냐"고 묻는다. "청담동입니다"라고 대답하면 끝날 것을 "학동로 55길입니다" 라고 하면 반드시 소비자는 질문한다. "거기가 어딘데요?" 청담동에는 소비자에게 팔고자 하는 상품의 수준이 은근히 깔려 있다. 그런데 학동로 55길에는 아무런 이미지나 상징하는 색깔이 없다. 한 번 말해도 될 것을 두 번, 세 번 설명해야 하며 마케터는 이런 상황을 극도로 불편해 한다.

OECD 국가들은 건물을 짓고 난 후 분양한다. 직접 와서 상품을 본 후 판단한다. 그러나 우리나라는 건물을 짓기 전에 이미지만 가지고 분양한다. 그래서 건설사의 브랜드가 중요한 것이며 입지가 중요한 것이며 동네 명칭이 중요한 것이다. 소비자들에게 좋은 이미지를 만들어 팔아야 하는데 현재의 도로방식의 주소체계로는 이미지를 만들 수 없기 때문이다. 이러한 우리나라의 특성은 고려하지 않고 다른 OECD 회원국이 사용하고 있는 도로방식 주소체계를 따르라고 하는 것은 무리일 수밖에 없지 않을까?

기초 지방자치단체로서는 국내에서 가장 큰 규모를 자랑하는 '통합' 창원시는 2010년 7월 공식 출범했다. 마산-창원-진해라는 3개시가 행정구역 자율통합으로 하나의 시가 된 것이다. 하지만 통합과정에서 통합의 진정한 주체인 시민의 의견은 반영되지 않았다. 정부와 정치인들의 논리에 의해 통합이 결정되었다. 당연히 '통합 창원시'에서 살아가야 할 시민 중에서는 "여기가 왜 창원시야?"라며 불만을 표출할 수 있다. 도로체계 중심으로 개편된 것과 마찬가지로 정서적 통합은 이루지 못한 것이다.

이름이라는 것은 바꿀 수도 있지만 그리 쉽게 바꿔질 수 있는 것도 아니다.

입지 명당

가끔씩 복권을 산다. 그리고 얼마 지나지 않아 공짜를 바랐던 행동을 자책하며 다시는 사지 않기로 마음을 먹는다. 하지만 시간이 얼마 지나 또 복권을 산다. 물론 이유는 있다. 좋은 일이 생겨 기분이 너무 좋거나 전날 밤에 돼지꿈을 꾸었기 때문인데, 때마침 눈앞에 'ㅇㅇㅇ회 1등 당첨자 배출'이라는 문구를 발견하고 주저 없이 구입한다. 왜 사람들은 복권을 살 때 1등 당첨이 된 가게에서 사려고 하는 것일까?

대부분의 사람들은 1등 당첨자를 많이 배출한 가게에서 복권을 사면 당첨확률이 높을 것 같다고 믿는다. 그리고 만약에 안 되더라도 스스로를 위로하기 쉬운 것 같다.

그러나 복권은 확률에 근거한다. 대수의 법칙에 따라 횟수가 거듭될수록 당첨의 분포는 균등하게 되는 것이 이치이다. 초기에는 특정지역에서 여럿의 당첨자가 나올 수 있지만 계속해서 추첨이 진행이 되면 당첨자는 전국적으로 분포되며, 구입하는 수에 비례하여 당첨자가 나오는 것이다.

홍성에는 서해권역 여행의 마지막 필수코스인 유명한 복권집이 있다. 근처에 가면 교통이 붐비기 시작하면서 관광버스와 사람들이 길게 늘어선 줄을 볼 수 있다. 한 주 판매액이 백억 원을 넘기도 했으며 송금을 받아 우편으로 보내준다고 한다. 이처럼 많은 사람들이 구매하는 이곳에서 1등이 많이 배출되는 것은 어찌 보면 당연하다. 복권을 많이 구매하는 곳에서 당첨자가 많이 나오는 것은 확률에 근거하여 아주 자연스런 결과인 것이다.

따라서 복권 명당은 없다. 또한 복권 주인도 특별한 기술이 없다. 그런데 왜 복권 당첨이 높은 곳에서 사람들은 줄을 서서 살려고 할까? 경제학에서는 과거의 전체 동향은 도외시하고 현재 눈에 보이는 결과를 지나치게 신뢰하는 것을 '생존편의'라고 부른다. 그 결과로 성공한 사람들이나 최고의 실적과 같은, 마지막까지 살아남은 우수한 결과만을 기억하게 되는 것이다.

2010년 재벌닷컴이 발표한 바에 따르면, 주식자산 1천억 원을 넘은 젊은 부호 40명 중 스스로 기업을 창업해 성공한 자수성가형 주식부호는 단 3명에 불과하다고 한다. 나머지 37명은 모두 부의 대물림에 의해 자산을 불린 경우이다. 이처럼 부는 대물림되고 있는 것을 확인할 수 있다. (부자들은 실질적이고 직접적으로 부를 물려주는 방법이나 투자 상품에 관심이 높다. 그 외의 사람들은 이를 극복하기 위한 수단으로서 교육에 집착한다.)

명당이란 자리 역시 이러한 관점에서 보면 '풍수적으로 좋다는 자리는 오래전부터 부나 지위를 가진 자에 의해 소유되어 계속적으로 대물림되어 올 수 있지 않았을까' 하는 의문이 든다. 초기에 당첨자를 낸 가게에 많은 사람들이 몰려옴으로써 복권명당으로 등극한 것처럼, 풍수적으로 명당이기 때문에 자자손손 잘사는 것이 아니라 부를 대물림할 수 있는 능력 있는 사람들이 차지하고 유지한 자리가 명당이라고 불리는 것이 아닐까? 명당이라고 불리는 곳은 부와 권력을 지닌 집단이 선택한 땅으로서 풍수전문가들에게 의해 검증절차를 거친 장소라고 정의 내린다면 어떨까? 일제 강점기를 무사히 잘 넘긴 조선시대 양반세력들이 지금도 명당을 소유하고 있으며 앞으로도 명당이라 불리는 장소는 부를 소유한 자들에 의해 대물림할 가능성이 높다고 한다면 지나친 논리의 비약일까?

옛 단국대 부지의 '한남더힐'은 UN빌리지의 이미지를 차용하여 '대한민국에서 유일하게 남은 명당자리'임을 집중적으로 홍보하여 성공하였다. 물론 성공의 이유에는 여러 가지가 더 있겠지만 이곳이 정말 풍수 지리적으로 명당이기 때문에 성공하였을까? UN빌리지와 한남더힐의 대지 면적을 합하면 대략 12만 평에 이른다고 한다. 이 땅이 모두 명당자리이며 그곳에 거주하면 자자손손 길할 것이라고 믿는가? 이곳에 거주하는 외국인들도 이런 이유로 거주한다고 생각하는가?

한남동 UN빌리지는 한강의 물이 들어오는 입수지역이자 남산과 더불어 배산임수형의 길지라고 한다. 그러나 이런 이유보다 이곳에 거주하는 주된 목적은 완벽한 보안과 프라이버시의 보장이 탁월하다는 점이다. 다양한 스타일의 빌라들이 단독주택의 형태로 운집되어 있고 디자인이 독특하여 다양한 거주욕구를 충족시켜 주고 있다. 또한 한강이나 남산의 조망권도 우수하며 부유층들이 모여 살기 때문에 명당이다. 우리가 흔히 말하는 명당은 사람이 거주하기에 우수한 조건이 많기 때문이며 이러한 장소를 소유하고 싶은 것은 사람들의 자연스런 욕구이며 부와 권력을 가진 사람들에 의해 우선적으로 선점되는 것이 인간의 역사라고 할 수 있다.

우리나라 최고의 부와 권력을 가진 사람들에 의해 점유된 자리가 명당
으로 인식되는 것은 어찌 보면 당연한 결과이며, 그들의 성공신화와 잘
버무려져 이야기는 더욱 증식되고 있는 것이다. 또한 이들도 부귀영화를
오래도록 존속하고 싶어 하기 때문에 명당이라는 미화된 이미지를 내외
부적으로 관리를 하는 것이다. 명당이라는 것은 부와 권력을 소유한 사람
들이 만들어낸 허상이 아닐까?

풍수지리는 자연에 이론적 기반을 두고 있다. 산과 들과 강과 도로와
마을이 조화를 이루어 내는 장소가 풍수적으로 좋은 곳이었다. 이런 장소
에 시원한 바람이 통하고 저 멀리 아름다운 경치가 품안에 있으며 따뜻한
햇볕이 들어오는 양지바른 곳을 풍수지리적으로 좋다고 한 것이다. 건축
적으로 말하자면 시원한 바람과 신선한 공기가 통하는 것을 통풍이라고
하며, 탁 트인 시야를 확보하여 아름다운 경치를 바라볼 수 있는 것을 조
망이라고 하며, 풍부한 일광이 드는 건강한 자리를 채광이나 일조가 좋다
고 한다.

현재도 이런 요소들은 건축의 배치와 평면 그리고 입면 등을 결정하는
가장 중요한 요소임에는 틀림없다. 그러나 과학이 발달하고 산업화가 진
행되면서 인간에 의해 생산되고 변화되는 요소들이 많아졌다. 자연 환경
을 이용해야 하는 것 이외에 인위적으로 발생하고 생산되어진 것들을 어
떻게 효율적으로 사용하고 누릴 수 있는 것 또한 중요해졌다.

그 이유는 사람들이 도시에 살기 시작했기 때문이다. 도로나 다리, 사
무실, 상가, 학교, 영화관, 스포츠시설 등 도시를 구성하는 환경들이 대부
분 인간에 의해 만들어진 것들이다. 주변에 명문학교가 들어서거나 학군
내 학교 학생들의 수능성적이 오르면 범위 내의 아파트 값도 덩달아 함

께 오르며, 쓰레기처리장이 있는 곳에서 멀어질수록 아파트의 가격이 높다고 한다. 이런 것들은 인간의 활동으로 도시가 발생하면서 생긴 현대의 새로운 사회적 요소이다. 이것은 예전의 풍수지리에 적용되지 않았던 새로운 것들이다.

따라서 현대에서 입지명당이라고 불릴 수 있는 자리는 자연과 더불어 이런 인공적으로 만들어진 인프라와 환경을 모두 포함하여 평가하여야 한다. 현재 무역센터가 있는 삼성동과 테헤란로는 기업들이 들어서면 잘되는 명당 터이다. 청담동은 유행을 선도하는 명당 터이며, 대치동은 교육적으로 우수한 명당 터다. 한남동, 성북동, 평창동은 전통부자들이 선호하는 명당 터이며, 명동은 이전부터 상업의 명당 터였다. 이처럼 명당이라는 관점은 현대에 와서 풍수지리와 함께 새롭게 해석되어질 필요가 있으며 명당은 끊임없이 움직이며 인간에 의해 생성되고 소멸되는 공간이라고 새롭게 정의할 수 있을 것이다.

군 집 과   도 시

사냥 생활을 하며 이동을 다니던 인류는 신석기 시대에 들어와서 농업을 시작하면서 제대로 된 집을 짓고 정착 생활을 시작했다. 집은 비바람을 막아주고 야생동물로부터의 위험도 제거해줌으로써 사람들의 일상에 평온함을 가져다주었고 가족 간의 유대도 강화했다. 또한 사람들이 모여 살면서 촌락이 생겨났다. 촌락 안에서는 사람들이 모여서 작업을 하고 놀기도 하면서 이웃한 사람들과의 결속력도 강해졌다.

이와 같이 사람들은 아주 오래전부터 무리를 지어 군집생활을 해왔다.

동물로부터, 외부세력으로부터 자신과 가족 그리고 집단을 보호하기 위함이었다. 또한 필요한 물자를 교환하기 위해 시장을 만들고 법과 제도를 만들어 사회가 안정될 수 있도록 해왔다. 따라서 사람들끼리 모여살기 좋은 촌락이나 마을일수록 사회적 안전망들이 잘 갖추어져 있어 편안하고 자유로운 삶을 누릴 수 있는 것이다.

우리나라에서는 군집의 대표적 주거형태로 아파트나 주상복합 등이 있으며 도시 형태로 신도시 개발 같은 대단위의 블록개발이 있다. 우리 삶의 대다수를 공동주택이 차지하고 있으며 신도시가 지속적으로 개발되는 이유도 군집에서 오는 이로움과 편리함을 잘 알고 있기 때문이다.

아파트단지의 규모가 클수록 사람들의 선호도가 높으며 가격은 상승한다. 이것은 군집의 규모가 크기 때문에 사회적으로 나를 대변할 수 있는 무리가 크다는 것을 의미한다. 익명성이 보장되는 대도시 생활에서 나와 같은 이익을 대변하는 무리가 있다는 것은 어찌 보면 든든한 일이 아닐 수 없다. 나의 이익이 실현되는 어떤 것에 힘을 모을 수 있는 세력이 있다는 의미이다.

부나 권력이 있는 개인이나 집단은 이런 힘의 가진 속성을 잘 이해하고 있다. 그래서 그들은 그들끼리 모이길 원한다. 그들만의 리그를 만들어 아무나 들어오지 못하도록 물리적, 심리적 장벽을 만들고 정치적 영향력을 키운다. 부자들은 일반인들에 비해서 한 동네에서 오랫동안 살 가능성이 높기 때문에 자신들의 환경을 개선시키기 위한 노력들을 계속해서 할 수 있다. 예를 들면 자신들의 동네에 방범이나 순찰을 강화시켜 치안을 좋게 하고 해당 학군의 학교시설에 투자를 늘려 자신들의 자식들이 우수한 환경에서 교육받으며 덤으로 집값도 올릴 수 있는 것이다.

체스판 이론

혹색 바둑알(이하 혹돌) 한 줌, 백색 바둑알(이하 백돌) 한 줌 그리고 체스판 모양의 가로 세로 8줄씩 64개의 칸이 있는 종이 한 장을 상상해보자. 한 개의 바둑알 주위에는 최대 여덟 명의 이웃이 있고, 네 귀퉁이에는 세 명의 이웃이 있다. 만약에 혹돌은 적어도 반수의 이웃이 혹돌이기를 원하고, 백돌은 이웃의 8분의 3이 백돌이기를 원한다. 이러한 조건을 충족하지 못하는 이웃을 가진 혹돌과 백돌은 어느 것이든 옮긴다고 규칙을 정하기로 가정해보자.

[그림 10]은 혹돌과 백돌들이 조화롭게 이웃하여 섞여 사는 모습을 보여준다. 그렇지만 이런 상황은 순식간에 변할 수 있다. [그림 11]의 경우는 총 60개의 동전 중에서 임의로 20개를 들어내고 5개를 추가하였다. [그림 10]과 비교해보면 40개의 동전의 위치는 그대로이며 5개만이 새롭게 배치된 것이다.

하지만 [그림 11]을 자세히 살펴보면 앞의 규칙에 어긋나는 혹돌이 보일 것이다. 주변에 내가 원하지 않는 이웃이 내가 견뎌낼 수 있는 범위를 이미 넘어섰기 때문에 정해진 규칙처럼 이동을 한다. 이런 과정이 순차적으로 일어나면서 체스판은 연쇄반응을 일으킨다. 그리고 [그림 12]와 같이 혹돌과 백돌은 분리된 형태를 띠게 된다. 여러분도 잠시 동전이나 바둑알로 이러한 게임을 해볼 수 있다.

혹돌은 조금만 더 혹돌을 선호하거나 조금만 더 백돌을 배척하는 작은 변화에도 조화로운 모습에서 연쇄반응을 일으키면서 놀랄 만한 결과를 가져오는 것이다. 개인적인 동기 측면에서는 분리를 목적으로 하지 않았지만 총합적으로는 혹돌과 백돌이 분리된 모습을 보여준 것이다. 소수적 지위를 피하기 위한 사소한 욕구로 인해 거의 완전하게 통합되어 있던 패턴이 무너지고 분리된 이웃이 형성된다는 점이다.

이 그림을 사회로 확장해보자. [그림 10]은 통합된 사회의 모델이며 개인의 사소한 동기로 인한 이동을 통해 통합된 모델이 얼마나 쉽게 무너지는가를 확인할 수 있다. 흑돌과 백돌은 한국인과 외국인, 부자와 가난한 자, 경상도와 전라도의 사람 등으로 치환해서 생각해볼 수도 있다. 부자와 가난한 자들이 무작위로 거주지를 선택해 이사할 때 아주 사소한 차이지만 사람들은 자신과 비슷한 사람들 곁에 있는 것을 선호하게 되고 그 결과 주거지역은 부유한 지역과 그렇지 않은 지역으로 뚜렷이 나뉘게 된다는 것이다.

이러한 내용의 실험은 노벨경제학상을 수상한 토머스 셸링에 의해서 행해졌다. 1970년대 초반, 뉴욕이나 시카고와 같은 미국의 대도시에서 흑백 인종분리가 큰 문제로 대두됐다. 흑인들은 슬럼가에서 빈곤에 허덕였고 백인들은 부유하게 살았다. 고용, 승진, 급여에서 인종차별이 있었으며 백인들은 자신이 사는 곳에 흑인들을 접근하지 못하도록 하였다. 모두들 인종주의 탓으로 생각했다.

[그림 10]

```
  # O # O # O
# O # O # O # O
O # O # O # O #
# O # O # O # O
O # O # O # O #
# O # O # O # O
O # O # O # O #
  O # O # O #
```

[그림 11]

```
- # - # O # - O
# # # O - O # O
- # O - - # O #
- O # O # O # O
O O O # O O O -
# - # # # - - O
- # O # O # O -
- O - O - - # -
```

[그림 12]

```
  # #   O # #
# # # O O O # #
# # O O     O #
# O   O   O O O
O O O # O O O
O # # # O O O
  # # # #
O O         #
```

※ 『미시동기와 거시행동』, 토마스 셸링, 21세기북스

그런데 우연히 비행기 안에서 의문을 갖게 된 토머스 셸링은 집에 와서 1센트 동전 한 줌, 10센트 동전 한 줌, 64칸의 체스판을 사용하여 아들과 실험을 했다. 1센트와 10센트를 몇 개의 네모 칸에 얹어 놓고 그것들이 흑인과 백인, 남자와 여자, 학생과 교수 또는 어떤 것이든 포괄적이며 인식할 수 있는 것으로 이분되는 동질적 집단의 구성원을 나타낸다고 가정했다. '극단적인 소수를 피하는 성향'들을 통해 각 개인들의 의도와는 상관없이 도시가 구성되는 모습을 보여주는 훌륭한 사례이다.

외국인 근로자가 많이 사는 동네를 떠나고 싶다

식당에서 주문을 받는 아줌마의 말을 잠시 알아듣지 못하는 경우가 가끔씩 있는데 조선족 아줌마들과의 이런 대면은 흔히 있는 일이다. 우리나라가 소득이 늘어나고 인구가 감소하면서 자연스럽게 힘든 일들은 외국인 근로자들이 차지하게 되었다. 이러한 근로자들은 한국 내에서의 여러 가지 취약한 기반으로 인해 도시 중에서 가장 열악한 곳을 중심으로 생활을 시작하게 되며, 그들과의 정보를 교환해서 입국하는 외국인 근로자들 역시 그들 주위에 터전을 잡게 된다.

한국인들은 이들을 혐오하지 않을지라도 이들에 둘러싸여 생활하는 것을 불편하게 받아들일 것이다. 그래서 한국인들은 그곳에서 탈출하게 되는 것이며 체스판의 결과처럼 어느 정도의 집단화의 모습을 갖게 된다. 외국인 근로자가 많은 서울의 영등포구, 구로구나 경기도의 안산 같은 도시는 계속해서 주거환경이 열악해질 가능성이 높다. 반대로 외국인 근로자의 분포가 가장 낮은 서초구의 경우는 더욱 집값이 상승할 가능성이 높다. 물론 이것은 외국인 노동자의 거주 및 분포 유무로써만 판단한 결과이기 때문에 실제의 상황과 다를 수 있다. 하지만 분명한 사실은 시간이 지날수록 외국인들은 우리의 삶 속에 더욱 깊이 들어올 것이고 반대로 그들과 더욱 멀리 떨어지려는 움직임도 일어날 것이다.

아래는 대구의 지도이다. 1995년 달성군이 대구로 편입되었고 이전의 대구의 모습은 중구, 남구, 달서구, 서구, 북구, 동구, 수성구로 구성되어 있었다. 달서구에는 고령, 합천, 창녕 등의 지역을 기반으로 한 사람들이 많이 거주한다. 그리고 북구에는 김천, 구미, 의성 등이 고향인 사람들이 많이 거주한다. 동구는 영천, 포항, 경주 태생들이 많이 거주한다.

이것은 어찌 보면 단순하다. 대구 같은 도시들이 도시화가 될 때 주변의 지역에서 사람들은 상경을 한다. 직장이 특별한 경우를 제외하고는 도시에서 부모님이나 고향친구들과 가까운 지역에 자리를 잡게 되고 자연스럽게 따라 상경하는 사람들도 먼저 올라온 선배에게 자문을 받아 주변에 집을 구하는 것이다. 사람들은 처음에 정착한 동네를 크게 벗어나려

[그림 13] 대구 일원

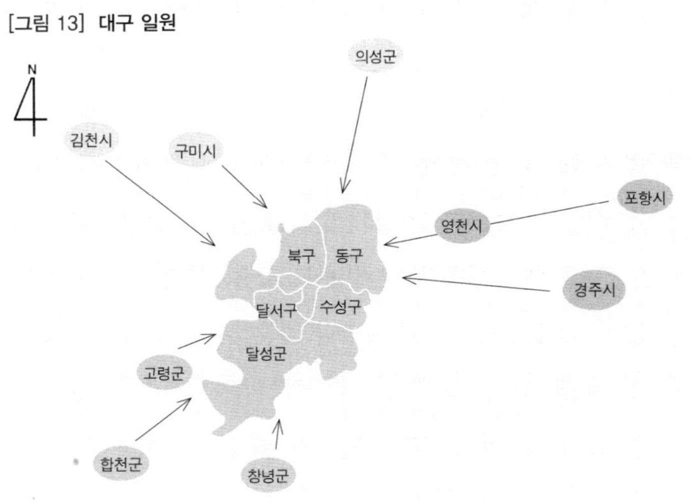

하지 않으며 친한 사람들을 모으려는 경향도 있다.

서울로 확장해서 적용해보면 경부고속도로가 가까운 분당, 동탄, 용인 등에는 경상도 사람들이 많이 살 것이고 서해안고속도로가 있는 안산, 시흥, 군포 등은 전라도 사람들의 분포가 경상도 사람보다 많을 것이다. 도시에 정착할 때 가장 영향을 미치는 것은 직장과의 거리인 것은 분명하지만 소수가 되기를 꺼리는 사람들의 습성으로 볼 때 비슷한 동향의 사람들과 모여 사는 것은 어찌 보면 자연스러운 결과이다. 다른 요소들을 제외하고 경상도가 고향인 사람이라면 굳이 분당에 살지 안산에 살 이유가 없는 것이다. 이러한 주거입지의 선택은 지리적인 고려 이외에도 심리적인 귀향본능으로 인해 사람들은 고향에 가까운 지역을 선호하게 된다.

부자의 좋은 점

치열한 사회생활을 하면서도 갑자기 어떤 때는 '내가 왜 이렇게 살고 있지' 하는 의구심이 들 때가 있다. '인생이란 것이 뭐 별것 없는데 이렇게 아등바등 거리며 하루하루를 살아갈까' 하는 생각도 든다. 특히 일본의 대지진 같은 엄청난 재앙이 순식간에 일어나 평온하고 행복하게 살던 사람들이 하루아침에 허무한 죽음을 맞이하는 장면들을 보다 보면 이런 생각을 더하게 된다. 베르나르 베르베르의 소설 『신』의 내용처럼 인간을 내려다보는 신이 정말로 존재하여 가끔씩 인간들을 시험하려고 불장난을 일으키고 대지를 흔들며 바람을 불어 폭풍을 만든다는 상상도 더해진다. 개인으로서의 자아실현이나 가정의 행복을 희생하며 회사에 충성하는 것은 과연 무엇 때문일까? 프로젝트를 수주하기 위해 무수한 밤을 새우며 성취한 성공이 과연 인생에 어떤 의미인가? 맛있는 음식을 먹다 보면 고향에 계신 부모님과 함께할 수 없다는 것은 가슴이 아프지 않은가? 위로받고 싶을 때 가까이에 거주하며 위로해줄 친구가 없다는 것이 슬프지 않은가? 일 때문에 아내와 자식을 맘 편히 볼 수 없다면 무슨 소용인가?

부자들은 이런 공간적인 거리의 한계를 경제력으로 극복한다. 부모님이 지방에 계시면 비행기를 타고 휙 날아갈 수도 있으며, 이런 시간을 내는 것이 곤란하다면 자신이 사는 집 근처에 거처를 마련해 드리거나 친구가 없어 불편해 하시면 좋은 시설이 갖추어진 곳에 모시기도 한다. 언제든지 만나 뵐 수 있는 가능한 거리 내에 모실 수 있으며, 언제든지 맛있는 음식을 사드리고 가끔씩 여행도 보내드릴 수 있다.

부모뿐만 아니라 형제자매들도 부자가 사는 근처로 모여든다. 부자는 이들을 위해 거처도 마련해 주고 일자리도 알아봐 준다. 현대사회에서는 진정으로 의지하고 살아갈 수 있는 유일한 사람이 혈육뿐이라는 것을 깨닫기 때문이다.

부자들은 친한 친구들도 삼삼오오 모으기 시작한다. 잘나가는 부자 친구가 있으면 사회에서 성공하기도 쉽다. 그래서 친구들이 부자들에게 모이기도 한다. 한 단지 내에 친한 친구나 형제와 함께 살고 있다면 얼마나 마음이 든든하겠는가? 그래서 사람들은 끼리끼리 모여 살기를 원한다.

하지만 사람들은 자신들의 수준에 맞는 사람들과 모여 살기를 원함에도 쉽사리 실현되지가 않는다. 왜냐하면 원하는 입지에 원하는 상품을 선택할 수는 있지만, 그렇다고 함께 살아갈 이웃을 선택할 수는 없기 때문이다. 그래서 부자들은 그들끼리 모여 살기를 더욱 원한다. 부자들만의 리그에서는 원하는 이웃은 아니지만 자신과 비슷한 환경의 이웃과는 함께 살 수 있으며, 기회가 되면 부모나 형제 그리고 친한 이웃을 하나둘씩 모으기 시작한다.

부자들과는 달리 중산층도 가족이 모여 살기 시작했다. 그러나 이유는 좀 다르다. 도시생활을 위해 결혼을 하고 맞벌이가 증가했기 때문이다. 아무래도 부모님이 근처에 혹은 형제자매가 근처에 있어야 평소에도, 급할 때도 아이들을 맘 놓고 맡길 수 있다. 이것 역시 현대의 자본주의가 만든 새로운 가족의 모습이다.

경 계 와   도 로 와   길

서울시는 대한민국정부수립 이후부터 '서울 입성의 억제'가 중요한 정책이었다. 이를 위한 대표적인 정책으로 그린벨트를 시행해 왔다. 그린벨트는 도심이 주변 지역으로 확장해 나가는 것을 막는 효과뿐 아니라, 막대한 돈이 도심 거주자로부터 도심의 지주들에게 흘러들어가게 하는 효과가 있다. 입지측면에서 일종의 물리적 진입장벽인 셈이다. 이를 해결하기 위해서는 단순하게 그린벨트를 풀어 버리면 되지만 정치적, 경제적, 환경적인 이유 등을 고려해보면 그리 쉬운 문제가 아니다.

서울 입성에 대한 불만을 완화하는 장치로 수도권 통합환승할인제도를 들 수 있다. 정책적으로 서울시, 경기도, 인천시, 철도사업자 간에 기본요금만 내고 거리에 따라 추가요금을 낼 수 있도록 연계하는 것이다. 이는 서울시내에 거주하지 않더라도 위성도시에 거주하는 불편함을 경제적으로 보완을 한 장치로서 서울 시내 거주의 집중을 조금이나 완화하는 데 기여를 하고 있다.

또 다른 것으로는 GTX(대심도 계획)가 있다. GTX도 서울, 경기, 인천권역을 묶는 훌륭한 도구이자 장치이다. 그러나 GTX는 좀 다른 개념을 지니고 있다. 물리적으로 묶어두었던 서울의 범위를 무너뜨릴 수 있는 기술이다. 화성에서 강남까지 18분이라는 진입시간은 화성의 토지비와 건물의 비용을 강남권에 근접하게 끌어올릴 수도 있다.

이것은 물리적인 거리의 개념을 와해시키는 새로운 시공간 장치로서 실질적으로 서울을 확대하는 것처럼 보이지만 서울을 약화시킬 수 있는 중요한 장치이며 우리나라 도시구조를 재편하는 계기가 될 것으로 판단된다. 비슷한 예로 미국이 철도를 설치함으로써 가장 혜택을 받은 사람은 미국 농부들이었다고 한다. 그들은 싼 땅을 찾아 이동한 후 대량 생산된 농산물을 철도를 이용해서 이송할 수 있었기 때문이다. 티베트는 하늘의 지붕으로 불릴 만큼 험준한 산들과 깎아지른 절벽과 계곡 등을 거쳐야만 한다. 하지만 티베트 주민들을 지켜주던 자연환경은 칭짱철도를 통해 중국에 급속히 동화되고 있다고 한다.

그리고 정말 파괴력 있는 일이 있다. 정부관련기관들이 2013년부터 세종시로 이전하기 시작했다. 이것은 서울시와 서울시민의 입장에서는 대단히 충격적이고 도전적인 발상이다. 새로운 중심공간의 탄생은 그동안 기득권의 토지 가치를 지켜주던 그린벨트를 무용지물로 만들어 버릴 수 있기 때문이다. 하지만 서울에는 세종시에 투자할 만큼의 경제력을 지닌 사람들이 많다. 이들은 과천을 통해서 정부부서가 이동하여 발생하는 부가 어느 정도인지 충분히 실감했기 때문에 적극적으로 세종시에 투자하고 있는 것이다.

도로

자동차의 사용이 보편화되면서 손쉽게 누구나 운전을 한다. 운전을 못한다는 것은 어느 정도의 사회생활을 포기하는 것이나 다름없다. 대중교통은 목적지의 근방에 도착할 수 있게 도와주지만 차로 이동하면 목적지에 직접 도착할 수 있어 시간을 단축하고 편의성을 높여준다.

도로는 마을과 마을, 도시와 도시를 연결한다. 도로는 사람과 물건을 빠르고 안전하게 실어 나른다. 농촌의 생산물이 도시로 보내어지고 학교나 직장 등을 가기 위한 사람들을 이동시킨다. 도로는 공간과 공간을 연결하기 위한 도구이며 원활한 이동성이 가장 중요한 목적이다.

반면에 우리나라의 일반적인 노로는 사람이 자유로이 건너다니기에는 무척 넓다. 도로가 공간을 연결하는 대신에 사람들의 흐름은 단절한다. 부동산 개발에서 '도로 하나 건너는 데 5년 걸린다'는 말처럼 도로는 물리적으로 심리적으로 공간을 분절한다. 우리는 도시를 걷다보면 도로 하나를 두고 전혀 다른 상권이 마주보고 있는 것을 종종 발견할 수 있다.

가로수 길은 2차선이다. 이곳에 차를 몰고 들어가기 전에는 심호흡을 한두 번 해야 한다. 조금만 가면 앞의 차가 서고 사람들이 내린다. 그리고 저 앞에서 한 무리가 우르르 타거나 기다리던 애인을 태운다고 깜박이를 켠다. 목적지를 찾기 위해 천천히 움직이거나 사람들을 구경한다고 느리게 간다. 하지만 빨리 가라고 빵빵거리는 것은 이곳에서는 예의가 아니다.

필요시에 도로에 차를 세우거나 잠시 주차할 수 있는 점은 상권활성화의 중요한 점이다. 만약 좀 더 활성화시키려는 욕심으로 이 거리를 보행자만을 위한 거리로 조성하면 활력이 떨어진다. 비슷한 흐름만 발생하기 때문에 단조로워질 가능성이 높다. 지루함은 활성화의 적이다. 도로에는 외제차들도 있고 멋쟁이들도 있고 맛장수도 있어서 붐벼야 된다. 이곳이 막힌다고 가로변의 상가들은 그대로 둔 채 차선을 왕복 10차선으로 넓힌다고 상상해보라. 지금의 느낌과 멋스러움이 나올 수 있을까? 걸어 다니는 즐거움이 있을까? 그런 즐거움을 느끼고 싶다면 강남역 사거리로 가면 된다. 사람들이 즐겨 찾으며 좋아하는 거리를 만들기 위해서는 도로의 차선을 줄여야 한다. 건축가 김수근은 '나쁜 길은 넓을수록 좋고, 좋은 길은 좁을수록 좋다'고 하지 않았던가?

고속도로는 도로 중에서 가장 무미건조하다. 오로지 물류의 신속한 이동을 위한 화물차들과 사람들의 빠른 이동을 위한 차들로 가득 차 있다. 이러한 이동의 가장 큰 즐거움은 휴게소에서 일어난다. 도로에서 적정한 거리를 두고 있는 휴게소는 안전을 위한 휴식과 배고픔을 달래주는 먹을거리, 배설 등의 기본적인 욕구들을 해결해준다. 내가 좋아하는 휴게소는 금강휴게소인데 강을 조망할 수 있는 화장실이 명품공간이다. 덕평휴게소 또한 최고의 휴게소이다. 먹고 마시고 배설하는 공간에 패션과 자연을 입혔다. 이 정도는 되어야 손님을 맞을 준비가 된 거다.

자유롭게 걸어 다닐 권리

가끔 주말에 가벼운 차림으로 모자를 눌러쓰고 도서관까지 자전거를 타고 간다. 시원한 바람과 사람들을 지나쳐 가면서 드는 생각은 계속 다니던 길이었는데 새삼 다르게 보인다는 점이다. 물론 바쁜 출퇴근 시간이어서 안 보였겠지만 자전거 도로가 인도에 꽤 많이 설치되어 있다. 물론 3m 정도 폭의 인도에다 자전거 도로를 얹어 놓았으니 그 기능이 제대로 될 리가 만무하다.

프로젝트를 수행하기 위해 한 달 정도 네덜란드에 머물렀던 적이 있다. 네덜란드는 자전거를 자동차처럼 취급한다. 보통 인도와 분리하여 자전거 도로가 별도로 있으며 헬멧은 의무이고 방향을 바꿀 때에도 항상 손으로 회전할 방향을 가리키며 운행한다. 일종의 깜빡이인 셈이다. 이런 기본적인 사실을 모르고 무작정 자전거 도로 위를 터벅터벅 걷다가 그들에게 경고를 받은 적도 있었다.

유럽의 국가들은 왜 자전거 사용 인구가 많을까? 그들이 우리보다 지구 환경을 훨씬 더 많이 걱정하는 민족이기 때문일까?

유럽의 도시들은 중세시대의 도시구조를 그대로 유지하고 있는 경우가 많다. 도로가 좁기 때문에 차량들이 빨리 달리기가 쉽지 않으며 반대로 보행자들은 쉽게 건너다닐 수 있다. 그들의 조상들이 물려준 문화적 유산을 세계인들에게 포장해서 팔기 위해 잘 유지하고 있는 것이다.

하지만 우리나라의 많은 도시들이 새롭게 만들어졌다. 그리고 내 집 앞의 좁은 골목길을 보존하기보다는 좀 더 넓은 도로를 만들었다. 국가와 도시의 최우선 목표는 경제적 성장이었기 때문이다. 이러다 보니 우리나라는 도심에서 자전거를 편안하게 탈 수 있는 도로는 거의 없으며 기껏해야 신도시에서 강을 끼고 자전거 도로를 만드는 편이었다. 최근에는 친환경이나 에너지 세이빙이 트렌드로 자리 잡으면서 자전거를 타고 다니는 사람들이 많아졌고 그들은 자전거 도로의 설치를 요구한다. 그러나 우리나라는 차량 중심의 도시구조를 갖고 있다 보니 자전거도 인도 위에 올리고 인도 위에다 형식적으로 포장만 다르게 하여 다니도록 했다. 두세 사람이 지나기에 적당한 인도에 자전거가 자유롭게 지나다닌다는 것은 현실적으로 어렵다. 나는 이런 도로를 지나다니고 있노라면 마구 화가 난다. 도대체 무슨 생각을 하면서 만들었을까? 이런 자전거 도로는 조금만 가노라면 온데간데없어져 버린다. 황당하다. 심지어는 나란한 건물의 한쪽 건물은 자전거 도로가 있고 그 옆의 건물에는 자전거 도로가 없다. 이렇게 연속성이 없는데 어떻게 자전거를 편안하게 타란 말인가? 자전거 도로는 끊임없이 연결되고 안전이 확보되어야 활성화된다는 것은 누구나 예상할 수 있지 않은가?

생각해보라. 자전거를 즐겁게 타는 사람들이 있는 장소의 대표적인 곳은 한강 고수부지나 양재천 등인 것을 볼 때 자전거 타는 사람과 보행자 간에 어느 정도 분리가 되어 있어야 활성화된다. 자전거 인구를 활성화 하겠다면 자전거도로의 연속성을 확보해야 하고 걷기도 좁은 인도 위에 무작정 올려놓을 생각을 하지 말아야 한다.

우리의 도시는 걸어 다닐 만한 길이 별로 없다. 인사동과 같은 길들도 차량의 출입을 통제하면 맘 놓고 걸으면서 즐기련만 욕망을 불태우는 상 업공간들의 물건을 공급하기 위해서인지 차량은 들락날락한다.

정말 우리의 도시는 걸어 다닐 만하지 못하다. 지하철역에서 집에까지 마을버스를 타지 않고 운동 삼아 걸을라치면 거치적거리는 것들이 무척 많음을 알고 깜짝 놀랄 것이다.

우선 공사현장이 우리를 가로막는다. 공사가림막도 제대로 안 해놓고 현장을 출입하는 차량에 물뿌리면서 피해를 준다. 더러워서 빙빙 돌아가 게 한다. 인도에는 도로를 위한 무분별한 표지판과 가로등이 있고 버스를 타기 위한 버스 정류장도 있다. 무료 일간지들을 담아두는 보관함, 우체 통, 분전함도 무섭게 서 있다. 차량의 진입을 막겠다고 인도에 볼라드도 여기저기 박아두고 지하철의 환기구들도 인도 위에 마구 솟아 있다. 인 도 옆의 공개공지에도 상가들이 자기 마당인 양 데크를 깔고 전용화하며, 노래방 앞의 커다란 바람인형과 상가의 입간판들이 인도에 뒹군다. 커피 전문점의 테이블, 의자, 파라솔, 화분도 거든다. 도로 위의 마감은 탈락이 되어 있고 튀어나온 가로수 보호시설과 맨홀뚜껑까지 보행을 방해한다. 쓰레기통, 공중전화, 소화전 도시의 거리를 걷다 보면 온통 보행을 막아 서는 것들이 한두 가지가 아님을 알게 된다.

만약 차도에 이런 시설물을 옮겨 놓는다고 상상해보라. 사고를 유발하는 이런 시설물들을 감히 어떻게 차도에 설치할 생각을 했느냐며 길길이 날뛸 것이다. 그런데 차량에 방해되는 것들을 보행자가 다니는 길에다 갖다 놓아도 되는가? 신호등, 가로등, 교통안내판 등의 기둥들이 인도에 마구 꼽혀 있다. 이들은 차량이 최대한 잘 보이도록 설치했지 인도 위의 보행자들의 통행에는 전혀 관심이 없다.

우리 도시에는 마음 놓고 걸을 만한 길이 없다. 사람들을 위한 길이 없다. 차가 사람보다 우선인 문화에서 우리가 건축을 논하고 문화를 논하는 것이 과연 가능한가? 일본은 건축적으로 도시적으로 우리보다 앞서 있다. 건물하나하나의 재료나 디테일뿐만 아니라 보행의 천국이다. 건물들이 지하는 물론이고 지상 2~3층의 브리지와 데크로 연결되어 자유롭게 이동할 수 있다.

도시의 공간구조를 가장 잘 이해하는 방법은 지상을 걸어 다니는 것이다. 나는 이런 행동을 '동네 한바퀴'라고 하는데 계획 없이 발길 닿는 데로 도시의 골목을 이리저리 표류해보는 일이다. 도시에 대한 탐닉을 채워주는 건강한 방법으로 도시를 이해하는 데 이보다 더 좋은 것은 없다. 직장인들은 점심 식사 후에 '동네 한바퀴'를 하면 좋다. 자신의 회사를 중심으로 30분 이내에 갔다올 수 있는 반경 내의 공간이 엄청 많음에 놀랄 것이다. 삼성동 아셈타워에 근무할 때는 코엑스 몰링을 '동네 한바퀴' 대신 하면서 상가를 배우기도 했다.

낙엽의 가로수 길을 따라 걸어보지 않고 그 길의 느낌을 제대로 알 수 없다. 덕수궁 돌담길을 차로 지나가는 것은 무슨 감정이 생기겠는가? 나는 남산의 소월로를 운전할 때마다 이런 생각을 한다. '이렇게 도시를 내려다볼 수 있는 멋진 공간에 사람들이 자유롭게 다닐 수 있는 길이 있다면 도시가 주는 최고의 선물일 텐데.'

도시의 멋진 광경을 맛볼 수 있는 좋은 길을 많이 만들어야 한다. 그래야 아름다운 그림들을 모두가 공유할 수 있고 도시가 건강해지는 것이다.

길

초등학교 아들 둘과 동네 뒷산에 자주 간다. 에너지 넘치는 사내아이들은 걸어 다니는 시간만큼 뛰어다닌다. 그러다 그들은 자신들이 다룰 수 있는 정도의 나무막대기를 발견하면 너무 좋아한다. 작대기로 풀을 잘라내기도 하고 서로 칼싸움도 하고 지팡이로도 쓰며 창으로도 사용한다. 심지어는 집에 가져오려고 떼쓴다. 이들의 모습을 보면서 사내아이들의 유전자에는 분명히 사냥하던 남자의 습성을 발견한다.

자연휴양림이나 올레길을 걷다 보면 의외로 맨발로 흙을 밟고 다니는 사람들을 볼 수 있다. 사실 그 사람들의 한 손에 한 켤레의 신발을 들고 가는 모습들에서 너무나 여유로움을 느끼기도 한다. 그러고 보면 사람들이 흙을 밟고 다니는 것은 자연스런 습성이다. 이것 역시 오래전부터 우리가 해왔던 생활의 습관이 고스란히 남아 있는 것이다. 도시화가 되어 바쁘게 살아가고 있지만 우리의 몸에는 자연으로 돌아가려는 습성이 남아 있다.

최근 들어 사람들이 걸을 만한 많은 길들이 생기고 있다. 사람들은 걷고 싶은 길, 재미나는 길을 찾는다. 사람들은 사람이 지배하는 길을 그리워한다. 차량이 지배하던 길을 버리고 사람이 지배하는 길을 찾고 있다. 좋은 도시가 되려면 사람들이 걷고 싶은 길들이 많아져야 한다. 제주 올레길처럼 자연과 벗 삼은 길이어도 좋지만 성곽 둘레길과 같이 언제든지 도시에서 걸을 수 있는 길도 좋다. 그리고 청담동 명품거리, 신사동 가로수길, 디자인 명품거리 동대문, 이태원 꼼데가르송 길 등 특색 있는 거리들이 많이 생겨나는 것이 도시가 풍요로워지고 사람들이 행복해지는 지름길이 될 것이다.

서울 성곽길은 북악산, 인왕산, 남산, 낙산으로 이어지는 서울성곽 둘레를 걸으며 그 안에 깃든 역사와 문화, 생태를 느낄 수 있는 도심 속 코스이다. 춘천실레마을길은 소설가 김유정의 문학세계와 연계하여 소설의 배경이 되었던 곳으로 경춘선의 김유정역에서 그 출발점이 있다. 최근의 길은 생태관광, 걷기문화, 느림의 미학, 자연과 만남, 도심의 탈출 등 이런 단어들과 연상되어 떠오른다. 제주도 올레길에서 시작된 열풍의 근원은 자연스럽게 자연과 함께하는 걷기에 있다. 한국인에게는 자연과의 편안한 대화를 하면서 걸을 수 있는 안전한 공간이 필요했다. 비록 도심에서 항상 바쁘게 살고 있지만 조용하고 안전하며 무언가를 생각할 수 있는 건강한 길을 찾고 있었던 것이다. 이것은 반대로 우리의 도심에는 이런 공간이 별로 없다는 뜻이기도 하다. 항상 사람보다 도로를 우선하고 속도의 전쟁을 펼치는 삶에서의 탈출을 그리워했다. 우리 도시민들은 속도가 가중될수록 더욱더 느리고 조용하고 상념에 빠질 수 있는 자유를 갈망해온 것이다.

독일 프라이부르크시의 보봉(Vauban)에서는 보행자들은 길을 모두 차지할 수 있다. 이곳에는 주차공간이 없고 길 전체가 아이들 놀이터다. 특별한 용건이 있지 않은 한 차량 출입을 원칙적으로 금지한다. 집 앞이 모두 놀이터인 만큼 보봉은 아이들을 안전하게 키우기에 적합한 곳이다. 진정한 공동체 문화가 형성될 수 있다. 이들의 삶은 속도와 풍요를 포기했지만 잃어버린 인간 본연의 삶을 되찾고자 하는 사람들이 모여 있다.

올레길을 시작으로 한 우리나라 사람들의 모습이 보봉의 철학과 어느 정도 닮지 않았는가? 어린아이들이 마음 놓고 뛰어다는 자연과 함께하는 느림이 있는 단지를 계획하면 어떠할까? 지나친 물질적인 풍요에서 탈출하여 편안하고 안정적인 마을, 자유롭게 아이들이 뛰어놀 수 있는 주거환경을 한국 엄마들도 기다리고 있다.

요소부존이론

경제학에서 다루는 '요소부존이론'은 천연자원이 풍부한 나라가 그렇지 못한 나라에 비해 경제적으로 유리한 위치에 설 수 있다고 한다. 하지만 아프리카의 대부분은 풍부한 금속을 매장하고 있음에도 경제적으로 빈곤을 면치 못하고 있다. 아라비아 반도 주변에는 석유가 넘쳐나지만 세계 금융권을 이끌어 가는 이스라엘에게만은 한 방울의 기름도 나지 않는다. 바위덩어리인 홍콩이나 지면이 해수면보다 75%가 낮은 네덜란드도 불리한 지형적 여건을 극복한 세계의 모범적인 국가이다. 또한 우리나라도 이론에 따르면 노동집약산업 위주로 경제가 발전해야 했음에도 우리는 철강, 조선, 자동차, 반도체 등의 산업들이 세계를 이끌어 가고 있다.

왜 이런 일이 발생하는 것일까?

토드 부크홀츠의 『죽은 경제학자의 살아 있는 아이디어』에서 가장 중요하게 여긴 것은 태도이다. 지리적 위치보다 정신 상태, 국민의 창조적 정신이 중요하다고 그는 주장하고 있다. 천연자원이 풍부하게 매장되어 있는 나라보다는 자원은 부족하더라도 뛰어난 창의적 태도를 지닌 나라가 개발경쟁에서 앞서 나가는 것이 현대 사회의 모습이다.

지금까지 첫째도, 둘째도, 셋째도 중요한 것은 입지라고 강조했다. 인문적(행정적, 경제적, 문화적, 심리적) 위치가 변하면서 부동산의 가치가 변할 수는 있으나 사람의 힘으로는 대지의 물리적 위치를 변화시킬 수 없는 점도 설명했다. 또한 입지는 도시나 지역의 이미지를 상징하면서 사회적으로 여러 가지 의미를 담고 있다.

다음 장인 가격으로 가기 전에 한 가지 분명히 짚고 넘어가야 할 것이 있다. 좋은 입지의 선택은 성공적인 부동산 개발 프로젝트의 첫걸음이며 훌륭한 입지만으로 프로젝트를 성공할 수 있다. 하지만 건축 프로젝트에 참여하고 있는 사람들이 간과해서는 안 되는 것은 훌륭한 입지가 프로젝트의 성공을 보장하는 것은 아니다. 훌륭한 입지는 요소부존이론에서 풍부한 자원에 해당할 뿐이다. 부동산 프로젝트에서 입지가 차지하는 비중이 높은 것은 사실이지만 다른 요소인 가격, 디자인, 브랜드 들보다 항상 우선하지 않는다는 점을 확실히 알고 있어야 한다. 대표적인 예가 용인 수지 '동천 래미안'이다. 불리한 입지임에도 디자인과 브랜드로 훌륭한 주거공간을 창출하지 않았는가?

다시 말하지만 성공적인 프로젝트를 만드는 요소로 입지는 매우 중요하다. 하지만 가격이나 디자인 그리고 브랜드를 잘 이용하면 입지의 한계를 충분히 극복할 수도 있다. 창의력과 열정이 넘치는 건축가, 디벨로퍼, 마케터에 의해 입지를 극복하고 대단한 건물로 탄생하는 경우도 많음을 분명히 기억하기 바란다.

● 서울디자인자산 51선

구 분	내 용
전통건축	경복궁, 창덕궁, 덕수궁, 경희궁, 후원, 서울성곽, 숭례문, 흥인지문, 북촌한옥마을
근현대건축	한강, 청계천, 선유도공원, 독립문, 탑골공원, 서울역사, 명동성당, 88 서울올림픽 메인스타디움, 2002 서울월드컵경기장, 평화의 문과 올림픽공원, 월드컵공원
거 리	광화문과 광장, 인사동, 명동, 이태원, 대학로, 홍대앞
공예 · 의상	한양 목가구, 관복과 흉배, 활옷, 매듭, 보자기–궁보와 민보, 궁중음식
시각 · 그래픽	수선전도, 동궐도, 정조대왕 원행반차도, 겸재의 한양진경, 민화, 훈민정음
서울아이콘 · 상징	N서울타워, 해치, 소나무, 은행나무, 호랑이
콘 텐 츠	종묘 · 제례, 사직단, 예술의전당, 국립중앙박물관, 수문장교대식, 서울설화, 보신각, 남산봉수대

※ 서울시 보도자료, '서울디자인자산 51선 선정으로 서울의 디자인 가치 재발견'(2009.7.5)

가격(Price)

모든 선택에는 대가가 있다. 세상에 공짜 점심은 없다고 한다. 무엇인가를 얻으려면 다른 무엇인가
를 포기해야 한다. 따라서 선택의 대가는 그것을 얻기 위해 포기한 그 무엇이다.
_그레고리 멘큐의 『멘큐의 경제학』 중에서

가격은 물건이 지닌 가치를 화폐로 나타낸 것으로서 사회의 법률이나 규범에 의해 소유와 교환이 허용되는 모든 것에 대해서 가격이 존재한다. 이 장에서는 경제학에서 다루는 것처럼 폭넓게 가격에 대해서 다룰 수는 없으나 건축과 관련된 손익계산이나 분양가 등을 위주로 가격의 속성과 사람들의 심리를 살펴보고자 한다.

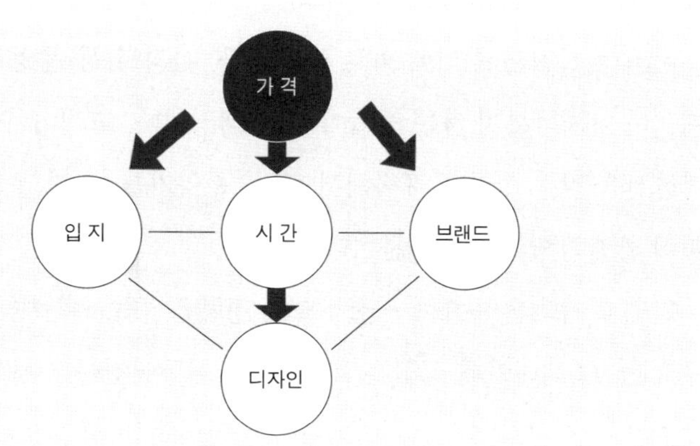

가 격 이 란 ?

자본주의 경제에서 사람들이 의사결정을 내리는 가장 확실한 잣대는 가격이다. 가격은 명확하게 숫자로 표현되기 때문에 좋고 나쁨이 분명하다. 이전부터 갖고 싶었던 상품이라 할지라도 지불할 수 있는 범위를 넘어서는 경우에는 구매를 포기하거나 대체 상품을 구매하며 품질이 비슷할 때는 가격이 낮은 쪽을 선택한다. 반대로 상품에 대한 정보가 부족할 경우에는 가격이 높을수록 품질이 좋다는 인식을 하기도 한다.

또한 가격은 일종의 제로섬 게임이다. 수요자의 손실이 곧 공급자의 이득인 것이다. 그래서 서로 더 유리한 위치를 차지하기 위해 노력한다. 공급자의 경우에는 이윤이 얼마인지가 가장 중요한 판단의 기준으로 이윤이 나지 않는 사업을 하는 기업가는 없다고 보아야 한다. 사업을 지속적으로 끌고 가기 위해서는 정확한 현금흐름을 파악하고 부족한 자금을 제때에 충당하는 것이 사업을 운영하는 기본이며 핵심이다. 부동산 개발 프로젝트를 진행함에 있어서도 수익성을 근간으로 사업을 판단하는 것은 가장 일반화된 방법이며, 사업 수지표상에 +표시되어 있는 숫자의 유혹을 이기기 힘든 이유도 자본주의에서 어찌 보면 당연한 일이기도 하다.

이처럼 가격은 수익에 바로 직결된다. 아파트 등 분양사업을 하는 주체들이 마지막까지 하는 작업이 가격 책정이다. 고객이 수용하는 가격의 상한선을 찾는 작업을 계속해서 한다. 분양가를 1%만 올려도 사업의 수익이 확연히 달라지기 때문이다.

그리고 가격은 수요에 직접적으로 영향을 주는 가장 중요한 요인이다. 수요는 300세대인데 공급은 100세대만 이루어진다고 하면 가격을 올려 수요를 감소시킬 수 있다. 500세대를 분양하는 사업장에서 10,000명이 청약을 신청했다면 가격적인 측면만 놓고 볼 때 분양가 책정이 잘못된 것으로 볼 수 있다. 분양가를 1%만 더 올렸더라도 수요를 감당할 수 있었으며 이런 사업장은 분양가를 책정한 임원이 문책 당하기도 한다.

또한 가격은 입지, 디자인, 브랜드, 시간의 속성과는 반대로 언제든지 바꿀 수 있다. 가격을 변경할 수 있는 사람들끼리 잠시 모여 회의하고 의사결정을 한 후 바로 실행할 수 있는 장점이 있다. 기업이 주관적으로 결정할 수 있는 핵심 전략 변수이다. 그러나 이런 이유로 인해 가격은 모방이 쉽다. 진입장벽도 없고 특허도 없다.

입주 마케팅

2008년 국제금융위기 이후 부동산 시장은 불황이 계속되고 있다. 부동산 불패신화에 동참했던 투자자 중에는 자신이 분양받은 아파트의 입주기간이 지났음에도 입주를 못 하는 고객들이 많았다. 이들의 상당수는 자신의 자본으로 계약금 10%만 걸어두고 금융권의 중도금 대출 60% 받아 아파트를 끌고 오다가 준공시점에서 잔금 30%를 마련할 길이 난감한 경우들이 대부분이었다.

예를 들어 부동산 가격이 10% 떨어졌다고 하자. 내가 살고 있는 집을 팔아서라도 새로운 아파트에 입주를 해야 할 시점이 되었다. 준공 때 치를 잔금을 마련하기 위해 지금 살고 있는 집을 내놓아야 할 것이다. 이전에 거래되었던 시세보다 10% 혹은 10%보다 조금 더 낮추어야 시장에서 매매가 가능하다. 이렇게 마련한 자금으로 잔금을 치르고 일정 금액은 중도금을 상환해야 한다. 문제는 입주할 아파트 역시 분양받을 당시보다 10%나 떨어져 있다는 사실이다. 단순하게 생각해보아도 20% 이상의 손실을 보는 것으로 물가상승률과 이자비용 등을 고려하면 입주민이 상대적으로 느끼는 손실은 그보다 훨씬 클 것이다. 심리학의 손실회피이론에서는 똑같은 액수라도 이익의 기쁨보다 손실의 고통이 두 배나 크다고 하지 않았던가?

이성을 잃은 입주민들은 자신이 선택한 아파트의 나쁜 점을 찾기 시작한다. 분양 당시에 홍보했던 지하철역이나 도로의 개통, 주변의 개발계획 등의 실행여부를 따져 자신이 입은 손실을 보상 받으려고 한다. 이런 행동의 배경에는 입주할 무렵 이런 호재들로 인해 자신의 아파트의 가격이 상승할 것이라는 믿음도 깔려 있었기 때문이다. 사업주나 건설사의 입장에서는 이런 고객들이 입주를 하지 않게 되면 개인에게 등기가 넘어가지 않게 되고 중도금에 대한 이자를 계속해서 내는 것이 부담스럽다. 물론 이런 연체료는 결국에 입주민이 모두 책임져야 하지만 이성을 잃은 입주예정자들이 많은 경우에는 그리 쉬운 문제가 아니다. 입주민들은 분양 당시의 장밋빛 약속을 지킬 것을 촉구하며 가격할인 등을 요구한다. 그리고 협상이 되지 않으면 중도금이나 잔금거부의 단체 행동은 물론이고 소송을 진행하게 된다. 사업주체도 자신들과는 상관없는 개발계획 등에 대해서 입주민들에게 설득도 하면서 한편으로 가압류 등으로 강하게 대처한다.

입주를 위한 마케팅 활동들을 지켜보면서 내린 결론은 주택의 가치를 결정하는 가장 중요한 요소는 가격이라는 점이다. 만약 투자한 아파트의 가격이 두 배 오른다면 지하주차장이 물이 조금 새도 상관없다. 주변에 하수종말처리장 같은 혐오시설이 있어도 괜찮다. 시공의 하자나 주변시설의 개발이 조금 더디어도 너그러워진다. 하지만 집값이 단 5%라도 떨어지면 악몽이다. 조그만 시공 하자도 찾아내서 크게 부풀리고 분양 당시의 광고를 이 잡듯이 찾아내어 과대광고로 손해배상을 청구하며, 필요시에는 집단행동도 불사한다. 이런 행동의 표면적인 주장은 사업주체의 약속불이행에 대한 보상을 받아내기 위한 것이지만, 근본적인 이유는 집값이 떨어져서이다. 이와 같이 입주민들은 아파트의 가격이 불공정하다고 판단되면 사업주나 건설사에게 격분하며 응징을 결심한다. 따라서 부동산 시장이 불황일 때 가격정책은 매우 조심스럽게 접근해야 한다.

사회심리학자 엘리엇 에론슨(Elliot Aronson) 연구

사람들에게 에너지 절약을 위해 자신의 집에 단열재를 설치하고 수백 달러를 지출하는 데 대한 의견을 물었다. 그들은 주택 소유자들을 두 집단으로 나눈 다음 에너지 전문가에게 각 집의 현재 에너지 효율 및 단열재를 시공한 뒤의 효율을 측정하게 했다. 그러고 나서 한 집단에는 단열재를 시공하면 매년 난방비를 얼마나 절약할 수 있는지 품목별로 상세하게 정리한 자료를 보여줬다. 그리고 다른 집단에는 그들이 에너지 효율 면에서 현재 얼마나 많은 돈을 낭비하고 있는지 알려주었다. 그 결과는 어떠했을까? '손실'을 중심으로 정보를 얻은 두 번째 집단이 '이득'에 대한 설명을 들은 첫 번째 집단보다 단열재 설치를 위해 두 배나 많은 돈을 투자하겠다고 응답했다.

_『심리학이 경제학을 만나다』, 야마모토 미토시, 토네이도.

집값이 떨어졌다면서 입주민들이 손해보상을 요구하는 기사를 자주 접하게 된다. '얼마나 속이 상하면 저럴까?' 하는 생각으로 잠시 고통을 공감한다. 그러던 중, 만약에 '집값이 올랐다면 입주민들은 어떻게 할 것인가?' 하는 상상을 해본다. 집값이 오른 만큼 사업주나 건설사에게 고맙

다고 돌려줄까? 이미 완료된 계약에서 투자의 결과에 책임을 지는 것은 자본주의 사회에서 당연한 것 아닌가?

고객이 가격에 대해 느끼는 가장 큰 불만 두 가지는 프로모션 바로 직전에 상품을 구매하는 불만(잘못된 시기에 이루어진 구매)과 끊임없이 판매 가격을 변경하는 데 있다. 아파트를 분양함에 있어서도 분양가 인하 직전에 구매하였거나 지속적으로 가격 정책을 변경하거나 분양혜택을 달리 해서 차별을 받았다고 느끼는 사람들의 민원이 가장 심각한 것은 이 때문이다.

2008년 글로벌 금융위기는 우리나라 국민들의 부동산 시장에 대한 패러다임이 완전히 바꾸어 놓았다. 고령화와 1~2인 가구의 증가, 낮은 출산율 등의 급격한 인구 구조의 변화와 함께 부동산 가격은 무조건 오를 것이라는 믿음과 주택 소유에 대한 당위성을 무너뜨렸다.

글로벌 금융위기 이전에 분양한 아파트의 입주민들과 시공사, 시행사 간에 분쟁과 소송이 어느 정도 정리되어야 우리나라 주택가격의 상승을 기대해 볼 수 있지 않을까?

불안전 경쟁시장

시장은 경쟁의 형태에 따라 완전경쟁시장, 독점적 경쟁시장, 과점시장, 독점시장으로 분류할 수 있다. 완전경쟁시장은 다수의 기업이 동질 상품을 가지고 진입과 퇴출이 자유로운 시장으로 현실에는 거의 없는 이론상 존재하는 시장이다. 독점시장은 해당 제품의 유일한 공급자만 있으며 밀접한 대체재가 없다. 독점적 경쟁시장은 유사하지만 똑같지는 않은 상품을 공급하는 수많은 공급자로 이루어진 시장이다. 과점시장은 유사하거나 똑같은 상품을 공급하는 소수의 공급자로 이루어진 시장을 말한다.

이 4가지 시장 중에서 건축 설계, 건설, 부동산 산업은 어디에 속할까?

우리 주변에서 가장 많이 볼 수 있는 음식점, 병원, 미용실, 서점 등과 같이 독점적 경쟁시장에 해당한다. 독점적 경쟁시장은 완전경쟁과 독점의 속성을 동시에 지니고 있는 시장구조로서, 한 시장 내에 다수의 생산자가 존재하며 시장의 진입과 퇴거가 비교적 자유롭다. 공급자는 ‘상품 차별화’를 통해 자신의 단골 고객을 확보하고 다소 높은 가격을 요구하는 가격 설정자의 역할을 담당한다.

광고, 품질, 디자인을 비롯한 비가격 경쟁에 주력도 할 수 있다. 생산자는 ‘상품 차별화’를 통해서 소비자에게 다소 높은 가격을 요구하여 가격 수준을 높일 수 있는 것이다. 소비자는 자신만의 차별화된 선호를 추구하려는 욕구도 있기 때문에 소비자의 다양한 개성이나 기호를 충족시켜주는 점에서는 분명히 긍정적이다.

하지만 광고나 디자인 등의 비용을 소비자 가격에 포함시켜 소비자에게 높은 가격을 요구하는 나쁜 영향도 있을 수 있다. 특히 아파트라는 상품은 경쟁상품과 비교해서 특별히 차별화할 수 없는 근본적인 속성(위로 쌓아 올리고 옆으로 붙여서 한 동의 건물을 만듦)을 지니고 있기 때문에 건설사나 사업주는 과장 광고나 거짓 광고의 유혹을 뿌리치기 힘든 것이다.

아파트는 공급자의 입장에서 파는 상품으로 더욱더 세련되게 포장을 해서 비싸게 받아야 한다. 사용자의 건강을 위해 친환경이라는 녹색을 칠하고 새로운 컨셉이나 광고를 통해 사용자의 욕구를 흔들기도 하며, 멋진 디자인과 브랜드로 욕망을 자극하려 한다. 사용자는 이러한 활동의 반대편에서 자신들의 집단을 강화하고 정보를 교환하면서 좀 더 편리하고 차별화되는 상품을 사려고 노력하는 것이다.

농민들은 토지에서 농사를 지어 우리가 먹고살 수 있게 한다. 그들은 날씨, 온도, 습도, 바람, 강우, 비료 등을 고려하여 토지 생산성을 높이려고 노력한다. 이것은 바람직한 농부의 모습이다.

도시에 토지를 소유한 건축주는 자신의 소유한 땅을 개발하여 수익을 창출하고 관련자들에게 임금이나 이자를 지급한다. 농부와 마찬가지로 건축주가 땅이 가진 용적을 모두 찾아 개발하고자 하는 것 역시 토지 생산성을 높이는 인간의 자연스러운 모습이다. 이 두 가지 모두 경제학적으로 아주 당연하며 건전하다. 그런데 가끔씩 이러한 행동을 하는 도시의 건축주는 비난을 받는 경우가 있다. 왜 동일한 활동에 대한 인간의 행위가 다르게 평가받을까?

도시의 토지에 들어서는 건물은 어느 정도의 공공성을 지니고 있다. 법이 허용하는 용적률 이내에서 건물이 지어지더라도 이로 인해 주변의 사람과 환경(일조, 통풍, 조망)에 영향을 미치기 때문이다. 하루아침에 탁 트인 조망을 빼앗아 가는 경우도 있으며, 반대로 주변의 상권이 살아나고 사람들이 왕래가 늘어나서 통행이 활성화되는 경우도 있다. 특히 도심의 밀집지역에 들어서는 건물은 잔잔한 호수에 떨어진 물방울이 퍼져가는 동심원처럼 주변에 영향을 미치게 되는 것이다.

어떤 프로젝트에 참여했을 때의 이야기이다.

택지개발지구의 일반상업용지로서 상업과 업무시설로 용도를 구성하여 건축심의를 접수했다. 심의위원회에서는 도시의 경관을 좋게 하기 위해 한 동인 건물을 분절하도록 권장하였다. 만약에 의견을 수용한다면 계획안이 상당히 바뀔 뿐만 아니라 용적률이 30% 정도 낮아져 770%로 조정되어야 했다.

부동산 개발사업이 처음이던 사업주는 단호하게 "수용할 수 없다"고 했다. 토지를 계약할 때 용적률을 800%까지 허용해놓고 용적률을 낮추라는 것은 말이 안 된다는 것이다.

화가 난 사업주는 나에게 질문했다. "용적률 800%로 하면 법적으로 문제 있나?" 내가 대답했다. "아닙니다." 사업주는 "그렇다면 시청에 가서 공무원과 싸워라. 몇 달이고 기다리겠다."

내가 사업주의 이해를 돕기 위해 "규모가 크고 중요한 건물들은 도시경관측면에서 규제를 하는 것은 공공의 이익을 위함이며 우리 프로젝트와 같은 대형 건물에게 이런 역할을 요구하는 것은 일반적입니다. 따라서 공무원의 행동이 꼭 잘못된 것은 아닙니다"라고 했더니 사업주는 더욱 언짢다. 자신의 프로젝트를 잘 관리해주길 바랐는데 공무원의 편을 드니 내심 마땅치 않은 것이다.

개인의 토지에 지어지는 건물은 분명히 사유재산이다. 그럼에도 불구하고 국가나 사회는 건축에게 공공성을 요구한다. 건축은 역사와 문화 그리고 시대정신을 담고 있는 그릇이기 때문이다.

주택 가격이 비싼 것은 전혀 문제가 없다

경제학에서는 커피 값 자체가 비싼 것은 전혀 문제가 없다고 본다. 그 이유는 원두(원자재) 이외에 다른 행위들이 포함되어 있기 때문이다. 또한 에르메스 가방이 1000만 원 이상 하는 데에는 물건을 담기 위한 기능 이외에 우아함, 품격, 자부심, 부러움 등의 가치가 가격에 포함되어 있기 때문이다.

고급주택도 역시 마찬가지이다. 타워팰리스가 주택으로서 사용성에 불편을 야기하더라도 이곳에 살고자 하는 사람들의 욕구에 맞춰 고가를 형성하는 것 역시 경제학적으로 전혀 문제없다. 주택으로서의 기능 이외에 다른 욕망들이 포함된 가격이기 때문이다.

하지만 주택은 커피나 명품가방 같은 소비재와는 차원이 다르다. 주택의 가격은 개인이나 사회 혹은 국가 전체에 미치는 영향이 크며, 개인적인 삶의 질에도 중요한 영향을 준다. 따라서 국가는 주택의 공급이나 가격을 어느 정도 통제하고 싶어 하며 분양가 상한제나 취득세, 양도세와 같은 세금정책, 고급주택의 기준 등을 정하여 계층 간의 불균형이 극대화되거나 주택 가격의 심한 변동을 막고자 한다.

분양가 상한제는 주택가격의 상한을 제한하는 것으로서 단기적으로는 주택가격의 상승을 제한할 수 있으나 장기적으로는 공급이 위축되어 수요와 공급 간의 불일치로 주택 가격이 상승하는 역설이 전개되기도 한다. 지방세법 시행령(2013.4.24)에 정의된 고급주택의 기준에는 여러 가지가 있으나 공동주택에서는 245㎡(약 74평) 이하로 전용면적을 규제하고 있다. 이것은 무분별하게 주택의 면적이 커지는 것을 제한하는 좋은 제도이기는 하나 주택시장의 자율성을 훼손할 수 있다. 실질적으로 큰 주택이 필요하거나 이것을 유지할 수 있는 자본력을 가진 사람들의 수요를 억누르고 공급을 제한한다. 이런 수요자들은 자신들의 욕구를 충족시키기 위해 2개의 주택을 터서 하나로 쓰는 등의 다른 방법을 찾기도 한다.

강남이 비싼 이유

도시는 편리함과 안전함을 제공한다. 도시는 다양성이 존재하며 새로운 에너지를 뿜어낸다. 도시에서는 배울 것이 많고 비즈니스 기회가 높기 때문에 도시는 가능성이다. 지방에 사는 사람들은 자신들의 집값과 비교해서 강남구의 집값은 말도 안 된다며 손사래를 친다. 하지만 체스판 이론에서 보았듯이 부가 있는 집단은 자연스럽게 모여 살게 되며 점점 세력화하여 자신들의 환경을 더 낫게 한다. 좋은 이웃은 자신들의 자식들을 더 잘 성장하게 하는 원동력이라는 점을 알고 있기도 하다.

또한 강남에는 개발 가능한 대지들이 많지 않다. 토지비가 워낙 올라 있고 도시의 밀도가 높다. 부동산 가격이 오른다고 공급량을 마음대로 늘릴 수도 없다. 그리고 강남의 주택들을 대신할 수 있는 상품도 마땅치 않다. 핫도그를 구매하기 싫은 소비자는 대신 햄버거를 사먹으면 되는데 대치동의 학원가나 청담동의 트렌디함을 대신할 만한 상품이 없는 것이다. 수요곡선이 상대적으로 비탄력적으로 가격을 올려도 수요 변화가 적다. 강남의 주택은 내일 당장 지어 팔 수가 없기 때문이다.

넓은 평형이 비싼 이유

일반적으로 분양되는 주택은 30평형보다 40평형의 평당 분양가가 높다. 사람들은 비싼 이유를 내부 마감재나 주방가구, 가전기기의 사양이 더 높기 때문이라고 생각한다. 물론 상품을 구성할 때 40평형의 수준을 30평보다 높게 계획한다. 그러나 실제로는 소형평형의 평당 공사비가 대형평형보다 더 비싸다. 단위면적당 투입되는 공사비가 30평형이 더 높다고 보면 된다. (매입부가세 등도 고려해야 한다.)

하지만 평당 분양가는 대형평형으로 갈수록 비싸지는 경향이 있다. 앞의 내용이 사실이라면 40평형의 평당분양가는 더욱 낮아지고 30평형의 평당분양가는 더욱 올라가야 하는 것이 합리적이지 않을까? 최근에 대형평형이 분양이 안 되는 것과 상관이 있을까? 왜 마케터들은 대형평형의 평당 단가를 더욱 비싸게 책정한 것일까?

사실 마케터들은 30평형이나 40평형의 실제 공사비를 잘 모른다. 투입된 원가에 비례해서 가격을 책정하는 것은 누구나 할 수 있는 일이기 때문에 의도적으로 관심을 가지지 않는 것일 수도 있다. 어찌되었든 마케터는 분양 가격을 책정할 때 실제 공사비를 고려하지 않는다. 즉 공사비가 올라갈수록 분양 가격이 올라갈 수도 있고 그렇지 않을 수도 있다는 점이다.

심리학에서 사용하는 용어로 변별력이 있다. 가벼운 물건을 든 상태에서는 조금만 무게를 늘려도 쉽게 차이를 알아차리지만 무거운 물건을 든 상태에서는 어느 정도 무게를 늘리지 않으면 차이를 느끼지 못하는 현상을 일컫는다. 눈치가 빠른 독자들은 벌써 감이 올 것이다. 마케터들은 기본적으로 변별력의 원리를 이용한다. 상대적으로 가격대가 높은 40평형에 가격을 조금 더 늘린다고 해도 그 차이를 잘 느끼지 못한다는 점을 이용하고 있는 것이다. 이러한 변별력은 소비자를 자연스럽게 구분하는 효과도 있다. 30평형을 구매하는 소비자들은 40평형의 소비자들보다 훨씬 가격에 민감하게 반응하기 때문에 30평형을 좀 더 가볍게 가격을 책정하는 것이다.

또한 부동산 시장의 움직임에 따라 가격 책정은 변화한다. 부동산 시장이 호황일 때는 40평형의 투자수익이 30평형보다 클 것이다. 자연스럽게 수요가 증가하고 가격을 높게 책정할 수 있다. 반대로 부동산 시장이 불황이면 사람들은 안전한 투자를 하려는 경향이 있어 30평형에 수요가 몰린다. 이런 경우에는 30평형의 가격을 올리고 40평형의 가격을 내려 그 간격을 좁히려고 한다. 나중에 30평형의 수요를 40평형으로 밀어 올릴 수가 있기 때문이다.

부부가 공무원인 친구네가 세종시 첫마을 특별 분양을 받아야 하는지를 내게 물어본 적이 있다. 그때 무조건 받으라고 대답했다. 그 이유는 3.3㎡당 600만 원대의 아파트가 서울 시내에 공급된다고 상상해보면 간단했다. 주변시세보다 20~30% 가량 싸기 때문에 충분히 리스크를 감당할 수 있고 시세 차익까지도 노릴 수 있기 때문이다. 분당 등 신도시들의 시범마을을 떠올려 보면 이해가 더욱 쉬웠다.

세종시 첫마을 퍼스트프라임 분양가를 살펴보면 A1블록의 3.3㎡당 평균 분양가는 전용 59㎡ 618만 원, 84㎡ 639만 원이다.* 그런데 1년이 조금 지난 후에 분양된 아파트(휴플러스)는 59㎡가 760만 원, 84㎡가 751만 원이다.** 어떤 차이가 보이는가? 1년 사이에 평당 100만 원이 넘게 올라 주변의 시세와 비슷해졌다.(그동안 주변의 시세도 조금씩 올랐다.) 그만큼 시장에서 세종시에 대한 신뢰도가 반영되어 가격이 형성되고 분양률도 경쟁이 치열했다는 증거이다.

또 무엇이 보이는가? 첫마을을 분양할 때는 큰 평형일수록 평당 분양가가 비쌌는데, 1년 사이에 낮은 평형이 조금이지만 더욱 비싸다. 보이는가?

첫마을 분양에서는 일반적으로 가격을 책정하듯이 주머니가 얇은 고객은 낮은 가격에, 상대적으로 주머니가 두툼한 고객은 높은 가격에 가격 차별화 정책을 펼쳤다. 그런데 주택시장이 바뀌어 분양경쟁이 치열해지면서 분양가를 슬그머니 올리기 시작했지만 전반적인 부동산 시장은 대형 평형을 회피하는 것이 지속되고 있었다.(물론 첫마을은 LH에서 정책적으로 아주 낮은 가격을 책정했다.) 따라서 분양시장은 소형 주택 및 오피스텔 중심으로 움직이고 있었고, 상대적으로 가벼운 가격의 주택만이 고객들에게

*
행정중심복합도시 첫마을 퍼스트프라임 85㎡이하 분양주택 입주자모집 공고문(2010.10.29)
**
세종 한신 휴플러스 1-3생활권 L3블록 입주자모집 공고문(2011.12.9)

어필하고 있었다. 수요가 많은 곳에 높은 가격을 그리고 수요가 적은 곳에 낮은 가격대를 책정하여 고객을 자연스럽게 가격으로 분리하는 것이다. 고객의 움직임에 따라 자연스럽게 가격대가 옮겨 가는 것을 볼 수 있다. 이런 시장의 흐름과 가격의 변동을 이해하고 분양시장을 바라보는 것은 건축이 제공하는 또다른 즐거움이다.

건축은 무겁다

아내가 명품 가방을 하나 장만했다며 가격을 맞춰보라는데 벌써부터 가슴이 콩닥콩닥 뛴다. 내심 아무렇지 않게 툭 내뱉어보지만 아내는 실망한 듯 좀 더 금액을 올려보라고 한다. 결국에는 아내가 내민 금액에 깜짝 놀라지만 아닌 척하려고 노력하는 나를 보고 있노라면 참 웃긴다. 시간이 조금 지나 생각을 고쳐먹는다. "매번 사는 것도 아니고 어쩌다 한 번인데…." 아내가 명품가방을 하나쯤 내질렀다고 갑자기 삶이 궁핍해지지는 않는다며 스스로를 위로한다.

얼마 전에 다녀온 여름휴가에서 약정이 남은 스마트폰을 바다에 빠뜨렸다. 고칠 수 없어 새로 장만했는데 남은 약정기간의 금액을 고스란히 물었다. 약정제도를 비난하며 씩씩대지만 얼마 지나지 않아 잊고 산다.

남자들의 보물 1호인 자동차도 보통 3천만 원 정도면 구입할 수 있다. 자동차를 구입하는 것은 우리가 명품 가방을 사고 휴대폰을 사는 것과는 조금 다른 문제이다. 어떤 사람은 혈액형에 따라 그 기간이 다를 수 있다고 하는데 2~3일 고민하고 결정하지는 않는다.

매일 먹고 자는 주택의 경우 30평에 3억 정도 한다.(2011년 평균 평당 1003만 원) 이는 직장인이 10년 이상 모아야 되는 돈으로, 주택을 구입할 때는 차량을 구입할 때보다 수치상으로 10배 이상 더 신중해야 한다.

식당에 가서 음식을 주문하고 보통 한 시간 이내에 먹고 일어설 수 있다. 특히 점심시간에 찾아간 맛집들은 음식이 나오는 속도가 더욱 빠르다. SPA 브랜드는 시장의 접점에서 고객들의 요구사항이나 변화하는 트렌드를 단기일 내에 반영하여 다시 상품으로 출시한다. 빠르게 변화하는 사람들의 욕구를 재빨리 찾아내어 다시 의류에 반영되는 과정을 지켜보는 것은 흥미로운 일이다. 음식이나 의류와 같은 소비재에서 그 속도감이 느껴지는가? 현대인의 필수품인 스마트폰은 새로운 기능이 추가된 제품들의 출현으로 기껏해야 3년 정도 사용하며 자동차는 그보다는 긴 10년 정도 사용한다. 우리가 거주하는 아파트의 평균 수명은 얼마 정도일까? 국토해양부의 보도자료(2013.3.14)에 따르면 우리나라 아파트의 평균 수명은 27년이라고 한다. 이와 같이 건축은 가격적인 측면에서, 시간적인 측면에서 무겁고 길다.

할부라는 제도에서도 건축 상품의 무게를 느낄 수 있다. 한 끼 식사비를 지불하면서 할부를 하지는 않는다. 의류를 구입하면 2~3개월 할부를 하는 경우가 종종 생긴다. 스마트폰은 보통 2~3년 약정제도를 활용해 소비자의 가격 저항선을 무너뜨린다. 자동차의 경우에도 일부 원금을 내고 잔금을 2~3년 분할하여 지불한다. 마지막으로 주택의 경우는 3년 거치, 17년 할부 혹은 1년 거치 19년 할부 등 오랜 기간 동안 갚아 나간다.

앞의 예를 활용하여 상품들의 트렌드 사이클을 살펴보면 '패션 → 인테리어 → 가전제품 → 자동차 → 건축 산업'의 순서로 갈수록 느려진다. 빠르게 변화하는 세상의 속도에 비해서 건축 산업은 그 변화의 속도가 느리며 세상과의 간극도 발생한다. 이것이 건축이 가지고 있는 느림이요, 세상에 대한 반응이다.

가 격 산 정 방 식

사업성 분석

어떤 회사의 지하에는 갈비탕을 전문으로 하는 소문난 식당이 있다. 비가 오는 날이나 추운 날은 식당이 더욱 발 디딜 틈이 없는데 이 건물에 입주한 사람들이 밖으로 나가지 않고 지하 식당으로 내려오기 때문이다.

자! 당신은 이 식당의 주인이라고 상상해보자. 예상치 못한 비로 인해 손님들이 당신의 식당으로 몰려들고 있으며 식당은 200명을 수용할 수 있는 자리가 있다. 오늘 당신은 몇 명의 손님을 받아야 할까?

식당의 주인이라면 당연히 200명의 자리를 모두 채우고 싶을 것이다. 4인 좌석에 혼자 앉은 손님은 2인 좌석으로 이동하기를 요구하면서 최대한 채울 것이다. 아이들 만화처럼 손님들이 돈으로 보일지도 모른다.

그런데 잘 생각해보자. 일시에 몰려온 200명의 음식을 마련할 준비는 되어 있는가? 밥과 밑반찬, 그리고 음식의 재료는 충분한가? 식당의 직원들이 배고픔에 몰려온 손님들을 제대로 서비스할 수 있는가?

당신이 주문 받은 200명의 손님들 중에 10%는 음식을 기다리다 지치거나 화가 나서 자리를 박차고 일어선다. 나가면서 '다시는 오지 않을 것'이라고 한마디씩 내뱉는다. 손님들의 20%는 벨을 눌러댄다. 딩동 대는 소리와 대화하는 소리가 섞여 장터가 된다. 이쯤 되면 식당 직원들도 어쩔 수 없다. 들어도 못 들은 척한다. 화가 난 손님은 벨을 계속 누른다. 손님의 50%는 주문을 재촉한다. "언제 나옵니까? 왜 우리가 먼저 왔는데 다른 자리부터 먼저 줍니까? 갈비탕만 주고 밥은 안 줍니까? 수저가 모자랍니다. 자리 치워 주세요. 물하고 밑반찬이라도 먼저 주세요." 직원들은 정신을 차릴 수가 없다. 빨리 움직여보지만 해결될 일이 아니다. 손님들한

테 빨리 움직인다는 것을 보여주는 효과밖에 없다. 손님 20%는 처음부터 기대도 안 했다는 듯이 느긋이 기다린다.

당신이 이 식당의 주인이라고 했다. 과연 일시에 200명의 손님을 받는 것이 타당한가? 떠난 10%를 제외하고 오늘 점심에 180명의 이익을 실현했더라도 과연 그것이 지속적인 비즈니스에 어떤 도움이 될까? 불만족을 넘어 불쾌한 수준의 취급을 받은 고객은 과연 어떤 생각을 할까?

건축에 있어 사업성 분석이라는 것이 이와 같다. 한순간, 눈으로 보이는 것에 현혹 되서는 안 된다. 사업성 분석은 프로젝트의 시나리오를 짜는 과정이다. 숫자로 드러나는 프로젝트의 스토리이며 전략이다.

[표 2]는 사업성 분석을 할 때 작성하는 사업수지표의 일부이다. 매출액은 수익이 나는 건축 상품들로 구성된다. 아파트의 경우에는 평형별로, 상가의 경우에는 층별로 구분하여 표기하기도 한다. 매출원가는 건축 상품에 투입되는 비용을 뜻한다. 토지비, 공사비, 용역비, 판매비, 금융비, 제세공과금 등으로 구성된다. 매출액에서 매출원가를 제외하면 매출이익이 되며 사업수지를 구성하는 데 토지비, 공사비, 분양 가격이 가장 중요한 부분을 차지한다.

사업수지는 숫자로 보여지는 프로젝트의 전략서이다. 수입과 지출을 파악하여 현금

[표 2] 사업수지표 항목(예)

	공동주택
	업무시설
매출액	근린생활시설
	계
	부가가치세
	총계
	토지비
	공사비
매출원가	용역비
	판매비
	금융비
	제세공과금
	총계
세전순이익	
사업소득세	
세후순이익	

의 흐름을 정확히 알기 위함이다. 세부의 항목과 내용을 맞추는 것에 너무 집착하면 사업 전체를 놓칠 수 있다. 분양가를 조금만 더 올리면 이익이 올라간다. 용적률을 조금만 더 찾으면 이익이 올라간다. 용역비와 공사비를 조금만 더 줄이면 이익이 올라간다.

이러한 숫자에 지나치게 집중하면 시장의 수요나 고객의 욕구를 놓쳐버린다. 손님 200명을 채우는 것이 모두 이익으로 실현되는 것이 아님을 금세 잊는다. 시장과 고객과 상관없는 사업수지표는 아무런 의미가 없다.

분양가 전략의 진실

사업지는 한강 조망이 일부 가능한 곳으로서 지하철역에서 도보로 10분 이내의 거리에 위치하고 있으며 버스와 자가용의 이용이 편리한 지역이다. 최근에는 사업지를 중심으로 개발호재들이 많아 동네가 뜨고 있다. 단위평면도 예쁘게 나왔으며 단지 내에 다양한 커뮤니티시설을 갖추고 있다. 특히 한강변 쪽으로 5층의 낮은 아파트가 위치하고 있어 5층 일부와 6층부터는 한강 조망이 가능하다.

위와 같은 주변 환경을 가진 10층 아파트의 분양가를 책정해 보자. 한 개 층에 2세대씩 총 20세대로 구성되어 있으며 사업주가 예상한 이윤을 확보하기 위해서는 총 분양가를 61억 원으로 책정했다. 한 개 층에 있는 2세대의 분양가는 동일하다고 가정하면 총 분양가 61억 원에서 2세대로 나누게 되면 30.5억 원이 나온다.

분양가를 책정하는 가장 쉬운 방법은 각 층별로 30.5억 원을 동일하게 나누어 주면 된다. 1층에서 10층까지 모두 3.05억 원이 된다(a). 만약 이런 방법으로 분양을 한다면 10층부터 팔려서 점차 아래로 내려올 것이며 마지막에 1층이 팔릴 것이다.

　따라서 저층부의 낮은 선호도를 극복하는 방법으로 층별 지수를 적용한다. 이 방법은 각 층별로 천만 원씩 차이를 두어 위층부터 차례로 내려오면 된다. 1층의 분양가는 2.6억 원, 5층은 3억 원, 10층이 3.5억 원으로 총금액 30.5억 원은 똑같다(b). 이 방법은 높은 층의 세대일수록 프라이버시나 조망권, 일조권 등이 낮기 때문에 높은 층일수록 분양가를 올리는 것이 타당하다고 판단하는 것이다. 가장 보편화되어 있는 방법으로 1층은 가격을 더 낮게 혹은 별도로 책정하기도 한다.

　여기에서 우리는 좀 더 전략적으로 분양가를 적용하기 위해 한강이 확실히 보이는 6층부터 조망지수를 적용하여 분양가를 더욱 비싸게 책정해 보자. 1층을 2.5억 원, 5층을 2.9억 원, 6층을 3.2억 원, 10층을 3.6억 원으로 한다(c). 물론 이렇게 하더라도 총 분양금액은 30.5억 원이다. 이 방법

[표 3] 지수에 따른 분양가 책정

층수	기본 (a)	층별지수적용 (b)	조망지수적용 (c)	책정분양가 (d)
10층	3.05	3.5	3.6	3.5
9층	3.05	3.4	3.5	3.5
8층	3.05	3.3	3.4	3.5
7층	3.05	3.2	3.3	3.1
6층	3.05	3.1	3.2	3.1
5층	3.05	3.0	2.9	3.1
4층	3.05	2.9	2.8	2.7
3층	3.05	2.8	2.7	2.7
2층	3.05	2.7	2.6	2.7
1층	3.05	2.6	2.5	2.6
총금액	30.5억 원	30.5억 원	30.5억 원	30.5억 원

은 한강 조망권의 가치를 좀 더 높게 책정하여 6층 이상은 좀 더 높은 분양가를 책정하고 5층 이하는 실제 구입 가격을 낮추어 고객을 구분하는 전략이라고 볼 수 있다. (한강 조망의 여부에 따라 집의 가치가 확실히 차이 나고 있는 추세이다.)

앞에서 3가지의 분양가격을 책정해 보았는데 실제로 분양하는 아파트 현장에서는 다르게 나타날 수 있다. 마지막 가격 테이블에서 보듯이 3개 층씩 그룹핑을 하여 1층은 2.6억 원, 2~4층은 2.7억 원, 5~7층은 3.1억 원, 8~10층은 3.5억 원에 분양가를 책정한다(d). 이와 같이 3개 층씩 그룹핑하는 이유는 고객들이 선택하고 결정하는 것을 쉽게 하기 위함이다.

여러분은 백화점에 넥타이 코너에 가본 적이 있는가? 수백 개의 넥타이 중에서 맘에 드는 하나를 찾아내는 것은 힘이 드는 작업이다. 따라서 백화점의 코디가 내게 어울리면서 유행하는 몇 가지를 제안하면 그것을 기준으로 쉽게 선택하는 것처럼, 다양한 가격의 주거를 모두 펼쳐놓으면 소비자는 그것의 가치를 일일이 판단하여 가격을 비교하고 선택하기에는 전문성도 떨어질뿐더러 피곤한 일이다. 자판에 너무 많은 상품을 늘어놓지 않는 이유도 상품이 너무 많으면 오히려 의사 결정이 어렵기 때문이다. 결국 아무것도 사지 않게 되는 것이다.

따라서 분양가를 책정함에 있어서도 3개 층씩 분양가를 동일하게 하여 선택을 용이하게 만든다. 또한 복권의 당첨번호가 발표되기 전에 당첨될 것 같은 기대심리가 상승하듯이 고객들은 당첨자 발표 전에는 자신이 꼭 좋은 층에 걸릴 것 같은 자신감에 사로잡히는 것을 반대로 노린 것이다. 인간은 합리적인 것처럼 보이나 비이성적인 점을 이용하는 것이다.

지수 세분화

앞서 우리는 층과 한강 조망이라는 요소만 가지고 분양 가격을 책정해 보았다. 실제 현장에서는 이 요소들 이외에도 향, 평형, 특화 등의 다양한 요소들이 가격에 영향을 미칠 수 있다.

향은 대지의 형태와 상관없이 항상 주요한 변수이다. 우리나라 사람들은 특히 남향을 선호하기 때문에 남향은 높은 가중치를, 북향은 낮은 가중치를 적용하여 향이 좋은 평면타입에 가격을 좀 더 책정해둘 수 있다.

시장상황에 따라 평형별로도 가중치를 달리할 수 있다. 만약 시장이 불황일 경우에는 작은 평형에 수요가 몰리기 때문에 전용 60㎡(18평) 이하의 세대는 가중치를 높게 하고 전용 60㎡(18평) 초과는 가격을 낮추어 고객들의 수요에 대응하는 방법이다.

또한 3면이 개방되어 있는 세대나 다락방이 딸린 세대 등도 일종의 특화 상품으로 가격에 영향을 미치는 변수가 될 수 있다.

이와 같이 고객의 수요나 시장의 흐름을 보면서 보정 계수를 적용하여 분양 가격을 조정하는 것이다. 앞서 살펴본 대로 일반적인 보정계수의 요소로는 [층별, 면적별(평형), 향별(개방), 조망별, 기타(특화)] 정도로 구분할 수 있다. 이런 계수들을 합해서 종합지수를 찾아낸 후 해당 세대별로 목표 분양가격을 책정한다. 일반적으로 종합지수의 범위는 평균분양가의 ±10% 범위 이내에서 조정된다.

건축은 모든 프로젝트가 다르다. 따라서 공통으로 적용하는 분양가격의 책정 기준은 없으며 분양소장이나 마케팅팀의 직관이나 경험에 의해 판단되는 경우가 많다.

예를 들면 분양 시장이 호황일 때, 한강 조망을 자랑하는 어떤 빌라는 조망권을 보정계수에 반영하지 않았다. 최상층부터 프리미엄이 붙어서 아래로 내려올 것이라고 판단했기 때문이다. 이럴 때는 수요가 많으므로 배짱으로 판다. 한강이 보이는 층과 한강이 보이지 않는 층의 동일한 가격을 굳이 설명할 필요가 없다. 맘에 들면 먼저 와서 사는 것이다. 고객에게 디테일한 설명은 마치 변명처럼 들릴 수 있기 때문이다.

군(群)의 분류

오피스텔과 같이 분양하는 건물은 다양한 평면타입이 도출된다. 특히 대지가 네모반듯하지 않은 다른 형태의 경우에는 더욱 그러하다. 이것은 지하주차장의 모듈과 차량 출입구 계획 그리고 용적률에 영향을 받기 때문이다. 이형타입의 평면이 많다는 것은 사업자의 입장에서는 바람직하지 않다. 아파트나 오피스텔의 가장 큰 장점이 동일한 형태를 반복적으로 쌓아 경제성을 극대화하는 것이기 때문이다. 또한 이형의 많은 타입은 관리의 어려움이나 시공상의 하자 가능성도 높아지며 공사비를 상승시키는 요인이 된다. 따라서 분양하는 주택의 경우에는 최대한 이형의 타입을 줄이려고 노력한다. 그럼에도 불구하고 여럿의 평면타입은 발생하며 이러한 상품들을 효과적으로 묶어 파는 것은 중요한 분양전략 중 하나이다.

일반적으로는 비슷한 면적별로 군을 분류하며 그 원리는 간단하다. '가'군에 A~F타입이 있다고 하자. 내가 원하는 평면타입은 '가'군의 A인데 F타입이 당첨되었다. 여러분은 어떡하겠는가? 물론 개인의 사정과 상황에 따라 다르겠지만 A와 F 타입의 가격이 비슷하다면 F 타입을 계약할 확률이 높다는 점이다. 특히 오피스텔 같은 투자 상품의 경우는 더욱 그러하며, 동일 군내에서 일종의 대체재 역할을 하는 것이다.

군을 나눌 때는 보통은 3개 군 정도로 나눈다. 고객들이 가장 쉽게 구별할 수 있는 경우의 숫자이다. 스티브 잡스가 프리젠테이션할 때 관련된 많은 내용들이 3.3.3 법칙을 지키는 맥락과 비슷하다.

합 리 적 가 격 정 책

코엑스에는 카지노 직원들을 위한 식당이 있다. 자율배식인 이곳은 한 끼에 4,500원(2013년 2월)으로 가볍게 식사하려는 직장인들이 많이 이용한다. 내부도 깨끗하고 음식도 괜찮은 편이며 메뉴를 고르지 않아도 되는 장점이 있다.

식사를 하는 사람들을 관찰해보면 직접재료비에 해당하는 밥과 4식 반찬을 남자들이 여자들보다 평균적으로 많이 먹는 것을 알 수 있다. 어떤 남자들은 지나치다 싶을 정도로 많은 양을 식판에 얹어 가는데 국을 놓을 자리에도 반찬을 담아 간다. 그런데 왜 이런 여자는 없을까?

이런 관점에서 식당의 밥값을 책정을 한다면 남자들의 한 끼 가격은 좀 더 올라가야 한다. 반대로 여자의 경우에는 현재보다 좀 더 낮게 받는 것이 합리적이다. 많이 먹는 사람이 더 비싼 요금을 내는 것은 당연한 것 아닌가? 이와 같이 직접재료비를 기준으로 가격을 책정하려 한다면 고속도로 휴게소처럼 반찬별로 가격을 책정하여 가격에 맞는 반찬을 선택해서 먹을 수 있도록 가격구조를 바꾸어도 된다. 특히 뷔페 같은 식당은 남자와 여자를 구분하여 밥값을 달리 받는 것이 타당하다. 하지만 우리나라에서 남자와 여자를 구분하여 밥값을 달리 받는 식당은 없지 않은가? 여자들이 많은 장소 근처의 식당에서 남녀의 가격책정을 다르게 한다면 입소문을 타고 대박 날 수도 있지 않을까?

이런 가격결정의 관행은 다른 곳에서도 발견할 수 있다. 세탁소에서

옷의 사이즈와 상관없이 품목별로 가격을 매기며 목욕탕에서 몸무게가 많이 나간다고 요금을 더 내지는 않는다. 이런 가격결정의 관행은 관습적인 경우가 대부분이다.

다른 관점에서 살펴보면 남자보다 여자의 식사시간이 좀 더 길다는 것을 발견할 수 있다. 그렇다면 식당에서 머무르는 시간이 많은 여자의 밥값을 올리는 것이 타낭할 수도 있나.

식사하는 남녀 비율로써 가격의 적정성을 판단할 수도 있다. 남자가 많다면 남자의 만족도가 높으며, 여자가 많다면 여성의 만족도가 높다고 볼 수 있기 때문이다. 좀 더 정확하려면 코엑스에 상주하는 직원들의 남녀비율을 찾아내어 비교해 보아야 한다. 남녀비율과 식당이용자수를 계산하여 남녀 가격 만족도를 찾아내는 것이 더욱 합리적이라고 할 수 있다.

카지노 직원식당에서 한 끼에 4,500원으로 남녀 동일한 가격정책을 하고 있다는 점은 다른 어떤 방법들보다 유리하기 때문일 수도 있다. 가격을 책정한다는 것은 가장 민감하면서도 가장 어려운 사안임에 틀림없다.

가격저항선

분양가를 책정할 때 시장조사를 통해 소비자가 느끼는 심리적인 가격저항선을 찾으려고 한다. 이런 방식의 목적 중 하나는 가격저항선을 근거로 적정 면적을 산출하기 위함이다. 예를 들면 화성 동탄의 오피스텔 1세대(전용 7평)의 가격 저항선이 1.5억 원 정도로 조사가 되었다면 면적과 분양가를 그 가격 아래로 최대한 조정하려는 것이다.

이것이 의미하는 바는 평형의 위치나 마감, 편의시설 등의 외적인 다른 영향을 고려하지 않은 상태에서 소비자가 수용할 수 있는 가격의 상한선 아래에 둠으로써 소비자가 선택할 수 있는 가능성의 폭을 최대한 열어두는 것이다. 물론 시장조사를 하게 되면 단위세대의 적정 평형, 커뮤니티 시설면적, 평형별 단가, 평당 단가, 마감재 수준 등이 모두 조사된다. 이런 근거에 의해서 분양가격을 산출하는 것은 기본적인 방법이며 앞서 조사된 가격저항선과 서로 겹쳐 봄으로써 시장에서 수용할 수 있는 범위를 더욱 정밀하게 만들어 나가는 것이다.

시장에서 수용가능한 세대의 면적이 1.8억 원 정도로 산정된다면 시장의 수요는 있다고 할지라도 가격저항선을 넘게 된다. 따라서 단위세대 계획을 함에 있어 1.5억 원에 가까워지도록 평형을 조정하는 역할을 하게 되는 것이다.

아파트 할인정책

기업에서 가격을 할인하는 것은 항상 조심스럽다. 특히 아파트와 같이 사용기간이 긴 내구재들의 경우에는 더욱 그러하다. 분양이 안 되어 어쩔 수 없이 가격을 할인할지라도 이미 동일한 상품을 할인 전 가격으로 거주하고 있는 사람들이 있기 때문이다. 아파트라는 것이 동일한 평면과 크기를 위, 아래로 쌓아 올리고 양옆으로 확장하여, 공사비를 낮추고 공급을 늘리는 방식이다. 이것이 내포하는 중요한 의미는 싸고 빠른 대신 모두가 동일한 것을 은연중에 인정하고 있다는 점이다. 우리가 아파트를 공동주택이라고 부르는 이유이다. 단지 조금의 차이라면 분양 가격인데 이것은 향이나 조망이 반영된 것으로 관습적으로 받아들여지는 부분이다.

따라서 아파트 설계의 핵심은 세대 구성을 차별하지 않고 균등하게 하는 것이다. 그래야만 101동 사는 주민이 102동보다 로비면적이나 주차공간이 적다고 불평하지 않는다. 같은 돈을 내고 입주했기 때문이다. 이처럼 아파트는 동일한 가치를 일반화하여야 한다. 그런데 일부세대만 할인을 한다는 것은 집단 민원을 야기할 가능성이 높다. 심한 경우는 할인받은 세대들이 이사가 들어오는 것도 저지한다.

사업주도 어쩔 수 없는 고육지책이다. 미분양으로 인해 사업성이 안 좋은 상황인데 이미 분양받은 입주민까지도 할인을 적용한다는 것은 말처럼 쉽지 않은 일이다. 그래서 얼마 되지 않는 미분양 아파트의 경우에는 입주민이 눈치를 채지 못하도록 할인을 한다. 마케터의 판매비용에서 지급하는 것처럼 하여 발코니나 일부 계약금을 할인해 주기도 한다.

아파트에서 이런 할인의 문제점을 없앨 수 있는 방법은 비교가능한 세대를 다르게 구성하는 것이다. 101동 3층과 102동 3층이 전혀 다른 평면, 평형, 디자인, 외부환경을 가지고 있다면 할인의 폭이 달라도 소비자는 여기에 대해서 불만을 가지는 것이 어려울 것이다. 새로운 가격구조를 짜고 싶다면 새로운 상품을 기획하여야 한다.

금액인식의 오류

여러분이 길을 가다가 100만 원을 주웠다. 살다 보니 이런 횡재가 있을까? 너무나 기분이 좋을 것이다. 그런데 2억 원을 주고 산 아파트가 전반적으로 분양이 안 되어 할인을 세대당 100만 원씩 해주었다. 2억 원을 주고 샀는데 겨우 100만 원 깎아준다. 기분이 별로 좋지 않다. 왜 이럴까? 경제학에서는 주운 100만 원과 할인받은 100만 원은 동일한 가치를 지니고 있다. 주운 100만 원은 은행에 저축할 수 없고 할인 받은 100만 원은 은행에 저축할 수 있는 것이 아니다.

이것은 사람들의 자극에 대한 상대적 차이 때문이다. 주운 100만 원은 공돈이고 2억 원을 주고 산 주택의 100만 원은 0.005의 아주 낮은 비율이기 때문이다. 불황으로 주택시장에서 분양가 할인을 하고 있지만 1000만 원 정도에 고객들은 반응하지 않는 이유도 전체 금액에 비해 적다고 느끼기 때문이다.

금액의 비율에만 주목하면 금액의 절대적인 가치를 잊어버린다. 반대로 절대적인 가치에만 주목하다 보면 비율로는 생각하지 못하는 경우도 많다. 각각의 상황에 따라 적절한 판단을 내릴 필요가 있지 않을까?

가격의 구조

임대 방식

여름휴가 때 바다에 스마트폰을 빠뜨렸다. AS센터를 찾아갔더니 내부를 뜯어보고는 바닷물에 빠지면 어렵다며 다시 나에게 돌려주었다.

문제는 그때부터였다. 아직도 10개월이나 의무약정기간이 남아 있기 때문이었다. 위약금으로 물어야 할 돈은 37만 원. 월정액 45,000원 요금제를 사용했는데 남은 10개월 동안은 지원금으로 받았던 할인혜택을 고스란히 뱉어 내어야 했다.

스마트폰은 대략 100만 원 정도 한다. 일시에 구매하기는 부담스러우니까 지원금을 통해 가격 저항선을 낮추고 2년의 약정기간 동안 45,000원의 요금제를 사용하게 하면서 수익을 창출하는 가격구조이다. 단, 나처럼 기간을 채우지 못하면 일종의 페널티를 물리는 것이다.

건축에는 이런 가격구조를 적용할 수 없을까?

곰곰이 생각해보니 건축에서는 임대주택이 이와 비슷하다. 임대주택은 임대보증금을 예치하고 임대료를 내면서 생활하다가 일정기간이 채워지면 분양받을 자격이 주어진다. 지금까지 우리나라 부동산 개발사업의 전체적인 방향이 분양에 집중되어 있었고 임대주택에 대한 인식은 저소득층들이 거주하는 곳으로 그다지 인식이 좋지 않았던 것이 사실이다.

하지만, 임대주택의 사업구조로서 고급주택시장에 이슈가 되었던 프로젝트가 있었다. 옛 단국대(용인으로 이전)부지에 자리 잡은 '한남더힐'이다.

이 프로젝트는 고도제한구역으로 지정되고 1997년 IMF에 시공사 등이 부도나면서 채권채무관계가 더욱 복잡하게 얽혀 있었다. 2009년 분양할 때까지 10년 이상을 끌어왔으며 부동산 시장이 나쁜 상황에서 분양가 상한제의 부담까지 극복해야 하는 상황이었다.

사실 그 당시 한남동에 최고급 주택을 임대주택으로 공급하겠다는 발상은 대단히 혁신적인 일이라고 생각된다. 분양가 상한제를 극복하기 위한 스트레스를 정말 잘 활용하지 않았는가?

민간건설임대주택은 공적 자금지원이 없는 대신에 임대보증금, 임대료, 입주 대상, 면적에 대한 규제가 없다. 임대의무기간은 5년(임대인과 임차인의 합의시 2년 6개월)으로 무주택분양 전환까지 취·등록세 및 재산세, 종합부동산세 등 주택 보유관련 각종 세금이 없다. 향후 부동산 가격 하락 시 임대보증금이 100% 환급 가능하다.

어떠한가? 5년 동안 살아보고 마음에 안 들면 그만이다. 그동안 주택으로 간주되지도 않아 세금의 부담이 없고 가격이 하락하면 보증금도 보장

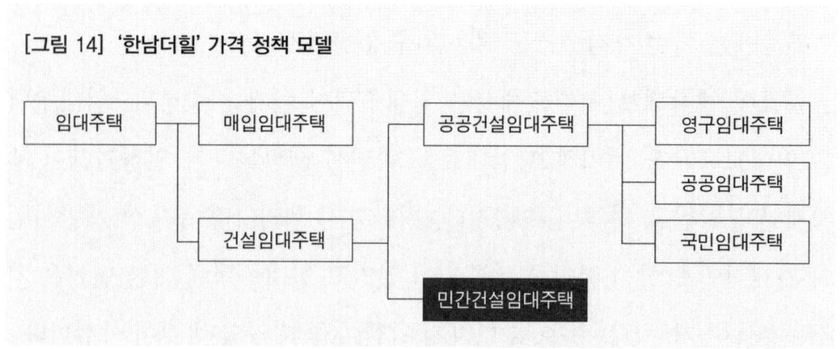

[그림 14] '한남더힐' 가격 정책 모델

된다. 추후에 분양으로 전환될 때에는 공신력이 있는 감정평가를 받아 분양가를 책정하기 때문에 부담도 없다. 부자들을 움직일 수 있지 않은가?

'한남더힐'은 입지적으로 우수하며 최고급 자재를 사용하여 품질 면에서도 최고인 상품인 것은 분명하나 프로젝트가 성공한 결정적인 이유는 가격 구조를 바꾸어 고객들에게 혁신적인 새로운 상품으로 포장했기 때문이다.

수익경영

인천에서 출발하여 도쿄에서 3일, 싱가포르로 2일간 업무협의를 하고 인천공항으로 귀국하는 일정을 계획하여 보자. '인천-도쿄-싱가포르-인천'의 경로가 시간이나 비용측면에서 훨씬 유리해 보인다. 그러나 현실에서는 '인천-도쿄-인천-싱가포르-인천'의 경로를 선택하게 된다. 당연히 시간적으로는 불리하지만 비용이 1/3 정도로 낮다. 따라서 특별한 업무나 지위에 있지 않고서는 인천으로 다시 입국했다가 싱가포르로 가는 상품을 선택한다. 이런 가격정책이 가능한 이유는 직항에 매력을 느끼는 고객으로 항상 좌석을 채울 수 있는 것이 아니기 때문이다.

상품이나 서비스에 대해 고객이 느끼는 가치에 따라 그 가격을 책정하거나 비즈니스 운영을 달리하는 경영 기법을 '수익경영(Revenue Management)'이라고 한다. 수익경영의 핵심은 가격 책정이다. 80년대 적재율에서 수익률로 관심을 이전한 항공사에서 시작되었으며 풍부한 자료와 정보통신시스템이 갖추어 있어야 가능하다. 항공사는 상품이나 서비스에 차등을 두어 가격차별의 형평성을 마련했다. 저가 항공 티켓은 예약취소가 불가능하며 특정 날만 도착과 출발이 가능하도록 한 것이다.

현재 우리는 분양 가격을 산정할 때 '원가+마진'이라는 단순하고 획일적인 방식으로 사업을 하고 있다. 마진을 얹어 분양을 하고 그다음부터는 조금씩 할인하거나 분양수수료를 더 책정해서 팔아나가는 방법 이외에는 거의 없다. 물론 가격은 비용에 기반을 두어야 한다는 사회적 규범이 존재하며 이를 지킬 때 고객은 가격이 공정하다고 느끼는 것이 사실이다. 그러나 '한남더힐'의 사례를 통해 보았듯이 가격정책만으로도 새롭고 신선한 상품으로 고객들에게 다가갈 수 있지 않았는가? 새로운 가격 정책은 입지, 디자인, 브랜드와 같이 오랜 시간을 투자하지 않고서도 사업주에게는 아주 좋은 무기가 될 수 있다.

예를 들어 아파트를 분양한다고 하면, 최초 분양은 100%, 3개월 후에는 95%, 6개월 후에는 90%, 12개월 이후에는 85%의 가격만 받는다면 어떨까? 최초 분양 이후 미분양에 대해서는 공식적으로 할인해서 파는 것이다. 가격을 예상할 수 있도록 하여 소비자들에게 할인이 공정하다는 것을 인식시킬 수 있다.

이와 같은 새로운 가격정책의 아이디어에 반박하는 전문가들은 "우리나라 분양 관련 법을 모르고서 하는 이야기"라고 말한다. 하지만 문제는 기존의 방식을 바꾸려 하지 않는 태도에 있다. 고급주택시장의 패러다임을 완전히 바꾼 '한남더힐'의 경우에도 임대주택으로 5년을 살아보고 분양을 포기하는 세대에 대한 대책은 없었을 것이다. 5년 후를 어떻게 예측하겠는가? 마케터들에게 5년 지난 헌집을 몇 %가격에 받을 수 있는지를 묻는다면 감히 누가 대답할 수 있었겠는가?

극단적으로 분양 후 미분양 세대가 발생하면 공사시 내부 마감재를 모두 제거하고 분양가를 할인하여 판매하는 것도 방법이다. 소비자들이 알아서 인테리어 공사를 할 수 있는 새로운 상품이 될 수도 있다.

수익경영은 소비자가 느끼는 가치에 따라 분양가격의 차등화를 할 수 있는 단초를 제공한다. 그리고 가격의 구조를 현재의 방식과 다르게 할 수 있다면 소비자들이 느끼는 완전히 새로운 상품을 만들어 낼 수 있을 것이다.

새로운 가격의 가치

공간의 크기(Volume)

2009년 여름, 뉴욕에 있는 건축가의 도움을 받아 최고급 주거시설들을 벤치마킹한 적이 있다. 이 당시 미국도 국제금융위기의 여파로 부동산 시장이 꽁꽁 얼어 있었는데 아직까지 주인을 찾지 못한 집들이 많았다.

그중, 50층 규모의 원 매디슨 파크(One Madison Park)를 안내하던 마케터가 조망을 설명하면서 "옆 교회의 용적을 사서 높이 지었다. 교회는 앞으로 건물을 더 이상 올릴 수 없기 때문에 이 집의 조망권은 영원히 유지된다"고 했다. 나중에 뉴욕의 건축가에게 물어보았더니 "뉴욕에서는 옆 부지에 짓고 남은 용적을 사고 팔 수 있다. 특히 교회나 성당 같은 종교건물은 향후 증축될 가능성이 낮기 때문에 종교건물과 인접한 부지가 인기가 좋다"고 했다.

그 날 오후에 몇 군데의 최고급 주택을 보았을 때도 비슷한 이야기를 들었다. 앞집의 지상권을 샀기 때문에 미래에도 동일한 뉴욕의 야경을 볼 수 있다는 것이다. 망치로 한 대 맞은 기분이었다. 이것이 가능했단 말인가?

이런 공간에 대한 개념은 아직 우리에게는 낯설지만 외국 선진국들에서는 이미 공간의 중요성을 인식하고 공간의 크기에 가치를 부여하여 그 가치만큼 가격을 얹어 시장에서 거래해왔다. 여기서 공간의 크기라는 것은 바닥 면적에 높이를 곱한 체적을 뜻한다. 주택의 예를 들면 천장까지 높이를 고려하여 공간이 크다면 비싸게, 공간이 작다면 가격이 낮은 것이다.

하지만 앞서 오피스텔이나 판교 월든힐즈의 사례를 통해 이미 설명했듯이 우리나라 사람들은 플랫한 평면주거를 아직까지는 선호한다. 이것이 의미하는 바는 '우리나라에는 아직까지 공간의 크기에 대한 가격이 형성되어 있지 않다'고 판단할 수 있다.

하지만 판교 월든힐즈의 2BL(복층형 타입)은 분양에는 실패하였지만 예술가나 건축가 등의 문화를 선도하는 그룹들에게 인기가 좋았다. 향후에는 대중들의 공간에 대한 인식이 자연스럽게 올라간다고 볼 때 복층의 주거공간에 대한 수요는 지속적으로 상승할 것이라고 예상된다. 또한 이러한 예측이 가능한 이유로는 천정고가 2.3~2.4m이던 주택의 공간들이 다양해지고 있기 때문이다. 해외에서 유명 스타들이 거주하는 3개 층 오픈(Triplex)의 평면도 조만간 우리나라에 선을 보이게 될 것이다. 앞선 주거문화를 가진 해외의 주택 사례를 볼 때 우리 역시 복층의 인기는 높아질 것으로 예상된다.

서비스

새로운 전략과 상품을 개발하는 좋은 방법이 브레인스토밍이다. 브레인스토밍은 일정한 테마를 정해서 자유로운 생각들을 통해 아이디어를 찾아내는 것이다. 아이디어가 도출되지 않을 때는 난감하지만 물줄기만 제대로 잡으면 봇물 터지듯이 콸콸 쏟아지는 것이 또한 아이디어다.

어느 날, '향후 주택상품의 개발 방향'에 대해 브레인스토밍을 한 적이 있다. 다양한 의견들 중에서 관리비를 절감하는 아이디어들이 많았다. 창문의 면적을 줄이고 단열 성능을 올리고 로비와 같은 공용공간을 최소화하고 자동 시스템을 도입해서 인건비 줄이는 방안들이었다.

그중에서 자동출입통제 시스템을 도입하여 관리아저씨들을 최소화하는 것이 맞다는 의견에 나는 반대했다.

내가 사는 아파트는 각 동마다 1층에 나이가 지긋한 아저씨들이 계신다. 아침에는 단지의 여기저기 청소도 하시고 입주민들이 없을 때는 택배도 받아주신다. 항상 그 자리에 있다는 것만으로도 자식을 키우는 입장에서 안심이 되며 등하교하는 우리 아이들을 알아보고 손을 흔드는 모습을 보는 것도 즐겁다. 따라서 매월 부과되는 관리비 중 인건비 항목에 나는 불만이 없다. 다소 많이 책정되었다고 해도 어르신들에게 조금 편의를 보아드린다고 생각하면 된다. 나와 같이 관리인의 인건비에 후한 사람들이 있는 반면 그렇지 않은 사람들도 있다. 이처럼 사람들이 느끼는 가치의 차이는 분명함에도 아직까지 공급자는 하나의 틀에 소비자들을 가두어 두려 하는 경향이 있다.

일관된 신호를 보내자

2008년 여수에 아파트를 분양한 어떤 회사의 이야기이다. 그 당시만해도 여수에 공급하는 아파트들은 일반적으로 계약금이 5%였다. 하지만그 회사는 계약금 10%에 분양가도 주변시세보다 높았다. 시장에서는 계약금도 낮추고 분양가도 낮출 것이라는 예상을 하고 대기하는 고객들이많았다. 회사 내부에서도 초기 분양률이 30%대에 머무르면서 계약금을5%로 낮추거나 분양가를 일부 낮추자는 의견들이 있었다고 한다.

그러나 회사는 가격을 낮추지 않고 기다렸다. 상품에 대한 확신도 있었지만 시장에 일관된 신호를 보내는 것이 중요하다고 그 회사는 믿었다.장기적인 관점에서 원칙을 고수하는 것은 고객과의 싸움에서 승리하는것이며 사업의 연장선상에서도 중요한 전략이다. 이런 원칙에 기반을 두고 생긴 고객과의 믿음은 장기적으로 신뢰로 발전한다. (계약금이 높을수록 고객의 충성도도 올라간다. 고객의 충성도는 지불된 비용만큼 올라가기 때문이다.)

그리고 2011년, 바로 옆에 2차 단지를 분양했다. 한 달 만에 분양률이 70%를 넘어섰다. 이렇게 고객들의 반응이 좋았던 이유는 2008년 분양했던 1차단지가 여수에서 가장 비싸기 때문이다. 그동안 비싼 분양가만큼 좋은 아파트를 만들기 위해 노력한 회사의 진심을 고객들이 인정한 것이다. 가격은 가장 쉽게 바꿀 수 있는 정책이지만 쉽게 바꿔서도 안 되는 것이다.

● 한국 현대건축의 빛과 그림자: 한국 현대 건축 명작 20선

여러분이 좋아하는 건물이 얼마나 있는가? 여러분이 생각한 건물과 전문가들이 뽑은 건물과는 그 간극이 클 것이다. 건축과 대중은 그 거리만큼 떨어져 있는 것이 아닐까? (SPACE 13년 3월호에서 각각 30위까지 확인 할 수 있다.)

순위	한국 최고의 현대건축(건축가)	한국 최악의 현대건축(건축가)
1	공간 사옥(김수근)	서울시청사(유걸)
2	프랑스대사관 (김중업)	예술의 전당(김석철)
3	선유도공원(정영선+조성룡)	종로타워(삼우+라파엘비뇰리)
4	경동교회(김수근)	세빛둥둥섬(김태만)
5	쌈지길(최문규)	동대문디자인플라자(자하 하디드)
6	절두산성당(이희태)	국회의사당(김정수, 이광노, 안영배)
7	이화 캠퍼스 컴플렉스(도미니크 페로)	청와대(김정식)
8	다음제주사옥(조민석+박기수)	용산구청사(공간)
9	환기미술관(우규승)	타워팰리스
10	웰콤시티(승효상+플로이안 베이겔)	중앙우체국

※ 동아일보와 월간SPACE 설문조사. SPACE 3월호

디자인(Design)

입지에서 출발한 상품은 디자인에 와서 구체적으로 표현된다. 디자인은 가격과 밀접하며 브랜드를 구성하는 대부분의 요소들을 만들어 낸다. 디자인은 차별화된 상품을 만드는 가장 창의적이고 혁신적인 도구이며 다른 요소와 마찬가지로 시간에 따라 변화한다.

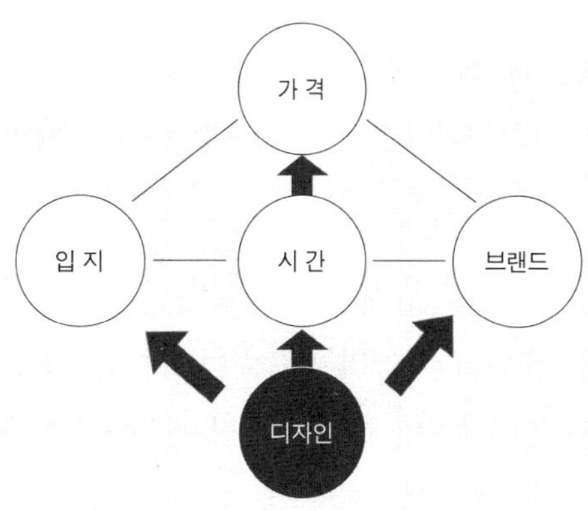

디 자 인 이 란 ?

무언가를 원하는 사람들의 욕구는 니즈(needs)와 원츠(wants)로 구분할 수 있다. 니즈는 본질적인 것이며 원츠는 비본질적인 것이다. 내게 필요한 물건을 구입하는 것은 니즈에 해당되며 필요 없는데도 갖고 싶은 것이 원츠이다. 니즈는 드러나 있지만 원츠는 숨겨져 있나. 동일한 니즈에 대해서 사람들의 원츠는 다를 수 있으며 그 이유는 개인이 갖고 있는 개성이나 생활패턴 등에 영향을 받기 때문이다. 마케팅에서 20세기는 니즈의 시대였다면 21세기는 필요 없는 것도 사게 하는 원츠의 시대라고 한다.

왜 사람들은 꼭 필요하지도 않은 것을 소유하고 싶은 것일까? 이미 명품 가방이 여러 개가 있는데도 또 사고 싶은 비이성적인 구매패턴은 어디서 오는 걸까?

이런 원츠를 자극하는 것이 바로 디자인이다. 디자인이 뿜어내는 마술 같은 힘은 사람들의 정신을 혼미하게 하고 이성을 무디게 하는 것이다. 어떤 사람들은 명품을 갖고 싶은 이유를 브랜드 때문이라고 생각하는데 결국 브랜드의 이미지를 만드는 핵심은 디자인이다. 디자인의 수준이 형편없는 명품을 여러분은 보았는가?

말이 나온 김에 명품 가방을 한번 떠올려 보자. 명품은 전시되는 공간부터 품격을 드러낸다. 매장의 윈도, 디스플레이, 전시 테이블, 의자, 조명, 사인 등이 디자이너에 의해서 연출된다. 전시된 가방의 중앙에 자리 잡고 있는 브랜드 마크는 물론이고 가방의 형태, 색상, 재질, 액서서리와 포장재까지도 모두 디자이너에 의해서 탄생되는 것이다. 브랜드라는 허상을 볼 수 있고 느낄 수 있고 만질 수 있는 구체적인 모습으로 탄생시키는 것이 디자인이다. 어떤가? 디자인의 힘이 느껴지는가?

　디자인은 사람들의 생각이나 사물의 본질을 구체적으로 표현하는 것이다. 디자인은 가격, 기술, 감성, 문화, 가치를 담아 세상과 소통한다. 우리는 800kg/㎡의 하중을 견디어 내는 철근 콘크리트 건물이라고 홍보하지 않는 것처럼 디자인은 이런 본질들을 둘러싸고 있는 인터페이스 같은 역할이다. 고객과의 소통과 경험을 극대화하여 소비자의 마음을 사로잡는다. 기대 이상의 만족감을 제공하는 디자인은 소비자들에게 기업의 좋은 이미지와 신뢰를 심어주고 마케팅을 필요 없게 하는 가장 강력한 도구이다.

　또한 디자인은 개인이나 집단을 드러내는 가장 훌륭하고 강력한 언어이다. 개인이나 집단의 디자인 철학이 건물로 그대로 나타나고 도시의 브랜드로 포장되는 것이다. 뒷장 '브랜드'에서 아이폰을 사용하는 친구들이 나에게 적대감을 드러내는 이유도 갤럭시S를 통해 내가 그들과 다른 디자인 취향을 가진 것으로 판단했기 때문이다. 지금은 아이폰이냐 갤럭시S냐는 사용자의 구분도 무의미해지고 있다. 사람들은 스마트폰보다 그것을 감싸고 있는 케이스라는 비본질적인 요소에 관심을 가지는 모습을 보면 알 수 있지 않은가?

　건축의 바이블인 비트루비우스의 건축십서에는 건축의 3대 요소로서 기능, 구조, 미를 꼽고 있다. 여기에서 건축은 기능과 구조와 미를 따로 떼어놓고 생각하지 않는다. 기능과 구조가 무시되고 아름다운 건물이 될 수 없으며 구조와 아름다움이 무시되고 기능적인 건물이 될 수 없다.

　건축에서 말하는 디자인은 아름다움뿐만 아니라 건강히 유지될 수 있는 기능적인 활동을 모두 포함한다. 예를 들어 사무실 조명의 밝기와 분포가 적정하여 업무의 능률이 오른다면, 세심한 냉난방 계획으로 효율은 높으면서도 관리비는 적게 나온다면, 세면기 물의 세기가 적당하여 편리하고 추위에도 동파되지 않는다면, 디자인이 잘 되었다고 할 수 있는 것이다.

이런 것들은 당연히 지켜지는 것이 아니냐고 반문하겠지만 실제로 드러나지 않는 기능들은 간과되기 쉬우며 이런 기본적인 기능들이 별 탈 없이 유지되는 것이 건강하게 디자인된 건물이다. 건물에서 좋은 디자인이라 하는 것은 내외부에 드러나는 멋스러움뿐만 아니라 설비나 구조, 동선 등의 기능들도 적절하게 작동하여 서로 간의 조화를 이루는 상태를 의미한다. 쉽게 말해 적절한 기능을 담지 못한 디자인은 좋은 디자인이라고 할 수 없는 것이다. 건축은 인간이 생활하는 공간이기 때문이다.

디자인 경영

지금까지 우리나라에서 만든 자동차 중에서 디자인이 최고인 차는 단연 '쏘울'이라고 생각한다. 승용차와 다르고 레저용(RV)차와 다른 새로운 컨셉의 자동차이다. 소나타가 히트하자 다음에 소나타2, 3을 출시하는 것과 새로운 유형의 차를 만들어 내는 것은 전혀 다른 문제이다. 소나타와 같은 승용차는 이전부터 생산했던 유형으로 후속모델을 출시할 때는 어느 정도 소비자들의 반응을 예측할 수 있다. 그동안의 판매량이나 트렌드 그리고 사용자들의 요구사항들을 개선하면서 작업을 진행할 수 있다. 그러나 '쏘울'이란 신차를 개발할 당시에는 기본적인 시장이나 수요조사는 했겠지만 국내에서 비교하거나 참고할 만한 데이터의 부족으로 상당한 부담을 느꼈을 것이다.

그런데 기아자동차는 왜 새로운 유형의 '쏘울'을 출시하려고 생각한 것일까? 다양한 라인을 보유하고 있는 현대자동차라면 몰라도 항상 2등 기업이던 기아자동차가 왜 그랬을까?

디자인에 대한 기업 마인드가 변했기 때문이다. 디자인은 제품을 차별화할 수 있는 가장 강력한 도구이며 투자 대비 엄청난 일을 해내는 점을 알아본 것이다.

기아차의 약진은 디자인 총괄 사장인 피터 슈라이어를 영입함으로써 시작되었다. 올해 초 그를 떠나보낸 폴크스바겐그룹의 이사회의장은 독일 신문과의 인터뷰에서 "이미 잃은 것에 대해 평생 후회한 적이 없는데 단 하나 예외가 있다"며 "피터 슈라이어를 아우디에서 떠나보내 기아자동차로 가게 한 것"이라고 말했다.*

멋지지 않은가? 흡사 사랑했던 애인을 떠나보내고 잊지 못하고 있지 않은가?

자동차뿐만이 아니다. 브랜드 가치 1위 기업 애플을 세계 최대 기업으로 만든 가장 큰 원동력은 디자인이다. 애플사의 디자이너는 각 사안을 최고경영자에게 직접 보고하며, 엔지니어와 마케터 등과 연석회의에서도 최우선 발언권이 있다.

앞장 '가격'에서 '패션 → 인테리어 → 가전제품 → 자동차 → 건축'의 산업 순으로 트렌드의 변화 속도가 늦어진다고 했다. 몇 년 전부터 시작된 스마트폰과 자동차의 디자인에 대한 이슈는 조만간 건축으로 번질 것으로 보인다. 아니 어쩌면 이미 시작되었는지도 모른다.

더욱 치열해지고 세계화되는 세상은 새롭고 신선한 아이디어로 무장한

*
독일 일요판 신문 「빌트 암 존타크」(2013.1.11)
컨슈머타임즈. 현대 · 기아차 '피터 슈라이어 효과' 얼마나 누릴까?(2013.1.23)

사람들의 무대가 될 것이며 창의성은 가장 훌륭한 무기로 자리 잡을 것이다. 디자인이 차별화되지 않은 우리나라의 건축사사무소, 건설회사, 부동산 개발회사는 거센 시련과 만나게 될 것이다. 지금부터라도 디자인에 대한 안목을 키우고 디자이너들이 활약할 수 있는 환경을 준비해야 한다.

사람을 행복하게 만드는 섬

남이섬은 가족과 함께 거의 매년 찾아가는 여행지이다. 이곳에서 사진을 찍으면 정말 예쁘게 나온다. 그리고 재미있는 사진을 담기 위해 장난스런 행동을 하는 사람들이 많아 사진 찍는 것이 어색하지 않다. 봄에는 피어나는 초록에서 야구를 할 수 있고 여름이면 물놀이장에 아이들을 풀어놓을 수 있으며 가을이면 노란색의 은행을 실컷 볼 수 있다.

특히 남이섬을 제대로 즐기려면 숙박을 해야 한다. 마지막 배가 떠나고 나면 섬은 정말 조용해진다. 시끌벅적하던 일상은 사라지고 완벽히 자연으로 돌아온다. 숙소에는 TV도 없고 소박한 이불과 책들이 올려져 있다. 방명록에는 어린애들의 장난부터 젊은 연인들의 흔적들과 나와 같은 남자들의 거친 몇 글자도 보인다.

나는 호텔의 냉장고에서 남이섬의 품격과 순수함을 느낀다. 외국의 호텔들을 다니면서 습관이 되어서인지 물 이외에는 냉장고의 물건은 손도 안 댄다. 하지만 남이섬의 냉장고에 있는 물건들은 편의점에 파는 가격대로 받는다. 그래서 맘 놓고 먹는다. 다른 호텔에서 느끼지 못한 사치를 소박하게 여기서 즐긴다.

쓰러져가는 남이섬을 기적처럼 꽃 피운 강우현 대표가 없었다면 나는 이런 행복을 느끼지 못했을 것이다. 굳이 예술과 디자인을 들먹이지 않더라도 남이섬의 기적은 디자인 경영의 대표적 사례이다.

다윗과 골리앗

교보타워 사거리에 있는 어반하이브(빵빵이 빌딩)는 건축의 기능, 구조, 미를 통일해서 보여주는 살아 있는 교과서 같다. 철근을 45도로 배근한 외부의 콘크리트 벽이 구조를 잡아주고 건물내부에 기둥이 하나도 없는 공간을 생성하여 효율적인 기능은 물론이고 상업적인 만족도를 높였으며 건물이 주는 아름다움도 놓치지 않았다.

이 건물은 마리오보타가 설계한 교보강남타워와 대각선으로 맞장을 뜨고 있다. 이 건물을 설계한 건축가 김인철은 한국 건축가의 자존심을 보여주고 싶었다고 한다. 사실 교보강남타워와 같은 랜드마크적인 건물과 마주하고 있는 것이 쉬운 일이 아니다. 아무리 디자인이 훌륭한 빌딩도 그 옆에 자신보다 큰 빌딩이 서 있으면 아무래도 왜소하고 약해 보이기 마련이다. 하지만 이 건물은 이런 핸디캡을 디자인으로 극복했다. 건축주의 비용에 대한 고민을 날려버린 멋진 한방의 디자인이 아닐까?

디자인은 새로움을 극복하는 과정

사람들은 새로운 것을 기대하고 추구한다. 남들과 다르고 싶으며 새롭고 특이한 경험을 원하기 때문이다. 처음 만나는 새로움은 자극이며 설렘이다. 새로운 것들이 살아남을 수 있는 근거이다.

하지만 사람은 먼저 가진 것을 고수하려는 편향도 있다. 새로운 것을 원하지만 정든 것을 버리기가 쉽지 않다. 그래서 새로움은 처음에 거부되기도 한다.

결혼이 그런 거다. 새로운 사람과 가정을 꾸리는 것은 행복한 일이다. 하지만 처음에는 뭔가 안 맞다. 내가 알고 있는 사람과 다르다. 티격태격하면서 살다보면 정이 들게 마련이다. 처음에 안 맞던 일들도 지금은 별

탈 없이 넘어가는 이유이다. 세종대왕이 한글을 창제할 때 집현전 학자들 조차 반대했으며 세계인의 사랑을 독차지하는 에펠탑도 파리의 예술성 과 미관을 실추시킨다는 이유로 수많은 사람들의 지탄의 대상이었다.

새로움을 기대하면서도 거부하는 사람들의 특성을 볼 때 앞으로 부동 산시장에서는 임대주택들이 지속적으로 소비자들에게 관심을 받을 것 같다. 새로운 환경을 제공하면서 살아보고 판단할 수 있다는 점은 사람들 에게 매력적이다. 새로움을 원하면서도 새로움을 두려워하는 사람들의 심리를 충족시키기 때문이다.

사업주의 입장에서 생각해보면 우선 사람들이 거주하게 되면 익숙해 져서 옮기기를 싫어하기 때문에 사람들을 우선 살게 만드는 아이디어가 중요하다.

파크 하얏트

2005년에 오픈할 당시만 해도 건축가들에게 논란이 되었던 건물이다. 학교에서 배운 건축계획에는 로비는 1층에 있어야 되는데 가장 꼭대기 층인 24층에 있다는 사실 때문이다. 호텔을 이용하는 고객들이 1층 로비 에서 체크인을 하고 자신의 객실로 가는 것과 1층에서 24층까지 올라간 다음 그곳에서 체크인하고 다시 객실로 내려가는 것은 동선상 불리해 보 였다. 그리고 꼭대기 층은 가장 전망이 좋고 프라이버시가 뛰어나기 때문 에 객실료를 가장 비싸게 받을 수 있었다. 건축 계획적으로나 사업성 측 면에서 이해가 되지 않는 역발상이었다.

지금은 "뭘 그 정도 가지고 그래?"라고 반문할 것이다. 디큐브시티의 쉐라톤 호텔도 가장 높은 41층에 로비를 마련하는 등 여럿의 건물에서 이 런 모습을 볼 수 있기 때문에 별로 이상하지 않다. 하지만 불과 10년이 안

된 그때는 그랬다. 참! 세월의 속도만큼 사람들의 생각도 빠르게 변하고 있는 것 같다.

이런 변화의 흐름을 지켜보면서 사람들의 관점이 점점 공공의 성격을 중시하는 방향으로 이동하고 있는 모습을 확인할 수 있다. 나보다는 모두, 눈앞의 이익보다는 경험과 미래가치에 투자하고 있는 것이다.

디자인은 사소한 발견에서 출발한다

도시계획가 윌리엄 화이트는 "공원을 설계하는 건축가들은 공원의 조경이나 설계를 시민들보다 더 중요하게 생각한다. 그러나 사람들을 공원에 오게 하는 것은 대리석 조각품이나 꽃밭, 폭포 같은 것이 아니다. 사람들에게는 앉아서 쉴 수 있는 벤치가 필요하다"라고 했다. 그의 말을 통해 우리는 대중들과 디자이너 간에 생각의 차이를 확실히 볼 수 있다.

어느 날 최고급 주상복합단지의 입주민들이 노인정에 대한 개선을 요구해왔다. 이 단지의 노인정은 내부 디자인과 마감재는 최고급 수준으로 더 좋게 바꿀 수 있는 상황이 아니었다.

그런데 노인정을 사용하는 분들의 요청은 디자이너의 생각과는 달랐다. 그분들은 노인정의 마루에 모이서서 자주 음식을 만들어 드셨고 특히 시 낭송을 즐겨했다. 그분들은 좀 더 나은 주방의 환기시설과 편안하게 앉을 수 있는 병원용 의자 같은 것이 필요했다. 고객들은 공원의 화려한 조각품보다는 편안하게 쉴 수 있는 벤치가 더 중요하다.

제3의 공간

세상이 복잡해질수록 사람들은 자신만의 공간이 필요하다. 사회에서 집단을 이루고 가족을 구성하여도 세상이 복잡해질수록 혼자만을 위한 공간이 요구된다. 주변의 여건이 안 되거나 경제적인 이유 때문에 그렇게 못할 뿐이지 사람들은 나만의 공간에 대한 숨은 욕구가 있다.

아파트를 계획할 때 단지 내 부대시설에 3~4평의 작은 공간들을 계획하면 어떨까? 음악을 좋아하는 사람은 스피커와 와인 몇 병 갖다놓고 집에서 듣지 못하는 음악을 혼자서 크게 들을 수 있다. 컴퓨터 게임을 좋아하는 사람은 컴퓨터와 큰 모니터를 설치해놓고 가끔씩 찾아와서 스트레스를 풀고 집에 가는 것이다. 이런 일들이 집에서 일어나면 부부싸움이 된다. 산책하듯 걸어와서 한 시간 쉬고 가는 나만의 세컨하우스, 어떤가?

자신만의 시간을 자식이나 아내에게 방해받는 것이 싫어서 주말에 일을 핑계로 출근을 하는 남자들도 의외로 많다. 이런 남성들을 위한 별도의 공간을 단지 내에 설치하는 것이다. 이런 작은 공간은 꼭 남자만을 위할 필요도 없다. 자녀의 공부방이나 엄마들의 미술, 공예, 사진 같은 취미 공간으로 활용할 수 있고 재택 근무하는 사람들을 위한 소규모 사무공간으로 이용할 수 있으며 손님들을 위한 게스트하우스도 가능하다. 단지에서 이런 공간을 입주민들에게 임대하고 관리하면 주택의 규모를 늘리지 않으면서도 개인의 욕구를 충족시킬 수 있지 않을까?

혼자뿐인 원룸

"누구의 침입도 받지 않습니다. 진정한 독립을 원하십니까?"

원룸에서 살다보면 원하지 않는 방문객의 침입을 받게 된다. 그 침입이라는 것이 판매사원일경우도 있지만 술 취한 친구들, 오갈 데 없는 선후배, 부모님의 급작스런 방문일 수가 있다.

나만의 공간에 누군가가 예고 없이 찾아올 때 받게 되는 스트레스를 방지하고 사생활 침해를 철저하게 보장할 수 있는 상품이 있다면 어떨까?

각 실마다 센서를 설치하여 2명 이상이 한 실내에서 동작이 감지되면 경보음이 울리고 관리실에서 출동하여 한 명은 강제퇴실을 시키는 시스템을 집에다 구현하면 어떻게 될까?

이런 시스템을 갖춘 오피스텔은 불시에 방문하는 사람들에게 구차하게 변명할 필요가 없이 나만의 공간을 보호한다. 만약 부모님이 상경하셨는데 주무실 수 없는 것이 가혹하다면 주변의 호텔과 연계해서 1년에 2회는 공동관리비에서 비용이 공제되는 등의 다른 방법을 강구하면 된다. 또한 주중에만 시큐리티 시스템을 운영하고 주말에는 시스템을 운영하지 않는 방법으로 사용자들의 불만을 해소할 수 있다.

지방에서 서울로 유학을 보내거나 딸을 둔 부모님의 입장에서 생각해 보면, "나쁜 친구들과 어울리면 어떡하나? 원룸에 친구들과 동거하면 어떡하나?" 하는 고민을 한방에 해결해 준다. 공부에만 집중할 수 있는 여건도 조성되며 부모님이 일일이 밤에 전화하는 번거로움도 해결될 것이다. 또한 무엇보다 도둑 등의 침입에 확실한 시큐리티를 보장할 수 있으므로 여성들에게 더욱 인기 있지 않을까?

이 상품의 중요한 핵심은 외부 환경에 방해받지 않는 자신만의 공간을 보장하고 있다는 것이다. 이것을 극대화하기 위해서 조금의 불편을 의도적으로 만드는 것이다. 그래야 "아랫집에 도둑이 들었는데 복도에서 잡혔다"든지 "친구들한테 미안하긴 한데 정말 편해"라는 입소문이 퍼지지 않겠는가?

이런 것은 시장조사를 통해 도출되는 것은 아니며 일상에서 새로움을 찾는 디자인적 사고(design thinking)에서 시작된다.

"한국적인 디자인이 무엇인가?"라는 질문은 "건축이란 무엇인가?"라는 질문만큼 어렵다. 한국적인 것 하면 한복, 기와, 갓, 장구 등이 자연스럽게 떠오르는 나 자신이 실망스럽다. 여러분도 위의 것들을 제외하고 한국적인 것을 떠올려 보라. 몇 가지들이 더 생각날지라도 특별한 것들은 별로 없지 않은가? 그 이유는 뭘까?

나는 그 이유를 단절된 역사로 변명하고자 한다. 우리나라는 근대시대로 진입할 무렵(1800년대 후반)에 자국의 목소리를 낼 수 있는 주도권이 이미 상실되고 있었다. 그 이후로 한일합방(1910년)이 강제적으로 이루어졌고 우리나라 마을과 도시구조는 일본인들이 책상에서 그은 선에 의해 마구 헤집어졌다. 하나의 커뮤니티를 형성하던 마을이 도로로 인해 나뉘어졌고 마을의 사람들이 어떻게 살고 있는지는 일본인들의 관심 대상이 아니었다. 이들은 도면상에 가장 효율적이라고 판단되는 곳에 도로를 만들고 그 부락을 분절하는 행위를 수없이 자행했으며, 일본인들이 거주하는 지역과 한국인들이 거주하는 지역의 기반시설들을 차별했다. 따라서 우리와 상관없는 도시구조와 건물들을 양산하게 된 것이다.

대표적인 예가 1995년 철거된 조선총독부이다. 홍례문을 헐어낸 자리에 들어선 이 건물은 경복궁의 중심이자 왕권을 상징하는 근정전을 완벽하게 가로막았다. 또 다른 예는 옛 서울역으로 일본 도쿄역을 축소해서 그대로 옮겨놓아 그들의 문화를 이식했다. 누군가는 일본인들의 향수를 치유하기 위해 건설되었다는 말도 있지만 근대화의 상징적인 관문을 일본인들에 의해 동일하게 만들어진 것은 가슴 아픈 일이 아닐 수 없다.

1945년 우리는 광복을 맞이하고 이념의 혼란 속에 1950년 한국전쟁을 겪는다. 전쟁으로 우리의 삶은 피폐해지고 그나마 존재하던 산업기반시설들은 대부분 파괴되었다. 1960년대 산업화가 본격적으로 시작되면서 시골에 있던 농민들은 도시로 모여든다. 갑자기 과대해진 도시는 사람들을 수용하기 위해서 빠르고 집적화된 주거를 양산하고 그로 인해 건축과 도시는 기형적으로 발전했다.

서구 선진국들이 200~300년 동안 이룬 산업화를 우리는 지난 반세기만에 이루어내는 눈부신 성과를 이룩했다. 그동안 우리나라의 도시에 무엇이 좋은지를 생각할 겨를도 없이 새로운 것들을 수용하고 의지하면서 살아왔다. 한국적인 것이 무엇이지 몰라도 되었던 시대, 한국적인 것이 어떤 것인지 정의조차 안 된 시대를 우리는 씩씩하게 지내온 것이다. 일본에 의해 반세기의 역사는 지워지고 반세기의 역사는 너무 빠르게 압축해버렸다. 언제 우리 것을 되돌아볼 시기와 여유가 있었는가?

세계적인 인문사회과학 전문 출판사인 영국 루트리지(Routledge)는 인류 50대 언어 사상가로 세종대왕을 목록에 올렸는데, 중세 이후 아시아에선 유일하며 그의 업적과 사상은 아주 매혹적이며 언어 발달사에 대단히 중요하다고 한다. 한글은 만든 목적, 시기, 사람이 분명한 세계에서 유일한 글자로서 한글의 우아함과 과학적인 일관성 그리고 절묘한 언어 디자인으로 세계에서 가장 뛰어나게 고안된 문자 체계라고 한다.

어떤가? 문화적 자부심이 생기지 않는가?

언어는 그 문화를 대표한다. 특정한 언어를 사용하는 것은 특정한 문화를 만든다는 것을 의미한다. 언어는 말과 글로 표현되고 그 문화에 속한 사람들의 행동과 생각을 드러내며 소통한다. 외국어를 공부할 때 그들의 역사와 생활 등의 문화를 이해하지 못하면 더 이상의 실력이 향상되지 않는 것처럼 언어와 문화는 밀접하게 연결되어 있다.

그러고 보니 우리는 모든 것을 한글로 표현하고 생각하고 무언가를 만들어내고 있다. 이런 행위들이 한글이라는 도구를 통해 이루어지고 있는 것이다. 우리가 사고하고 그려내고 만들어내는 모든 것이 한국적인 것이다. 한글은 가장 한국적인 것을 만들어주는 디자인이자 통로이다.

한국 건축 투어

해외에서 함께 작업했던 친구 2명이 최종 계획안을 발표하기 위해 서울에 왔다. 발표를 마친 후 "무엇을 하고 싶냐"고 물었더니 "서울이 3번째 방문임에도 한국의 전통건물들을 못 봐서 이번기회에 꼭 한번 보고 싶다"고 했다.

여러분이라면 어디부터 안내를 시작했을까?

여러분의 예상대로 먼저 경복궁을 갔다. 평일 오후에 빗방울이 조금 보이는 날씨이어서인지 꽤 조용했다. 외국인 친구들은 무엇이 그리도 신기한지 계속해서 셔터를 눌러댔고 바닥의 박석, 화려한 컬러와 처마선 그리고 이를 받치는 구조물들이 특별해 보인다고 했다. 짧은 영어 실력으로 인해 질문에 대한 답도 제대로 못했지만 전통건축에 무지한 나 자신이 그날따라 초라해보였다.

홍례문과 광화문 중간쯤에서 광화문으로 비춰진 서울은 정말 신비로운 모습이었다. 광화문을 경계로 조용하고 평온한 분위기와 광화문 밖으로 비춰지는 도시의 속도감과 자동차의 경적소리, 복잡함. 극도로 상반되는 두 가지 분위기의 경계선에 서 있는 미묘한 긴장감은 잊을 수가 없다. 광화문의 잔잔함을 즐기며 문 밖의 복잡한 군상들을 지켜보는 즐거움은 참으로 자극적인 경험이었다.

다음은 걸어서 인사동 거리를 갔다. 참 오랜만에 오는 인사동거리였다. 길을 걷다가 쌈지길을 우연히 발견한 듯 들어갔다. 순환형식의 매장 형식과 보행자의 활동적인 에너지에 친구들은 좀 놀란 것 같았다. 흥분한 듯 연신 카메라의 셔터를 눌렀다. 한 바퀴를 모두 둘러본 후 뒤편에서 빈대떡과 막걸리 한잔을 했다. 대나무가 운치 있게 자리 잡고 있어 그들과의 자리는 더욱 빛이 났다. 목을 축인 우리는 기념품을 쇼핑했는데 한국인이라면 직장동료나 상사 그리고 가족들 선물을 산다고 바쁠 텐데 이들은 겨우 만 원 이하의 젓가락 한 세트씩만 구입했다. 짠돌이들!

함께 진행한 프로젝트가 상업시설이었기 때문에 잠시 두산타워의 매장을 둘러보았는데 24시간을 영업하는 에너지와 넘쳐나는 젊은이들에 충격을 받은 듯했다.

저녁은 한정식 집에서 식사를 했다. 매우 다양하고 푸짐한 음식들이 계속해서 나왔는데, 나중에는 문을 열고 들어오는 직원이 무섭다고 농담할 정도였다. 매운 고추 빛의 붉은 색만 보고도 젓가락을 멈추곤 하는 그들의 모습이 떠오른다.

여러분은 외국인 친구가 한국에 방문하면 어디를 소개할 것인가? 우리에게 좋은 건물이 많다면 가이드하기가 훨씬 수월하지 않겠는가? 짧은 영어로 애를 쓰지 않아도 건물이 주는 강렬한 포스가 우리를 편하게 해줄 것이다.

건 축 과　건 축 가

건축은 예술이다. 예술은 아름다움을 찾아가는 과정이다. 아름다움을 논의하는 미학은 철학의 한 부류이며 철학을 이해한다는 것은 인간을 이해한다는 것이다. 철학은 생각하는 방법을 가르치는 학문이다. 철학은 당연한 것에 의문을 던지는 일이며, 플라톤은 '모든 견해와 단절하는 것이다'라고 했다.

건축은 이제까지 누군가가 해결하지 못한 그 어떤 것을 찾아내는 과정이다. 그래서 건축은 철학과 통한다. 어떤 사물을 보더라도 그냥 지나치지 않고 항상 의문을 던지는 태도가 요구된다. 깊이 있는 사고와 흔들리지 않는 단단한 사유의 능력이 필요하다.

철학은 개개인의 철학자를 떠나서는 존재하기 어렵다. 건축도 그러하다. 건축가는 작품을 통해 자신의 세계를 보여준다. 그들이 세상에 내놓는 답은 모두 다르다. 세상을 바라보는 그들의 생각이 모두 다르기 때문이다.

인테리어

뉴욕에서 비싸다는 고급주택들의 인테리어는 어떠할 것 같은가? 우아한 샹들리에와 화려한 대리석 그리고 조각된 장식물들로 채워진 공간이 훌륭하지 않을까?

하지만 여러분의 예상과는 달리 그곳의 벽은 대부분이 화이트컬러이며 페인트로 마감이 되어 있다. 조명이나 주방가전기기의 제품들은 고급사양의 제품들을 사용하지만 그 이외에는 특별한 것이 없다.

그들이 하얗게 벽을 칠하는 이유는 백지를 만들기 위해서이다. 백지에는 무언가를 채울 수 있다. 만약 초록색의 벽에 무언가를 한다고 상상해 보면 그리 쉽지 않음을 알게 될 것이다. 그들은 실내공간을 자신들만의 개성 있는 것들로 채우고 연출하는 장소로 생각한다. 안방에는 풍경화를 걸고 거실에는 부드러운 카펫을 깔고 주방에는 꽃병을 설치하는 것이 그들이 생각하는 인테리어이다. 우리의 아파트처럼 거실의 아트월을 비롯한 마감과 디자인이 모두 동일한 것은 그들에게 이해가 되지 않는다.

건축가들은 건물 자체가 브랜드가 되는 외관 디자인에 많은 공을 들인다. 하지만 건물이 지어지고 나면 사람들은 외부보다 내부에서 많은 시간을 보내면서 생활한다. 그리고 인테리어가 잘된 내부공간은 외관보다 훨씬 더 임팩트가 강한 경우들이 많다. 이런 사실을 인식하고 있는 건축가들은 인테리어분야에도 적극 참여한다. 이들은 외부와 내부의 연결성을 중시하며 재료나 색감보다는 내부 공간이 가지고 있는 힘을 이끌어내고 분위기를 만들어 가려는 경향이 높다.

하지만 건축가의 이러한 성향은 대체적으로 내부의 인테리어를 건조하게 만든다. 따라서 외관과 다른 내부의 풍성한 디테일과 따뜻함을 원하는 건축주는 건축가의 인테리어 디자인을 수용하지 못하는 일들이 종종 생긴다.

조명을 바꾸자

디자인과 관련된 브레인스토밍이 시작되면 형광등을 가능한 끈다. 그 이유는 형광등이 감성을 죽인다는 믿음 때문이다. 감성이 빠진 아이디어는 생명력이 없지 않은가?

조명은 정서다. 형광등 아래에서 느끼는 정서와 백열등 아래에서 느끼는 정서는 근본적으로 다르다. 백열등을 이용한 부분조명은 사람에게 지극히 아늑한 느낌을 준다. 사람도 마찬가지다. 같은 사람이라 할지라도 부드러운 백열등의 부분조명을 뒤로 한 여인의 실루엣과 형광등 불빛 아래에서

창백하게 드러난 여인은 질적으로 다른 존재다.

_ 김정운, 『나는 아내와의 결혼을 후회한다』 중에서

사실 우리가 조명에 관심을 갖기 시작한 지는 불과 얼마 안 된다. 조명이라고 해봤자 형광등과 백열등의 두 종류밖에 없었으며 그 당시는 가격과 밝기가 중요했다. 우리가 경제적으로 윤택해지고 감성이라는 것에 눈을 뜨면서 조명의 형태, 느낌, 수명, 색감, 밝기 등을 고려하고 있다.

최고급 주택상품을 벤치마킹하기 위해 한남동에 분양 중인 고급빌라를 방문한 적이 있다. 한강이 내려다보이는 전망과 고급스런 마감재 그리고 외산의 가전용품들이 설치되어 있었다. 그 당시 하드웨어만으로는 소비자를 움직이는 데 한계점에 도달했다고 판단했는지 차별화된 여러 가지 아이디어가 적용되었다.

그중에서 빌라 내부를 모두 간접조명으로 계획하여 내부공간을 안정되고 편안한 분위기를 연출한 점이 눈길을 끌었다. 조명에 관련된 모든 것들을 수입하고 그에 맞게 디자인되어 내부 공간 자체의 품격을 높였다. 또한 거실에서 한강이 내려다보이므로 거실의 전면 유리를 최대한 개방하고 3중 유리를 사용하여 안전과 열효율에도 대비했다. 또한 거실의 통유리는 낮에는 훌륭하나 밤에는 반대로 노출되기 때문에 모두 내부로 향하는 간접조명을 설치하여 밖으로 최대한 빛의 노출을 줄이고자 했다.

우리보다 조명의 사용에 일찍 눈을 뜬 해외 조명 디자이너들의 공통점은 광원이 직접 안 보이도록 최대한 고려하며 디자이너가 계획한 천정형태를 조정하면서 조명계획을 한다. 이들은 조명이 인간 생활을 전반적으로 통제할 수 있고 바꿀 수 있는 점에 주목한다. 조명은 인간의 행동을 변화시킬 수 있기 때문이다.

New 건축십서

르네상스에 발견된 비트루스우스의 건축십서는 지금까지 건축과 관련된 모든 책의 기준이 되어온 것이 사실이다. 하지만 이것은 어디까지나 2000년 전의 이야기로서 현재의 건축분야에 적용하기에는 세상이 너무 많이 변했다는 생각이 든다.

건축에서 어떤 단어를 사용하든 간에 인간이 사용하는 데 좋은 공간을 만드는 것을 목표로 하고 있다. 예전에는 좋은 공간이라고 한다면 물리적으로 잘 갖추고 있어 인간을 육체적으로 정신적으로 안정되게 만들어 주는 공간을 의미하였다. 그러나 현대에서는 물리적인 공간 이외에 서비스라는 무형의 것이 제공되기 시작하면서 공간도 새로운 의미를 가지기 시작한다. 생산량, 가격, 제품을 중시하던 개념에서 마케팅과 서비스를 중시하는 개념으로 산업의 흐름이 이동하는 것과 같은 맥락이다.

건축에서 서비스라고 하는 것은 건축의 하드웨어적인 것 이외에 건물을 운영하는 방식을 의미한다. 가령 건물을 유지 관리하는 업체의 노하우와 운영방식에 따라 건물을 사용하는 입주자들의 만족도가 달라진다. 얼마나 자주 화장실을 걸레질하고 휴지를 갈아주고 좋은 방향제를 사용하는가에 따라 사용자들의 기분이 달라지고 업무능력이 올라간다. 또한 사무실의 전등이나 부속품 등을 제때에 교체해주고 식물이나 나무 등에 물을 주고 관리를 잘하는가에 따라 사무환경이 달라진다.

건축에서는 에너지 관련해서 창호와 단열만을 강조하는데 이것은 하드웨어적인 접근이다. 운영 관리를 어떻게 하는가에 따라 최대 20%의 효율이 차이가 난다고 한다. 예를 들어 문 열어 놓는 시간이 많으면 그만큼

열손실이 높은 것이다. 운영의 중요성은 상업시설에서 쉽게 발견된다. 임대상가와 분양상가는 입구에서부터 바로 차이가 난다. 임대상가에 비해 분양상가는 관리 안 되는 것이 확연히 보인다. 상가의 여기저기에 광고지가 마구 붙어 있으며 야한 명함들로 넘쳐난다. 좋은 예로 마주하고 있는 일산의 라페스타와 웨스턴 돔을 비교해보면 그 차이를 알 수 있다.

과천 래미안에 거주하는 분이 한 말이다. 재건축되었기 때문에 평면 등의 시설이 좋다는 생각은 안 한다. 그런데 공사가 끝났다고 생각할 때부터 뭔가 서비스를 시작하더라는 것이다. 주민들의 불만에 최대한 빨리 응대하는 모습을 보이거나 전화받을 때 친절하고 만나면 웃는 모습을 보인다고 했다. 어느 날 갑자기 청소하고 소독해주며 디자인상 받은 것을 지속적 홍보해주고 가끔씩 이벤트 행사까지 해준다고 했다. 서비스란 끝났다고 생각하는 시점에서 새롭게 시작하는 것이 아닐까?

이처럼 사람들은 건축이라는 물리적인 환경 이외에 무형의 서비스에 의해 건축물의 품격과 만족도를 좌우하게 되는 시대에 살고 있다.

부산 오피스텔

2011년 부산에 아침을 차려주는 오피스텔이 등장했다. 약 360가구인 이곳은 모든 입주자들에게 특급호텔 수준의 아침 식사를 제공하며 1년 동안 무료로 서비스를 제공받을 수 있다고 한다. 소비자의 타깃을 대학생, 직장인 등의 1~2인 가구에 초점을 맞추어 그들이 가장 필요한 '아침밥'을 차별화시킨 것이다. 건강을 챙기고 싶은 욕구를 만족시키면서 아침 시간이 부족한 사람들을 위한 상품이다.

최근 들어 적용되는 차별화된 아이템으로 발레파킹과 세차, 간단한 차량 정비 등 자동차 관리서비스와 케이터링 서비스, 세탁 및 영선 서비스,

부동산 관리 서비스 등 주택에도 호텔 서비스의 개념들이 도입되는 추세이다. 사람들의 서비스에 대한 욕구가 점점 증가하고 있다.

___ 커뮤니티시설(부대복리시설)

아파트 및 주상복합 단지 내의 헬스장, 문고, 골프연습장, 노인정, 수영장 등은 커뮤니티시설(주민복리시설)로서 주민들을 위해 운영하고 관리하는 시설이다. 최근에는 시설이 다양화되고 대형화되는 추세이며 운동시설 위주에서 비운동시설 비중이 증가하고 있다.

커뮤니티시설은 계획적인 측면에서는 강한 상징성을 가지고 있다. 특히 설계경기에는 컨셉과 단지를 부각할 수 있는 가장 중요한 아이템이다. 단지 중심에 시설을 배치하여 주민들을 통합하는 상징성을 지니며, 선큰과 같이 계획하여 시각적인 측면에서 더욱더 강력하게 소비자들에게 어필한다. 또한 사업주도 입주민의 편의성과 사람들 간의 통합이라는 거창한 컨셉을 앞세워 분양가를 높이는 주요 무기로 사용하고 있다.

하지만 입주민의 관점에서는 커뮤니티는 공동의 재산이기 때문에 그냥 크고 시설이 많으면 좋다고 생각한다.

잘 생각해보라. 커뮤니티로 인한 관리비가 세대당 얼마나 나올까 고민하며 주택을 구입하는가? '기껏해야 얼마 나오겠어. 주민들끼리 나누어 내면되고, 안 되면 사용 안 하면 되지' 하고 쉽게 넘어간다. 하지만 분양이 끝나고 준공이 완료되어 입주가 시작되고 단지 내 시설을 이용하게 되면서 문제점들이 노출된다. 입주민들은 필요 없는 실들이나 계획상 낭비되는 공간들을 확인하고 제대로 된 운영프로그램조차 없는 것에 실망하며 청구되는 관리비에 놀라게 된다. 이때에서야 면적을 줄이고자 시도하지만 1/N 이 발목을 잡는다. 전체의 이익이 분산되어 있어 직접적으로 와

닿지 않기 때문이다. 계륵 같은 존재다.

왜 이런 일들이 벌어질까?

건축가에게는 아파트에 딸린 커뮤니티시설은 면적의 비율이 낮고 분양하는 단위세대가 중요하기 때문에 상대적으로 소홀하게 취급할 수 있다. 먼저 주거 동을 배치하고 난 후 남은 스페이스에 만들어지는 경우가 많다. 그리고 건축가에게는 커뮤니티시설의 적정 수요나 면적을 산정하는 기준을 가지고 있지 않다. 물론 비슷한 규모의 해당면적이나 프로그램에 대한 사례는 가지고 있으나 실제로 어떻게 운영되는지에 대한 자료는 거의 없다.

이런 운영에 관련된 사항은 준공 이후에 일어나는 상황으로 건축가의 업무 범위 밖이기 때문에 관심도 낮고 관련된 자료를 확보하는 일도 어렵다. 또한 커뮤니티 시설이 용도나 규모가 적정하며 건강하게 활성화되고 있는지 검증하기도 곤란하다.

커뮤니티를 활성화하는 여러 가지 요인들이 있지만 가장 중요한 것은 운영 프로그램이다. 좋은 프로그램을 보유하고 경험이 많은 업체가 운영 관리하여야 입주민들은 좋은 서비스를 받을 수 있다. 흔히 보듯이 헬스기구 갖다놓고 매니저 몇 명으로 운영되는 것과 부부수요를 감안하여 부부 재즈댄스교실 같은 것이 매주 운영되는 것과는 참여도와 호응도가 달라질 수밖에 없다.

그러나 아쉽게도 건설소장과 건축가, 사업주는 준공이 되면 모두 떠난다. 일부 민원인들의 하자처리만 도와줄 뿐, 이것 역시 브랜드 관리를 위한 것이지 입주민을 위한 것이 아니다. 입주민이 사용한 커뮤니티 시설의 크기와 용도를 결정했던 주체들은 사라지고 실사용자들은 운영업체만을 의지하고 있다. 이 경우 커뮤니티시설이 활성화가 잘될 리가 없다. 커뮤니티시설은 무조건 크다고 좋은 것이 아니다.

선유도 공원

우리들이 일반적으로 만나는 좋은 공원, 사람들이 많이 모이는 공원들은 일산의 호수공원, 분당의 중앙공원, 동탄의 센트럴파크처럼 신도시에 계획되는 경우들이 많다. 이들 공원은 수경공간을 두어 공간을 풍성하게 하고, 넓고 큰 잔디공원이나 광장을 기반으로 조경시설물과 수목을 배치하여 시민들에게 에너지를 전달하고자 노력하는 것이 일반적인 수법이다.

하지만 그에 비해 선유도 공원은 과거의 흔적을 남겨두면서 공원을 입체적으로 만들었다. 특히 한강을 도보로 건너는 일들이 거의 없다보니 한강과 주변의 조망을 다리를 건너면서 즐길 수 있는 점은 선유도공원의 큰 장점이다. 한강공원에서 시작하는 다리의 램프는 기꺼이 걷기 위해 마음의 준비를 하고 온 사람들에게 위치의 높낮이가 제공하는 경관의 변화를 자연스럽고 극적으로 보여주는 훌륭한 건축적 장치이다. (한국인들은 빠르게 오르내리는 수단을 선호하여 육교나 건물의 램프를 이용하는 것을 싫어하는 경향이 있다.)

선유도 공원은 입체적이며 기존의 시설을 이용하여 역사와 흔적을 보존하고 재생한 친환경 공원의 전형적인 모범사례이다. 가족이나 연인들이 하루를 충분히 보낼 수 있을 만큼 크기도 크며, 섬이라는 특별한 환상이 사람들을 더욱 행복하게 만들어 준다.

2011년 건축계에 흥미로운 사건이 있었다. 어느 신문사에서 건축가들을 대상으로 '한국 대표 건축'을 조사한 결과 1등으로 선유도 공원이 뽑혔다.* 하지만 한국조경사회에서 신문사를 상대로 정정기사를 요청했다. 선유도 공원은 몇 해 전부터 이미 조경분야에서 수상을 해온 조경 시설물로서 이름 자체에서부터 조경분야의 시설물로 보는 것이 적당하다는 의견이었다. 그러고 보면 선유도 공원을 건축으로 보기에는 다소 무리가 있어 보이기도 한다. 선유도 공원 내부에 있는 건물은 전시관, 까페, 화장실 이 세 가지 정도인데 예술작품이라는 의미에서 볼 때 그렇게 뛰어나 보이지는 않는다.

2013년 전문가 100명이 뽑은 한국 최고의 현대건축물에서도 3위를 차지했다(2장, 가격 참고). 왜 건축가들은 왜 선유도 공원을 건축물이라고 보는 것일까?

부동산투자와 거리가 먼 건축가

건축가는 대중보다는 반드시 앞서 걸어야 한다. 그러나 대중이 건축가와의 동행의지를 포기할 만큼 지나쳐버려서는 안 된다. 대중과 너무 밀착하면 옹졸한 상품이 나오기 쉽고, 동행이 불가능한 디자인은 건축가만이 만족할 수밖에 없는 것이다.

우리나라 대중이 언제 좋은 건축과 도시를 이해할 수 있는 시간이 제대로 있었는가? 인터넷의 보급과 해외여행자들의 증가로 인해 좋은 건축과 도시들이 공유되고는 있다 하더라도 우리는 경제적인 관점에서 건축과 도시를 이해해왔다.

우리 시대의 건축가와 투자하려는 아파트의 모델하우스에 한번 가보자.

우리의 건축가는 우선 카탈로그의 인쇄상태, 색감, 레이아웃, 종이 질, 표지까지 대략 한번 훑어본다. 이 수준으로 전체 아파트의 품질을 우선 측정한다. 다음으로 설계사무소, 건설사 등 참여업체를 확인한다. 이런 기초적인 조사를 마친 후에야 배치도를 펼쳐놓고 주출입구에서 접근성, 부출입구와 지하 주차장으로 진입하는 위치, 지상 차량 동선과 주동 출입구와의 관계, 보행동선, 조경공간과 놀이시설 그리고 단지 레벨을 쭉 훑어본다. 여기까지만 읽어도 슬슬 짜증나지 않는가? 하지만 아직 멀었다. 배치의 분석이 끝나고 나면 주동을 분석해야 한다. 주동 출입구와 동선과의 관계, 주동의 위치, 층수, 주변 환경과 조망, 남향인지 동서향인지 그리고 코어계획까지.

그런 다음에 평면을 살펴본다. 세대출입구에서부터 진입하여 방, 욕실, 거실, 주방, 안방 그리고 발코니 면적 등도 다른 세대와 비교하여 본다. 이쯤 되면 안내하는 도우미한테 질문한다. "전용률은 얼마죠? 층고와 천정고는 어떻게 되죠? 엘리베이터 속도는요?"

사실 건축하는 사람들은 모델하우스에서 도우미 설명을 잘 듣지 않는다. 왜냐하면 자신이 제일 많이 알기 때문에 혼자 보고 해석하길 좋아한다. 하지만 때로는 카탈로그에 표기되지 않는 전문적이면서도 중요한 사항들은 물어본다. 그래야 배운 티가 난다. 지적인 욕구가 어느 정도 채워지면 슬슬 분양가를 본다. 헉! 하고 놀란다. 많이 올랐기 때문이다. 놀란 가슴을 뒤로하고 내부를 살피다 보면 디자인이 맘에 안 든다거나 평면에서 애매한 부분들이 몇 군데 보인다. 투자하려고 마음먹고 없는 시간 내서 찾아갔는데 결국 나중을 기약한다.

지금까지 이야기는 물론 가상이다. 하지만 읽으면서 고개가 끄떡이는 건축가들이 있을 것이다. 상상이지만 내가 아는 많은 건축설계 전문가들의 이야기를 모아서 만든 것이기 때문이다.

우리 시대의 건축가들은 너무 바쁘다. 친구들의 모임에서도 건축가 집단이 가장 늦게 나타나는 편이다. 대형 설계사무소의 이사급 정도면 시간 조정이 가능할 법도 한데 잘 안 되는가 보다.

그리고 건축을 너무 사랑한다. 조금만 떨어져서 보아도 될 일을 현미경으로만 본다. 투자할 때는 단순하게 소비자의 입장에서 바라보고 결정하면 된다. 사고 싶다는 생각이 들면 얼른 모델하우스에 가서 계약금 걸고 사인하면 된다. 그런데 이렇게 하지 않는다. 아파트 분양은 설계가 좋아서 치열한 것이 아닌데 말이다.

영화를 보러 가서 영화의 스토리와 장면에 빠지지 못하는 이들이 있다. 음악을 전공하는 이는 영화음악만 들린다든지 건축하는 사람은 못 보던 건물이나 공간, 도시들이 나타나면 그 배경에 집착한다. 영화를 보러 갔으면 감독과 작가와 배우가 이끄는 대로 영화를 감상하고 오는 것이 제일 행복한데 말이다.

건축가는 왜 상업적 고민을 하지 않을까?

만약 내가 건축학과 학생들을 대상으로 설계 강의를 개설하게 된다면 우선 그들이 계획한 건물의 가치에 대해서 추측하게 할 것이다. 유사한 시설들의 시세를 조사시켜 자신이 설계한 건물의 가격을 대략 산정해보게 할 것이다. 자신이 설계한 건물의 가격을 추측해보는 것은 아주 건강한 일이며 이런 과정이 학생들의 창의적인 사고를 방해하지는 않는다.

나는 대학교의 건축학과에서 상업적 고민을 하는 훈련을 시켜야 한다고 주장한다. 계획하는 프로젝트의 땅값이 대략 얼마이며, 주변의 상권은 어떻게 구성되며 1층은 얼마이고 2~3층은 얼마이며 5층 이상의 상가는 매력이 없다는 정도는 알고 설계를 해야 한다. 일본의 롯본기힐스는 지하 1층과 지하2층을 잘 계획하여 1층상가의 가격과 비슷하게 받음으로써 사업적으로 성공하지 않았는가?

사실 앞에서 이야기 것들을 조사하는 데 시간도 별로 안 걸린다. 인터넷과 스마트폰의 어플을 이용해도 학생들이 필요한 정보정도는 충분하게 획득할 수 있다. 물론 이런 감을 키우는 데는 계획부지 주변을 시장조사 해보는 것이 훨씬 도움이 된다. 이런 감각이 키워지면 자연스럽게 2~3년을 예측하며 규모와 평면, 디자인을 할 수 있다. 미래의 건축시장에 대한 그림을 경제 감각과 연결하여 키워나가는 것이다. 이렇게 훈련된 학생과 학교에서 디자인만 그리다가 졸업한 학생이 있다면 누가 세상을 더 넓게 보고 경제적인 감각으로 건축주와 대화할 수 있겠는가? 시장에 대한 감각이 떨어지는 학생은 디자이너로서의 건축가만 될 뿐이다. 하지만 현재 우리나라 건축시장에서 디자이너로서의 건축가가 과연 몇 명이나 되는가? 시장 감각을 지녔다고 훌륭한 디자이너가 될 수 없는가? 전혀 그렇지 않다. 지금의 시대는 학문 간에 융복합이 이루어지고 있으며 이런 충돌 속에 새로운 생각과 번쩍이는 아이디어가 나온다. 우리는 이를 통섭, 통합, 융합이라고 부르지 않는가?

프로젝트를 진행할 때는 건축가가 주도가 되어야 한다. 프로젝트에 대해 깊이 생각하고 누구보다도 많은 시간을 고민하고 대화한다. 그렇다면 프로젝트를 합리적으로 이끌 수 있는 경제적이고 현실적인 감각, 그리고 미래를 예측할 수 있는 능력이 있는 건축가라면 더할 나위 없이 좋지 않을까?

자본주의 사회에서 자본의 논리가 모든 것에 앞선다. 당연히 건축도 따라갈 수밖에 없다. 자본주의 사회에서 자본의 논리로 설득과 이해를 구하는데 건축가는 아직도 디자인과 동선과 전용률로 커버를 하려고 한다. 칼날의 날카로움이 다르다. 게임이 안 된다. 건축에 가장 많은 지식을 소유하고 있음에도 경제적인 감각이 부족하다는 이유만으로 하부의 구조에 놓여서는 안 된다. 최소한 평등한 위치에 설 수 있도록 노력해야 한다. 이미 건설사와 시행사의 하부구조에 위치하고 있지 않은가? 현실의 직시하고 변화에 대응하는 건축가만이 살아남게 될 것은 자명하다.

현상설계와 건축가

세계적으로 이슈가 된 현상설계에 관한 이야기이다. 심사 당일 뒤늦게 도착한 심사위원장은 수많은 탈락 작품을 다시 살펴보던 중에 그중 한 작품을 선정하여 본선에 올리려고 했다. 물론 주변에서 반대했지만 그것을 무릅쓰고 본선에 올렸다. 그리고 결국 당선시켜 버렸다.

여러분은 위의 글을 읽고 어떤 생각이 먼저 드는가? 심사위원장과 당선 건축가 사이에 검은 거래가 있었던 것 같지 않는가? 만약 이런 기사가 보도가 된다면 우리는 과연 어떤 판단을 하게 될 것인가?

나는 앞의 이야기를 좀 더 극적으로 구성해서 친구들에게 몇 차례 말한 적이 있다. 물론 내가 생각을 유도한 부분도 분명히 있었지만 대부분은 모종의 거래가 있었을 것이라고 추측했으며 늦게 와서 절차와 위원들을 무시한 위원장의 태도에 대해서 비판을 했다. 나도 이들의 의견에 동의한다. 공정성이 요구되는 현상설계에서 절차와 규칙이 무너지는 것은 지탄의 대상이 될 수 있다.

위의 이야기에서 당선된 작품은 2007년에 유네스코 선정 세계문화유산으로 지정된 시드니 오페라하우스이다. 그리고 심사위원장은 세계적인 거장 에로 사리넨*이다.

모두가 잘 알고 있듯이 호주의 대표 브랜드인 시드니 오페라하우스는 멀고 황폐한 식민지를 문화의 중심지라는 이미지로 급속히 바꾸는 역할을 했다.

여러분은 지금 약간은 혼란스러울 것이다. 그 당시 에로 사리넨과 요른 웃손**이 탐구하는 건축의 방향이 비슷했거나 구조적인 문제들로 많은 어려움 등이 야기되면서 준공 때까지 엄청난 비용이 초과 투입된 점 등은 논외로 하겠다. 위의 이야기에서 내가 말하고 싶은 바는 '좋은 작품을 위해 자신의 명예를 걸고 자신의 안목을 믿고 자신 있게 밀어붙일 만한 에로 사리넨이 우리에게는 있는가?' 하는 점이다.

현상설계에서 1등을 하기 위해서는 장점이 많기보다는 단점이 적어야 한다. 여러 명의 심사위원들에게 골고루 점수를 받아야 좋은 결과로 이어진다. 조그만 실수는 치명적이 될 수 있다. 이것은 결국, 대부분의 위원들이 수용할 수 있는 조금 창의적인 수준에서 계획안이 결정되는 것이다.

국가나 도시의 상징물이 될 수준의 건물에는 일반인들의 동의도 필요하지만, 정말 수준 높은 안목의 건축가에게 믿고 맡겨 보는 것도 필요하지 않을까? 지금 우리에게는 한국의 에로 사리넨이 절실하다.

*
에로 사리넨(Eero Saarinen): 1910년 핀란드 출생. 미국의 모더니즘을 주류 양식으로 대중화한 건축가로서 절충적인 형태의 미국 주요 건물들을 설계.
**
요른 웃손(Jorn Oberg Utzon): 1918년 덴마크 출생. 시드니 오페라하우스는 건축가가 살아 있는 동안 세계문화유산으로 지정된 유일한 건물.

● 프리츠커상(건축계의 노벨상)

대한민국의 성장에는 일본의 도움이 컸다. 우리는 겁도 없이 세계의 모범국가를 경쟁 파트너로 삼고 경쟁했다. 일본이 해낸 것을 우리가 못한다는 것은 용납되지 않았다. 스포츠 경기에서 일본에게 졌다 하면 난리가 나지 않았는가? 올해 2013년을 포함해서 일본 건축가는 6명이나 있다. 지금 우리 건축가들의 경쟁상대는 어디일까?

연도	수상자	국적	연도	수상자	국적
1979	필립 존슨	미국	1997	스베레 펜	노르웨이
1980	루이스 바라간	멕시코	1998	렌조 피아노	이탈리아
1981	제임스 스털링	영국	1999	노먼 포스터	영국
1982	케빈 로시	아일랜드/미국	2000	렘 콜하스	네덜란드
1983	I.M. 페이	미국	2001	에르조그 & 드 뫼롱	스위스
1984	리처드 마이어	미국	2002	글렌 머컷	호주
1985	한스 홀라인	오스트리아	2003	요른 웃손	덴마크
1986	고트프리트 뵘	서독	2004	자하 하디드	이라크/영국
1987	단게 겐조	일본	2005	톰 메인	미국
1988	고든 번샤프트 오스카르 니에메예르	미국 브라질	2006	파울루 멘데스 다 호샤	브라질
1989	프랭크 게리	캐나다/미국	2007	리처드 로저스	영국
1990	알도 로시	이탈리아	2008	장 누벨	프랑스
1991	로버트 벤투리	미국	2009	페터 춤토르	스위스
1992	알바루 시자	포르투갈	2010	세지마 가즈요 니시자와 류에	일본
1993	마키 후미히코	일본	2011	에두아르두 소투 드 모라	포르투갈
1994	크리스티앙 드 포잠박	프랑스	2012	왕슈	중국
1995	안도 다다오	일본	2013	이토 도요	일본
1996	라파엘 모네오	스페인			

※ www.pritzkerprize.com 참조

브랜드(Brand)

부동산 상품을 구성하는 입지, 가격, 디자인의 3가지 요소는 시간이 쌓이면서 브랜드의 이미지와 가치를 상승시킨다. 각 요소들 간에 상호작용이 활발하여 어느 정도 브랜드가 제 모습이 갖추어지면 반대 방향의 흐름이 나타난다. 브랜드가 가격을 올리고 수준 높은 디자인을 요구하며 주변에 유명한 브랜드들을 불러들여 입지의 가치를 상승시킨다.

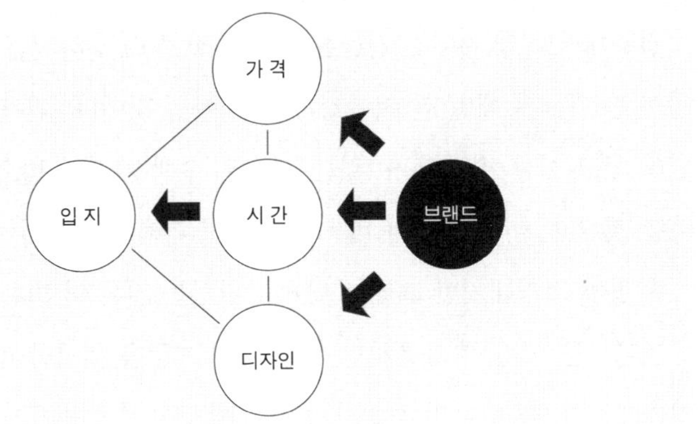

브 랜 드 란 ?

어릴 적에는 동네 슈퍼나 아파트 입구에서 펩시 시음회를 자주 볼 수 있었다. 안대를 하고 컵에 담긴 두 종류를 마셔본 후 더 좋은 맛을 선택하는 것이었다.

블라인드 테스트 결과에서 '펩시는 맛에 있어서는 코카콜라보다 더 낫다'는 것이 잘 알려진 사실이다. 하지만 사람들은 맛 이외에도 용기 디자인이나 컬러, 브랜드 등을 보고 코카콜라를 훨씬 많이 선택한다. 콜라의 사례처럼 더 맛있는 제품이 더 잘 팔리는 것만은 아니며 우리 주변에는 좋은 품질임에도 세상에 빛을 못 보는 경우들도 많다.

건축에서 말하는 품질은 건물이 지어진 상태를 보통 뜻한다. 우리나라의 건설업의 구조는 일본과 유사한데 모두 하도급에 의한 관리방식이다. 이것은 건설사에서 직접 공사하지 않고 계약한 하도급업체에서 공사를 한다는 의미이다. 건설사는 지속적으로 공사를 발주하고 기성을 지급할 능력만 있다면 우수한 하도급업체와 일을 할 수 있다는 것이다. 따라서 건설사의 하도급업체 관리능력과 교섭능력이 시공품질, 즉 브랜드를 만든다.

건축에서도 잘 지어진 건물은 비싸게 잘 팔려야 하지만 이 세상에서 제일 비싼 건물은 제일 잘 지어진 건물은 아닐 것이다. 건축 상품은 무수히 널려 있고 이를 평가할 수 있는 기준은 수백 가지가 넘으며 사람들마다 다를 것이다. 이런 노력과 비용을 줄이기 위해서 인터넷이나 부동산소개소를 통해 걸러내지만 그래도 쉽게 판단하는 것은 어렵다.

브랜드는 이럴 때 유용하다. 우리에게 기준을 제시하여 혼란을 손쉽게 정리해준다. 어찌 보면 소비자의 이런 행동은 불합리해 보일 수도 있지만

‘선택적 차별성’에 근거하여 이들이 내리는 결정은 합리적이다. 브랜드는 경쟁 제품들을 비교하지 않고도 내린 선택을 보증한다. 고객이 판단하기 곤란할 때 가장 신뢰할 수 있는 것이 브랜드이며 브랜드가 지닌 힘이다.

매출과 상품의 좋음은 상관없다

결혼을 하고 한동안은 대형마트를 즐겨 다녔다. 집 주변에는 분당 이마트 외에는 대형마트가 없었기 때문에 주말이면 그곳으로 출근을 하는 편이었다. 그곳은 주변에 경쟁 상권이 없고 배후주거단지가 탄탄하여 사람들이 항상 붐빈다. 이마트 내에서도 높은 매출액을 자랑하는 것으로 알려져 있다.

하지만 건축을 전공한 사람으로서 이곳은 불쾌할 정도로 불편하다. 건물 옆에 마련된 옥외 주차장을 이용할 경우에는 카트를 운전해 가는 것 자체가 노동이다. 건물 내부의 주차장은 지상에서 5층까지 단번에 올라가는데 램프의 통로 폭이 좁아 회전을 하며 긁힌 자국들이 운전자의 신경을 날카롭게 한다.

내부에서의 쇼핑도 불쾌함이 계속된다. 1층에서 식료품을 구입한 후 계산을 마치고 2층으로 가야 한다. 2층으로 올라가는 에스컬레이터도 없다. 줄서서 엘리베이터를 기다렸다가 이동한다. 2층에서도 구매한 물건을 일일이 확인받고 쇼핑해야 한다. 3층의 스포츠매장에서 운동화를 사는 것도 마찬가지이다. 대부분의 대형마트는 다른 층을 이동할 수 있는 내부 동선을 마련하여 쇼핑을 마친 후 한번에 계산하는 편리함을 제공하는 데 비해 이곳은 너무 불편하다. 또한 2008년 여름에는 후진하던 차가 가이드레일을 밀고 4층에서 추락해서 사망자를 내기도 했다.

그래도 분당 이마트는 사람들로 넘친다. “불편하지 않느냐?”고 주변 사람들에게 질문했더니 "분당점의 물품 배치에 이미 익숙해져 있어서 편리하다. 몇 번 다른 대형마트에 가봤지만 멀리 있기도 하고 물품이 어디 있는지 혼란스러워 만족스러운 쇼핑을 할 수 없다"는 의견이었다.

매출과 건축의 완성도는 비례하지 않는다.

테라스가 딸린 오피스텔

국제금융위기 이후 전반적인 부동산 경기의 침체로 인해 소형 및 임대 사업만이 주택 시장의 유일한 돌파구로서 소형 주택과 오피스텔이 공급의 주류를 이루고 있다.

오피스텔의 경우에는 바닥 난방, 욕실, 주방 등의 규제를 완화하는 방향(85㎡이하 바닥 난방 가능, 욕실 규제 사라짐)으로 제도가 개선되면서 새로운 상품들이 출현하는데 테라스가 있는 평면이 그중 하나이다. 법적으로 오피스텔은 발코니(노대)를 둘 수 없으나(아파트처럼 확장하여 사용할 수 없도록 하기 위함) 아래층의 지붕을 자연스럽게 위층의 세대가 이용할 수 있도록 테라스를 계획하여 오피스텔의 분양성을 개선하기 위한 차별화 아이템이다. 그동안 오피스텔이 가진 답답한 이미지를 어느 정도 해결함으로써 고객들에게 좋은 반응을 일으켰으며 점차 오피스텔 상품에 테라스를 계획하는 것이 유행처럼 번져갔다.

하지만 오피스텔 상품의 해결사처럼 등장한 테라스는 분양성을 증대할 수도 있으나 반대로 분양성을 저해하는 요소가 될 수 있다. 그 이유는 분양성을 증대시키는 테라스를 최대한 도입해서 100% 테라스가 있는 세대를 만들었다고 가정하자. 모든 세대가 테라스를 가지고 있다면 더 이상 특별한 것이 아니며 세대들끼리 변별력도 없기 때문이다.

일반적으로는 30% 정도의 테라스가 계획되는 것이 건축계획상 자연스러운데 이것은 고객들에게 매력적일 수 있다. 기왕이면 고객들은 테라스가 있는 세대를 소유하기 원할 것이고, 이런 세대들은 청약률 상승으로 이어질 수 있다. 초기의 분양률이나 홍보를 고려해본다면 테라스가 있는 세대는 가능한 많이 계획하는 것이 바람직해 보인다. 하지만 전체 세대를 놓고 볼 때 일부 특정 타입만 고객들의 수요가 집중된다면 다른 타입들은 상대적으로 청약률이 낮아질 수밖에 없다. 특히 세대수가 많다면 더욱 조심스럽다.

청약하는 고객들이 무한정 있는 것이 아니기 때문에 적정하게 고객들을 분산시킬 수 있어야 한다. 인기타입에 너무 치중되는 것은 바람직하지 않으며 테라스를 두는 것만이 능사가 아닐 수 있다. 고객이나 시장에서 원하는 것이라고 해서 무조건 건물에 담는 것은 한번쯤 심사숙고해 볼 문제이다.

행동 감염

길을 걷고 있는데 반대편에서 사람들이 소리를 치며 마구 달려온다. 여러분은 어떻게 하는가? 신호등 앞에서 기다리던 사람들은 한 명이 길을 건너가면 무의식적으로 앞으로 한 걸음을 떼게 된다. 누군가가 높은 건물을 쳐다보면 길을 가다가 따라 쳐다본다.

심리학에서는 이를 행동 감염(Behavioral infection)이라 부른다. 위험을 회피하기 위하여 많은 사람들이 취하고 있는 행동을 올바른 것으로 판단하여 따라하는 일종의 군중심리 현상이다. 이것은 정보를 찾아 헤매지 않더라도 원하는 정보를 쉽게 취할 수가 있으며 "남들을 따라하면 중간은 되겠지"라는 막연한 기대감도 포함되어 있다.

나는 국도변에서 운전하다가 배가 고파지면 사람이 많거나 차가 많은 식당으로 들어간다. 그러고는 사람들이 많이 먹고 있는 음식을 주문한다. 확실치는 않지만 다른 사람들의 행동에는 그만한 이유가 있을 것이라고 판단하기 때문이다. 게시판의 조회 수가 많은 글이나 동영상을 먼저 보며 어플리케이션에서 추천하는 곳을 가는 이유도 그러하다. 음식점에 줄이 길게 늘어서 있는 식당을 지날 때마다 '나도 꼭 한번 먹어봐야지' 하는 생각이 든다. 음식점을 하려면 내부는 비어 있더라도 일정하게 줄을 세우는 것도 좋은 전략이다. 패션의 유행도 일종의 행동 감염의 한 형태이다.

모델하우스

우리나라는 외국과 달리 선분양제도라는 특수성으로 인해 모델하우스를 지어 고객들이 직접 볼 수 있게 한다. 언젠가 외국 친구들을 모델하우스에 데려간 적이 있다. 집을 짓기도 전에 공간을 구성하고 세련된 디스플레이와 마감재를 직접 확인하는 마케팅방식에 친구들은 "원더풀"을 반복했다. 내가 웃으며 "이 단지에 똑같은 집이 300개쯤 된다"고 말해주었더니 친구들은 공포영화의 한 장면을 본 것처럼 놀란 눈으로 나를 쳐다보았다.

신규 분양하는 모델하우스를 자세히 살펴보면 사람들로 넘쳐나게 만들기 위한 마케팅전략이 숨어 있다. 그 프로세스를 살펴보면 1단계는 붐업, 2단계는 모델하우스에 집객, 3단계는 행동 감염의 순서이다.

1단계는 사전에 홍보를 하여 붐업을 시키는 것이 목적이다. 분양 광고는 분양시점을 기준으로 이후보다는 이전에 광고하는 것이 더욱 효율적이며 모델하우스의 방문이나 청약시에 많은 고객들을 확보하기 위함이다.

우선 광역적인 홍보부터 시작해야 한다. 이를테면 광교의 아파트를 분양하기 위해서는 광교라는 도시를 먼저 띄우는 것이다. 이전의 택지개발과 비교하여 1인당 차지하는 대지면적, 녹지율, 광역 교통, 상업시설, 중앙광장, 호수 등의 환경을 부각시켜 "광교 정도면 살기도 좋고 투자해도 괜찮겠네"라는 분위기를 조성하는 것이다.

그런 다음에 본격적으로 해당 프로젝트를 알린다. 위치, 주변환경, 교통, 학군, 주변시설 등 입지가 가진 장점을 부각시키며 "지하철역에 가깝고 호수전망을 가진 소형평형"이라고 집중적으로 홍보하는 것이다.

그 방법으로 TV에서는 전속모델이 등장하고 주요 신문에는 ○○월 ○○일 오픈이라는 전면 광고, 라디오에는 중독성이 있는 멘트들이 연일 들리며 일회성 전단지를 곳곳에 뿌려댄다. 버스나 택시에 측면을 활용하여 홍보하며 주요 교차로에 현수막과 심지어는 애드벌룬까지 띄운다.

광역적인 홍보를 한 후에 해당 프로젝트를 자세하게 설명하는 과정은 고객들에게 상품을 쉽게 인식시키기 위함이다. 사람들은 정보를 받아들일 때 분류(Categorization)의 과정을 거친다. 체계적으로 정돈하고자 하는 일종의 본능과 같은 것으로 새로운 상품의 정보를 자신의 지식구조에 분류를 하여 저장하는 것이다. 예를 들어 사람의 뇌는 먼저 '명품 단지 광교'의 카테고리에 분양하는 상품을 분류한다. 그러고는 그중에서 '호수조망이 가능한 소형 주택'으로 차별화하여 기억한다.

이런 사전 활동의 결과는 모델하우스에서 나타난다. 사람들을 집객하기 위해서 모델하우스가 오픈하는 당일에는 방문하는 고객들에게 휴지, 우산, 야외용 자리 등을 선물로 나누어주며 캐리커처, 네일아트, 가족사진, 이벤트, 경품추첨, 음료 및 다과, 예쁜 도우미들까지 총동원해서 사람들을 붐비게 만들고 모이게 만든다.

앞서 설명한 대로 사람들을 모델하우스에 집객시키는 주된 이유는 행동 감염을 시키기 위함이다. 이렇게 많은 사람들이 관심을 가지고 있으니 빨리 계약을 해야 될 것 같은 생각을 들게 한다. "모두가 구입하는 상품인

데 좋지 않겠어? 좋지 않으면 왜들 이러겠어" 이렇게 많은 사람들이 주택을 구입하려고 하는 것은 좋은 상품이라는 증거이며 그냥 따라 해도 된다는 생각을 심어주기 위한 것이다. 그리고 마케터들은 여기에 기름을 붓는다. "시간이 얼마 남지 않았다. A타입은 1순위에서 모두 마감될 것이다. 이런 상품은 지금까지 없었다" 하며 불안감을 극대화시킨다. 거기에다 알바 아줌마들의 장점 예찬론에 귀가 솔깃하여, 빨리 사야 될 것 같다.

부동산 투기가 이래서 생기는 거다. 모두들 우르르 몰려가서 '묻지 마' 투자를 한다. 모두가 하기 때문에 올바른 투자라고 합리화한다. 하지만 주택은 TV나 자동차와는 비교할 수 없을 만큼 무겁다. 그래서 더욱 신중해야 한다. 한번 선택하고 나면 바꾸는 것이 어렵기 때문이다.

미인투표이론

분양시장에서 경쟁률이 갖는 의미는 대단히 중요하다.

A단지는 평균 1:0.5로 미달이고 B단지는 1:2로 청약이 마감되었다. 어떤 생각이 드는가? 고객이나 시장에서는 어떻게 결과를 받아들일 것 같은가?

사람들은 A단지보다 B단지의 건축 상품이 좋다고 생각하고 B단지로 발걸음을 옮길 것이다. '판교 월든힐즈'의 사례에서도 2BL은 100세대 중 87세대가 미분양(2010년 8월)이 났다. 재공고(2011년 3월)를 했을 당시, 1BL과 3BL이 모두 분양이 되었음에도 2BL은 7세대가 증가한 94세대를 잔여분양한 사실을 이미 우리는 알고 있다.

이와 같은 행동은 케인스의 미인투표이론으로 설명할 수 있다. 어느 신문사에서 100명의 미인후보를 놓고 투표를 하여 최고의 미인을 뽑은 사람에게 상품을 주기로 했다. 사람들은 어떻게 행동했을까?

이 경우에 응모자들은 자신의 판단보다는 다른 사람들이 미인으로 뽑을 것 같은 후보에게 표를 던진다고 한다. 자신이 가장 미인이라고 생각하는 후보를 고르지 않고, 다른 사람들이 미인이라고 판단할 것 같은 후보에게 표를 던지는 것이다.

모델하우스에 모인 사람들의 행동도 이와 비슷하다. 내가 원하는 상품보다는 다른 사람들이 원할 것 같은 상품, 그래서 가격이 오를 것 같은 상품에 투자하는 행동을 설명해준다.

따라서 마케터들은 초기에 청약률을 올리기 위해 최선의 노력을 다한다. 초기에 붐업을 조성해서 분양률을 끌어올린다면 고객들은 자연스럽게 따라오기 때문이다.

관여도

사람들의 구매의사결정 과정을 살펴보면 처음에 내가 필요한 것이 무엇이고 어떤 것을 사야 하는지에 대한 문제를 인식한다. 그러고는 인터넷이나 친구 혹은 방송매체를 통해 정보를 탐색하고 그중에서 대체안을 평가하여 최종 상품군 중에서 구매를 결정한다. 마지막으로 구매를 한 후좋다 나쁘다는 의견을 보여준다.

하지만 볼펜이 필요한 경우에는 보통 중간과정인 정보탐색이나 대체안평가 등을 생략하고 바로 구매를 한다. 이 경우의 볼펜은 관여도(involvement)가 낮은 상품이라고 한다. 관여도라는 것은 어떤 상황에서 특정 대상에 대한 개인의 관심도 또는 중요성을 느끼는 정도로서 소비자, 제품, 산업, 개인의 상황에 따라 다른 모습을 나타낸다. 이것에 따라 마케팅 전략이나 광고 전략도 달라진다.

건축 상품은 관여도가 아주 높은 상품에 속한다. 가격이 높고 개인이 느끼는 중요도가 높다. 그래서 조심스럽게 다루어야 한다. 관여도가 높은 사람이나 집단을 찾아내는 과정이 마케팅이 아니겠는가?

자본의 욕망, 재건축

재건축은 주택단지에서 조합을 결성한 사람들이 동의하여 기존의 주택을 헐어버리고 새로운 주택을 짓는 행위를 말한다. 일반적으로 기존의 용적률을 상향하고 일반분양을 통해 비용을 충당하여 더 넓은 평형으로 옮겨가게 된다. 따라서 법적 기준보다 낮은 용적률의 단지(상대적으로 토지 지분이 높은 단지)는 이미 어느 정도는 큰 평형으로 갈 때의 시장가격이 반영되어 있기도 하다. 이처럼 재건축 단지는 최대한 용적을 찾고 비용은 최소화하려는 욕망이 숨어 있다.

또한 재건축하는 건설회사도 조합원들과 마찬가지로 자본의 욕망으로 가득 차 있다. 조합원들의 환심을 얻기 위한 치열한 경쟁으로 수주를 한 건설사는 더 이상 쾌적한 환경을 만들기 위한 행동을 하지 않는다. 고객을 위한 활동은 그들의 사업이익만을 떨어뜨릴 뿐이므로 당연히 재건축하는 주택의 외부환경이나 평면 구성, 마감재의 품질은 낮아진다. 소위 잡은 물고기에 밥을 줄 필요가 없는 것이다. 이것이 재건축의 욕망이다.

브 랜 드 는   인 식 의   문 제

오랫동안 휴대폰의 앞자리 번호인 011을 유지했다. 주변의 사람들이 010으로 기기변경 해도 버텼다. 왠지 011은 품위가 있어 보인다고 생각했기 때문이다.

어느 날 코엑스 몰을 걷고 있는데 중고등학생쯤으로 보이는 친구들의 대화를 엿듣게 되었다. "011은 'Old'한 번호이고 010은 'Young'한 번호"라는 것이었다. 그 순간 내 주변에 나이가 있는 사람들의 얼굴과 011의 번호가 함께 지나갔다. 갑자기 머리가 혼란스러웠다. 바라보는 관점과 둘러싸인 환경에 따라 시각이 이렇게 달라질 수 있다는 사실이 놀라웠다. '이런 생각을 왜 못 해 봤을까?' 하는 자책도 했다. 눈앞에 갤럭시S가 출시된다는 광고가 보였다. 이번 기회에 010으로 바꾸면서 기존번호와도 상관없는 숫자들로 아예 바꾸기로 맘을 먹었다. 그동안의 고정관념들을 함께 지우고 싶었다.

얼마 후 같은 건축사사무소에 근무했던 친구들의 모임에 참석했다. 테이블 위에 새로 장만한 갤럭시S를 올려놓았더니 아이폰을 사용하던 친구들이 화들짝 놀랐다. "디자인을 한다면서 어떻게 갤럭시S를 살 수 있지? 그런 조잡한 것을 어떻게 들고 다녀?" 등등 공격성의 질문들이 쏟아졌다. 처음 보는 갤럭시S가 신기한 듯 만져보더니 역시라는 반응으로 툭 던지는 친구도 있었다. 단지 스마트폰 하나 바꾸었을 뿐인데 나의 생각을 모두 알고 있다는 듯 친구들이 적대감을 드러냈다. 나 자신을 방어하기 위해 여러 가지 좋은 점을 설명했지만 번번이 실패로 돌아갔다. 약이 올랐다. '아이폰 사용자들을 위한 복수를 해야겠다'고 다짐했다.

나의 복수는 아주 소심했다. 아이폰 사용자들을 만나면 갤럭시S를 슬그머니 내밀었다. 대부분의 아이폰 사용자들은 갤럭시S에 불편한 심기를, 나에게는 한심하다는 표정을 드러냈다. 이런 공통된 반응에 나는 희열을 느꼈다.

여러분은 이런 결과가 재미있지 않은가? 왜 친구들은 나를 적대시할까? 스티브 잡스가 도대체 뭘 해주었기에 이토록 추종하는지 궁금했다. 하나하나 따져보면 아이폰3보다 성능면에서 좋은데 내 말은 들으려고 하지 않았다. 배터리를 교체할 수 있고 TV도 수신할 수 있으며 액정도 크고 개방성도 더욱 좋은데 이런 것들은 그들에게 별로 중요하지 않은 것 같다. 어쩌면 그들은 그러한 사실을 인정하고 싶지 않았던 것 같다. 도대체 아이폰의 브랜드 충성도는 어디에서 오는 것일까?

나는 소심한 복수에서 한 가지 교훈을 얻었다. 혁신적이던 아이폰 사용자들은 그들의 집단이 강화되면서 점차 새로움을 거부하고 보수적이 되어가고 있다는 사실이었다. 내가 갤럭시S로 교체하기 전, 011에 갖고 있던 편향적 태도와 비슷했다. 어쩌면 혁신성과 보수성은 종이 한 장 차이일지도 모른다.

선도자의 이점

알 리스의 『마케팅 불변의 법칙』은 최고의 책이다. 출판된 지 20년이 지났음에도 마케팅에 관해 직설적이고 명쾌하게 설명한다. 특히 제 1법칙인 리더십(The Law of Leadership)의 법칙은 그가 주장하는 논리를 가장 잘 보여준다.

그는 '더 좋기보다는 최초가 되는 편이 낫다'고 제안한다. '더 좋은 제품을 갖고 있다고 소비자를 설득하기보다는 그들의 기억 속에 최초로 들어가라'고 권하고 있다.

'어떤 영역에서든 시장을 주도하고 있는 리더 브랜드는 거의 예외 없이, 소비자의 마음속에 가장 먼저 자리 잡고 들어간 브랜드다. 랜터카시장의 허츠, 컴퓨터시장의 IBM, 탄산음료시장의 코카콜라가 바로 그런 예이다'라고 책에서 설명하고 있다. 마케팅의 인식에 대해 리더십의 법칙만큼 명확하게 보여주는 것이 있을까?

이 책의 첫 장에서 나온 한양대와 홍익대가 왜 최고인지 짐작이 가는

가? 한양대는 우리나라 최초의 공학대학으로, 홍익대는 우리나라 최초의
사립 미술대학으로 사람들의 인식에 자리 잡고 있기 때문이다.

다음 중에서 어떤 아파트 브랜드가 국내 최초일까?

[대림산업의 'e-편한세상', 롯데건설의 '롯데캐슬', 삼성물산의 '래미안']

이 질문에 처음 관심을 가진 것은 롯데와 삼성에 다니는 친구와의 술자
리에서 시작되었다. 평소에 다툼이 없는 둘은 '자신들의 회사 아파트 브
랜드가 최초'라고 논쟁이 벌어진 것이다.

물론 위의 세 개의 건설회사마다 최초라고 주장하는 근거들이 있으며
어떤 것이 최초 브랜드의 기준인지는 잘 모르겠다. 하지만 분명한 점은
세 개의 건설회사가 자신의 브랜드가 국내 최초라고 주장하는 이유는 고
객의 인식에 먼저 들어가기 위함이다.

최초의 브랜드는 그 영역의 리더가 될 가능성이 매우 높다. 자신의 마
음속에 제일 먼저 들어온 최초의 제품을 가장 우월하다고 인식하는 인간
의 성질 때문이다.

여러분의 첫사랑과 두 번째 사랑은 어떤 차이가 있는가?

시그널링(Signaling)

모델하우스의 깨끗하게 차려입은 도우미의 설명을 들으면서 우리는
분양받을 집을 미리 상상한다. 성형외과의 화려하고 럭셔리한 인테리어
를 보고 우리는 성형도 잘할 것이라고 짐작한다. 반대로 인상적인 외관만
보고 들어간 식당에서 실망한 경험도 있을 것이다. 이와 같이 우리는 내,
외부 환경이 전달하는 메시지를 통해서 어느 정도 판단을 한다. 시설의
외형, 안내표지판 등의 외부 환경과 벽의 색상, 가구, 조명, 장식물 등의

내부환경 그리고 직원 유니폼, 팸플릿, 웹사이트 등에 우리는 상호작용을 하며 그만큼 기대하는 것이다.

병원이나 호텔은 깨끗함이 필수이다. 시트가 교체되지 않는다면 얼마나 불쾌하겠는가? 대형 쇼핑몰이나 공항 등은 이용이 편리하여야 한다. 도서관은 조용한 환경과 적정한 조도의 유지가 중요하다. 기대치보다 낮은 수준은 고객의 발길을 바로 돌리게 하기 때문이다.

멋쟁이 마케터

자동차나 주택의 전시장에서 설명을 하는 도우미는 왜 예쁠까?

부동산 상품과 소비자와의 만남을 주선하는 마케터는 인물이 중요하다. 정확히 말해서 마케터는 소비자들에게 좋은 이미지를 전달할 수 있어야 한다. 정리된 헤어, 세련된 말투와 옷차림, 반짝이는 구두, 예의 있는 행동과 매너 등.

이런 이미지의 마케터를 통해 고객들은 상품을 판단한다. 만약 마케터의 입에서 담배 냄새가 난다든지 와이셔츠가 이물질들로 더럽다든지 하는 것은 절대 금물이다. 소비자는 이미지를 사는 것이고 그 이미지는 최전방의 마케터가 전달한다.

마케터가 멋지게 입어야 하는 이유이다.

스타건축가

우리는 스타건축가에 열광하지는 않는다. 주변에 스타건축가가 없기 때문이다. 다른 산업도 비슷하다. 해당 분야의 종사자들은 열광하나 소비자는 별로 반응하지 않는다. 유럽은 상황이 좀 다르다고 한다. 개인의 우수한 브랜드에 당연히 돈을 더 지불하며 그러한 생활이 몸에 배어 있다. 우리나라는 그런 문화에 아직 익숙하지 않다. 우리는 10년이 지나도 지금과 크게 다르지 않을지도 모른다. 우리는 언제쯤 유명한 건축가의 디자인에 가치를 인정할까?

반면에 유럽 건축가들은 한국 시장을 매력적으로 생각한다. 기본적으로 유럽은 성장에서 분배로 패러다임이 완전히 넘어가서 우리가 알고 있는 유명한 도심에 새로운 건물을 신축한다는 것은 보기 쉽지 않다. 신축을 하더라도 입면은 그대로 둔 채로 신축하는 경우들도 많다. 따라서 중국이나 한국에서 발주하는 대규모의 프로젝트는 그들에게 매력적일 수밖에 없으며 건설의 품질에서 중국보다 우수한 한국을 선호한다.

그러나 아직 우리나라 시장은 해외 건축가의 디자인 비용이 높다고 생각한다. 우리나라는 스타건축가의 브랜드만 빌려온다. 컨셉이나 기획설계만 받고 나머지는 국내에서 해결하려고 한다. 그래놓고 '그가 다 했다'고 광고한다. 하지만 소비자는 상품을 보면 안다. 상품은 절대로 거짓말을 하지 않기 때문이다.

스토리

서울의 첫 직장이 수서에 있다 보니 가까운 분당에 집을 구했다. 분당은 교통, 학군, 주변 시설들이 잘 갖추어져 있는 좋은 도시이다. 그런데 내가 분당에서 살기로 마음먹은 결정적 이유 중 하나는 부동산소개업자의 단 한마디 때문이었다.

"천당 아래 분당이 있다." 얼마나 살기 좋으면 스스럼없이 이런 말을 할 수 있단 말인가? 사람을 기분 좋게 만드는 멘트는 나에게 아주 짧고 강력한 스토리와 같았다.

해운대와 비슷한 느낌을 주는 홍콩의 고급주택단지인 리펄스베이

(Repulse Bay)에는 풍수와 관련된 유명한 스토리가 있다. 이곳은 용이 내려와 물과 산에 놀다 승천하는 경로에 위치하기 때문에 아파트가 들어서면 안 되는 자리였다고 한다. 그런 이유로 아파트 건물의 가운데에 용이 승천할 수 있는 통로를 커다랗게 뚫고 그 곳에 눈에 잘 띄는 노란 계단을 설치해서 통로를 더욱 강조했다. 리펄스베이는 고급주택이 가진 건축적인 장치보다 풍수와 연관된 스토리로 더욱 유명해진 것이다.

과학적인 것에 그다지 흥미를 느끼지 않는 사람들에게 풍수지리는 강력한 스토리텔링을 창조하는 도구가 될 수 있다.

관계 마케팅

세상을 살아가면서 주변의 사람들과 관계가 좋지 않다는 것은 참으로 불행하다. 아무리 재산이 많고 권력이 있더라도 주말에 내가 골프 한번 치자는데 흔쾌히 같이 갈 동행이 없다는 것은 참 불행하다.

업무능력도 마찬가지다. 개인적인 역량이 아무리 뛰어나도 주변과의 관계가 좋지 않은 사람은 업무능력이 떨어질 수밖에 없다. 반대로 주변과의 관계가 좋은 사람은 업무의 효율이 높고 더욱 행복해질 수 있는 것이다.

기업도 고객과의 관계가 중요하다. 그 사람이 원하는 욕망을 찾아 집중적으로 마케팅하고 상품을 생산하여야 하기 때문이다. 마케팅의 패러다임이 거래 중심에서 관계 중심으로 이동하고 있다.

여기서 조심할 것은 고객을 바꾸려고 하지 말고 기업이 바뀌어야 한다. 현명한 사람은 자신을 바꾸지 주변 환경을 바꾸려 하지 않는다. 고객을 위해 주어진 것에 최선을 다해 맞추는 것이 고급 마케팅이며 고객을 유인하고 변화시키려는 것은 저급 마케팅이라고 할 수 있다.

오피스텔

맥도널드에서 어린이들을 위하여 '밀크셰이크'라는 새로운 상품을 출시했다. 그런데 실제로는 아침식사 대용으로 직장인들이 더 자주 이용하는 것을 발견했다. 운전을 하면서 공복을 채워줄 만한 걸쭉하고 건강한 제품이었던 것이다.

새로운 상품의 타깃이 변화했다. 밀크셰이크를 5개 사면 장난감을 끼워주던 것에서 밀크셰이크와 어울릴 만한 간단한 요기꺼리를 추가하는 방향으로 바뀌었다. 이처럼 상품은 타깃이 달라지면 180도 변하는 것이다.

오피스텔은 우리나라에만 있는 건물의 용도로서 오피스와 호텔의 합성어이다. 건축법상으로는 업무시설이나 주거용일 때는 주택 관련법의 적용을 받게 된다. 최근 들어 미래에 대한 투자처의 하나로서 오피스텔에 대한 관심이 높다. 대부분 공급되는 소형 오피스텔은 소유자와 거주자가 다른 투자형 상품이다. 분양을 받은 투자자는 일정기간 거주를 목적으로 하는 개인들에게 임대를 하는 것이다.

이것은 상품을 계획할 때 타깃을 누구로 할 건지를 정해야 하는 중요한 의미를 담고 있다. 실제로 제품을 구입하는 고객과 제품을 사용하는 소비자가 다르듯이 투자자를 위한 상품을 구성할 것인지 혹은 사용자를 위한 상품을 구성할 것인지 결정해야 한다. 앞서 밀크셰이크의 사례에서 타깃이 변하면 제품과 경쟁상대가 모두 변하는 것을 보았듯이 투자자를 위한 상품과 사용자를 위한 상품은 전혀 다를 수 있기 때문이다.

예를 들어 투자자는 위치, 분양가격, 임대가격과 수익률에 관심이 높다. 이런 것들을 획득하고 유지할 수 있는 요소로서 지하철역에서의 거리, 커뮤니티의 구성, 층고의 적정성, 마감의 상태, 세탁기와 에어컨 같은 옵션 유무, 관리비의 정도 등을 살펴볼 뿐이다. 이런 요소들이 탄탄해야 지속적으로 수요자들을 채울 수 있기 때문이다.

물론 거주성이 쾌적하면 당연히 분양률도 높고 임대가도 높게 형성되기 마련이나 투자자는 쾌적한 거주성을 우선해서 판단하지 않는다는 점을 인식하고 있어야 한다. 욕실에 비데와 평면 TV를 제공하는 것은 거주하지 않는 투자자에게는 유인이 될 수 없는 것이다.

투자자가 원하는 것과 임차인이 원하는 것은 분명히 다르다는 점을 인식하여 상품을 구성하고 마케팅 전략을 수립해야 한다. 고객의 의중을 정확히 읽을 수 있다면 사업은 성공에 가까워질 수 있지 않겠는가?

주부모니터

공주의 한 현장에서는 모델하우스를 오픈할 때까지 약 3개월 동안 주부모니터 제도를 운영했다. 선발된 주부모니터 요원들은 소비자들을 만나서 상품을 홍보하고 의견을 청취하며 평가하는 일을 주로 했다.

하지만 이 현장에서는 주부모니터들을 운용하는 방법이 남달랐다. 업무적인 관계를 넘어 가족처럼 편하게 대해 주었다. 웃음으로 조회를 시작하고 여기저기 다니면서 즐겁게 해주었다. 물론 아파트를 홍보하기 위해 교육도 시키고 사람들을 몇 명 만나 어떤 방식으로 홍보했는지에 대해서도 체크를 했지만 대부분이 형식적이었다. 업무시간에 애들을 학원에 보내기 위해 자리를 비우는 것도 눈감아 주고 하루에 몇 명을 못 만나도 그냥 두었다.

단지 사업주체는 이들에게 분양할 아파트가 가진 좋은 이미지를 심어주기 위해 노력을 했다. 그래서 맛있는 식사와 간식을 제공하고 지나친 스트레스를 주는 것을 피한 것이다.

주부모니터도 할 만하지 않은가? 여러분은 사업주가 왜 이런다고 생각하는가?

그 이유는 공주에서 분양하기 때문이다. 공주는 서울과 전혀 다른 지역사회이다. 한 다리만 건너면 아는 사람이다. 서울에서는 주변의 이웃에 관심도 없고 신경도 쓰지 않는다. 익명성을 즐기며 사는 사람들이 많다. 101동 101호를 분양받은 사람과 자신은 아무런 상관이 없다. 하지만 지방에서는 고객 한 명의 마음이 상하면 서울처럼 단순히 한 명이 아니다. 고객을 개별로 접근하지 말고 공주라는 지역을 하나의 단위로 묶어 생각할 필요가 있다. 이것이 지방에서 분양하는 아파트 마케팅의 핵심이다.

3개월 동안 교육받은 주부모니터들은 자신들을 존중하는 사업주의 태도를 감사해 하고 지역민들에게 우호적이고 긍정적인 시그널을 전파하는 것이다.

수도권 사업을 위주로 하던 건설사들이 지방에서 마케팅에 실패하는 이유는 이전에 하던 방식대로 하는 것이다. 서울처럼 대도시라고 생각하고 사람들끼리의 연관성을 간과한다. 지역민들 간의 이해관계를 고려해야 하는 지역사회인 것을 놓친 것이다.

만약에 어떤 건설회사에서 주부모니터를 뽑은 후 그들을 프로처럼 대하고 다룬다고 생각해보자.(주부모니터는 부동산 시장에서 전문가는 아니다.) 매일 누구를 만났고 어떻게 상담했으며 앞으로 어떻게 할 것인지 철저하게 관리하고 기계적으로 대하였다. 이들의 불만이 어디로 퍼져가겠는가?

체험마케팅

지하철에서 물건을 파는 장사꾼들을 자주 볼 수 있다. 예전에는 천 원 정도의 아이디어 제품이 대부분이었는데 근래에는 3천 원~5천 원하는 제품들도 자주 눈에 띈다. 물가가 오른 증거이나 소비자들 역시 조금 비싼 물건들에 흔쾌히 지불할 용의가 있다고 생각할 수 있다.

오늘 만난 야채 깎는 기구를 파는 아주머니는 고수인 것 같다. 고구마를 쉽게 깎은 후에 맛보라며 지하철 승객들의 입에 하나씩 넣어준다. "맛이 어떠세요" 하며 고객과 대화하고 친밀감을 올려 구매의욕을 상승시킨다. 시식한 어떤 사람은 접대에 고마워하며 별로 필요하지 않은 것처럼 보이는데 그냥 산다. 체험은 놀라움과 즐거움에 그 기반을 두고 있다.

돔 구장 투어

운동에 취미가 없는 아는 분이 일본에 여행을 다녀와서는 프로야구에 대해서 설명을 하고 있길래 궁금하기도 해서 이야기를 들어보았다.

그가 간 곳은 소프트뱅크 돔 구장이었다. 손정의 회장이 인수해서 알려진 이곳은 '후쿠오카 돔 투어'라는 프로그램이 마련되어 있다. 입장료를 내고 들어가면 안내원이 돔구장의 구조물을 설명해 주고 야구장의 시설을 직접 이용해 볼 수 있게 도와준다. 프로야구 선수처럼 선수전용 입구 통로를 직접 걸어 보고 투수판에서 직접 시구도 할 수 있다. 덕아웃에서 감독이나 선수처럼 의자에 앉거나 어슬렁거려보고 소프트뱅크 유니폼을 입고 기념촬영도 할 수 있다. 건축적 프로그램에 스포츠라는 이야기를 담아 특별함을 제공한 상품이다. 한국에서 프로야구는 거의 안 보는 분이 대단히 즐거웠는가 보다.

그러고 보니 작년에 잠실구장 외야에서 아이들과 20분 정도 '경기 전 캐치볼 행사'에 참여한 적이 있다. 아직도 그때의 사진들을 아이들이 찾는 것을 보면 몸이 기억하는 것은 오래가는 것 같다.

이케아

"우리는 고객을 왕으로 떠받들지 않으려 합니다. 이제 고객이 직접 일을 해야 할 때입니다." 1974년 스웨덴 기업 이케아가 뮌헨에 새 가구 매장을 열기 전에 독일에 배포한 카탈로그 내용 중 일부라고 한다.[*]

광명에 이케아 한국 1호점이 들어설 예정이다. 이케아는 배송도 안 해준다. 가구의 조립도 직접 해야 하고 제품도 다양하지 않다. 친절하고 상냥한 직원들의 안내에 익숙한 우리나라 소비자들이 판매원도 없고 대형 창고 같은 매장에 어떻게 반응할지 자못 궁금하다. 세계적인 기업 월마트도 한국 시장에 적응하지 못하고 떠난 사례가 있기 때문이다.

그럼에도 불구하고 우리나라의 소비자들은 이미 이케아를 잘 알고 있으며 빨리 사용해보길 기대하고 있다. 직접 가구를 조립하는 체험은 그 제품에 대해서 더욱 애착을 갖게 하기 때문에 이케아의 출현으로 우리나라 가구시장이 많이 바뀔 것이다.

초고속 엘리베이터

지방에 45층 주상복합을 분양할 때 이야기이다. 이 지역은 20층 이하의 판상형 주택이 대부분으로 주상복합이 보편화되어 있지 않아 실제 건물을 본 후에도 좋고 나쁨을 판단하지 못하는 소비자들이 많았다. 수많은 장점들을 소비자들에게 설명하지만 많은 정보는 고객의 머리에 저장되지 않고 흘러나갔다.

마케터들은 간단하면서 고객들의 인상에 남을 수 있는 무언가를 찾았다. 여러 가지를 실험하던 중 초고속 엘리베이터에 대한 고객들의 반응

[*] 『디자인이 브랜드와 만나다』, 유정미, 시공사.

을 간파했다. 1층에서 엘리베이터를 탄 고객들 앞에 담배 1개를 세워놓고 45층을 누른다. 목적층에 도착할 때 담배는 그대로 서 있고 스톱워치는 40초를 가리킨다. 그런 와중에 오르내리는데 전혀 이질감이나 불편함이 없는 점을 집중적으로 홍보를 했고 기사로도 여러 번 나갔다.

그 당시 나는 엘리베이터의 수준으로 상품 전체를 설명한다는 것이 그리 기분 좋은 일은 아니었다. 기존 엘리베이터보다 조금 더 비싼 장비를 사용했을 뿐 특별한 기술이 필요한 것이 아니기 때문이다.

그런데 고객들의 반응은 달랐다. 실제로 45층에 설치된 엘리베이터를 타고 난 후 자신의 집 엘리베이터를 타보니 얼마나 편안하고 좋은지 알겠다는 것이다. 자신의 아파트의 엘리베이터는 너무 느리고 흔들거리며 소음도 크다는 것을 그때서야 느낄 수 있었다고 한다. 엘리베이터로 주상복합 상품의 그레이드를 판단하고 비교한 것이다.

건축하는 사람들은 너무 큰 그림을 그리는 경향이 있고, 사소한 데 취약하다. 하지만 고객들은 건폐율, 조경면적 이런 것들에 실감이 오지 않는다. 자신들이 실제로 만지고 느끼는 사소한 부분들에 감동하고 즐거워하며 만족한다.

최고의 브랜드, 건물

성인 남녀 660명을 대상으로 한 설문조사에서 '좋은 브랜드 아파트에 추가 비용을 지불할 의사'가 있는 비율이 81.5%였으며 그중 43.6%의 사람들이 브랜드에 따른 추가 비용으로 5% 이내에서 지불할 의사가 있다고 대답했다. 소비자들은 품질과 기능, 건설사의 재무구조 및 안정성, 투자 가치 때문에 브랜드를 선호한다고 했다.*

이 설문조사를 근거로 추측해보면 우리나라 소비자들은 대략 5% 정도를 아파트 브랜드 가치로 인정하고 있는 것 같다. 나 역시도 5%의 추가 비용으로 선호하는 아파트의 브랜드를 가질 수 있다면 손해 보는 장사는 아닌 것 같다. 여러분 생각은 어떠한가?

자! 다시 한 번 생각해보자. 우리가 명품이라 부르는 가방은 천으로 만들었는데도 천만 원씩 한다. 브랜드가 되려면 이 정도는 해야 하지 않을까? 5%의 브랜드 가치는 너무 낮지 않은가?

삼성 래미안과 현대 힐스테이트의 브랜드(심벌마크)를 떼어놓은 후 소비자들에게 아파트를 구별하라고 한다면 과연 얼마나 많은 소비자들이 구별할 수 있을까? 여러분이라면 구별할 수 있을까? 건축분야에 종사하는 전문가들은 구별이 가능할까?

건설회사는 입면이나 커뮤니티, 주동 색채, 문주, 사인 등의 특화설계로써 브랜드 아이덴티티를 만들려고 노력을 하고 있다. 래미안은 입주 후 서비스를 강화하고 힐스테이트는 해외의 색채 디자이너와 협업하여 입면을 붉게 물들인 것도 이런 이유이다.

이러한 건설사들의 노력에도 불구하고 우리나라의 아파트들은 다 비슷하다. 아파트만 보고 일반인들이 건설 회사를 구별하는 것은 어렵다. 차별화가 안 되는 상품을 비싸게 받으려면 어떡해서라도 브랜드를 걸어야 되는 것이다.

우리나라 건물에 브랜드를 붙여 홍보하는 경우는 아파트와 같은 주택밖에 없다. 서로 비슷하기 때문에 구별하기 위해 브랜드를 붙이는 것이다. 브랜드로 인해서 아파트의 가치가 상승하는 것이 아니라 그만큼의 마케팅 비용을 들였기 때문이 아닐까? 최근에는 오피스텔에도 브랜드를 확

*
부동산114, '아파트 브랜드 선호도 및 인지도'에 대한 설문조사 결과(12.1.17).

장하고 있다. 이것 또한 마찬가지이다. 오피스텔 간에 차별되는 특별한 성질이 없기 때문에 브랜드를 붙인다.

좋은 건물은 그 자체가 브랜드이다. 굳이 이름표를 크게 붙이지 않아도 되고 별도로 TV에 광고를 할 필요도 없다. 특징이 없는 건물일수록 간판을 빼곡히 다는 것과 비슷하다.

기업들이 할 수 있는 최고의 마케팅은 사옥을 짓는 것이다. 자금이 묶이고 비용이 많이 들지만 한번 세우면 24시간 내내 기업을 홍보할 수 있다. 건물이 3차원의 초대형 광고판인 셈이다. 그래서 기업은 사옥을 짓기 위해 무리를 한다. 한번 잘 지어놓으면 지나가는 사람들이 궁금해 한다. 그리고 '저 건물이 무엇일까?' 생각한다. 이렇게 해서 좋은 건물은 기업의 이미지를 강화하고 확장하고 세뇌시킨다. 사옥을 통해 기업철학을 표현하고 기업이 가진 부와 재산을 드러내며 그들이 말하고자 하는 것을 세상에 알려준다. 건물을 통해 세련됨을 혹은 우아함을 혹은 검소함을 표현한다. 건물을 통해 친환경기업임을 혹은 첨단기업임을 혹은 디자인 지향 기업임을 마음껏 드러낼 수 있다.

이런 사옥이 만드는 이미지는 일반인이 그동안 느껴왔던 기업의 이미지와 맞아떨어질 때 효과는 더욱 상승한다. 물론 기업이 전략적인 이미지를 창조하고자 할 때도 가능하다. 기업의 사옥은 기업이 노출할 수 있는 세상에서 가장 큰 명함이자 광고판임을 분명히 인식하고 있어야 한다.

이런 강렬한 이미지를 더욱 실감할 수 있는 건물이 엑스포에 등장하는 국가별 전시관이다. 이들 전시관은 각 나라의 이미지를 대변하고 설명한다. 2010년 상해 엑스포의 한국관은 한글로 꾸며진 독특한 외관을 자랑하며 많은 사람들로부터 인기를 끈 이유도 한국의 이미지를 잘 표현했기 때문이다.

네이버

경부고속도로에서 서울 방향으로 올라오다 보면 서울톨게이트를 도착하기 전 우측에 초록색의 건물을 발견할 수 있다. 이 초록의 건물을 보고 있노라면 네이버의 느낌이 그대로 묻어난다. 최신의 기술력과 시스템을 사용하여 기업의 브랜드를 알리고 있으며 1층에는 일반인들에게 공개하는 도서관을 통해 환경과 사람을 생각하는 기업의 이미지를 강화하고 있다. 다양한 오피스건물들과 어울려져 있다면 훨씬 멋있을 텐데 건조한 주상복합들과 함께 있어 아쉽기는 하다.

현대산업개발

택시를 타고 "삼성동 현대산업개발로 가주세요"라고 하면 모르는 기사분이 가끔 있다. 이럴 때 "동그란 원이 있는 건물, 모르세요?"라고 하면 신기하게도 알아듣는다. 굳이 다니엘 리벤스키가 디자인한 건물이 아니더라도 건설사 사옥은 이 정도는 되어야 하지 않을까? 지은 지 10년은 족히 넘었을 텐데 지금 보아도 전혀 시대에 뒤떨어지지 않는다. 아니 지금에도 어떤 건물보다 트렌디하다. 이것이 디자인의 힘이다.

이 건물의 멋진 전경을 즐기고 싶다면 맞은편 아셈타워의 원형 조각물과 함께 저녁 무렵에 감상하면 최고의 아름다움을 느낄 수 있다.

랜드마크

"기사님요, 육일약국 좀 가주이소." "야? 육일약국요? 거가 어딘데예?" 경상남도 마산의 한 변두리에 자리한 동네이다 보니 큰 건물 같은 택시 포인트가 없어서 정확한 목적지를 설명하기 어려웠던 그는 이런 생각저자는 자신의 약국을 알리기 위해 3년 동안 택시만 타면 '육일약국 갑시다'라고 외쳤다고 한다. 여기서 재미있는 점은 누구나가 공통으로 인지하는 장소인 택시 포인트와 자신의 건물 그리고 랜드마크를 동일한 의미로 사용하고 있다.

우리가 보통 랜드마크라고 할 때 '주변에서 두드러지게 눈에 띄기 쉬운 것'정도로 이해하고 있다. 그렇다면 두드러지게 보이는 것은 어떤 것이 있을까?

많은 사람들이 모여 있는 광장에 있다고 하자. 여기에서 눈에 띄는 사람은 어떤 사람일까? 덩치가 엄청 크거나 키가 머리 하나 더 큰 사람은 쉽게 눈에 띌 것이고, 화려한 컬러의 셔츠나 독특한 옷이나 모자를 쓴 사람 그리고 마구 군중을 헤치고 달리는 사람도 눈에 띌 것 같다.

『금지된 장소, 연출된 유혹』에서 크리스티안 미쿤다는 랜드마크를 만드는 기본적인 4가지 방법을 제시하고 있다.

'크게, 눈에 잘 띄게, 그림처럼 아름답게, 의미 있게.'

일반적으로 사람들은 커다란 규모에서 압도적 힘을 느끼며 때로는 크기만으로도 감동을 가져다준다. 이집트의 피라미드와 중국의 만리장성이 그렇다. 우리나라에서 코엑스는 면적의 비교 대상이다. 큰 건물을 소개할 때마다 'ㅇㅇ의 바닥 면적은 코엑스의 몇 배이다'라고 한다.

또한 주변보다 훨씬 높으면 된다. 사람이든 건물이든 키가 크면 눈에 띄기 마련이다. 무역센터나 종로타워처럼 도심에 우뚝 솟아 있어도 되며, 한강을 꿋꿋이 지키고 있는 63빌딩이나 서울타워가 여기에 해당한다. 이런 빌딩들은 야간에 조명을 비추어 더욱 선명하게 아우라를 뿜어낸다.

미쿤다가 세 번째로 제시한 '그림처럼 아름답게'에 해당하는 것은 형태나 디자인이 독특하거나 뛰어난 기술력을 선보여서 오랫동안 기억에 남는 건물일 것 같다. 공간사옥, 웰컴시티, 이화캠퍼스 컴플렉스, 리움 미술관 등은 디자인의 강력한 카리스마를 내뿜고 있으며 강남의 포스코 사옥이나 삼성사옥은 기술력을 드러내며 당당하게 서 있다.

마지막으로 의미 있는 역사성을 간직하고 같은 자리를 오랜 시간 지키고 있는 것들로서 남대문, 광화문, 독립문 등도 랜드마크로 추가할 수 있을 것 같다.

랜드마크는 물리적인 하나의 요소에 의해 인지되기도 하지만 문화적이고 심리적이며 환경적인 요소들이 복합화되어 구성되는 경향이 있다. 무조건 크고 높고 화려한 것만을 의미하는 것이 아니며 독창성, 예술성, 역사성, 스토리, 브랜드를 통해서도 충분히 표현해 낼 수 있는 것이다. 이것은 새로운 어떤 것보다는 역사적으로 함께해 왔던 건물과 공간에서 우리는 더 많은 랜드마크를 찾아낼 수 있다.

또한 다수의 사회 구성원들이 동일한 이미지로 떠올릴 수 있는 것을 랜드마크라고 할 수 있을 것 같다. 서울시청 광장은 특별히 두드러지는 형태가 없지만 2002월드컵의 감동을 느낀 사람들의 마음속에 충분히 랜드마크로 자리 잡을 수 있다. 지금은 사라졌지만 강남역 뉴욕제과도 이런 역할을 수행했다.

브랜드의 어원이 '소를 잃어버리지 않기 위하여 낙인 찍는다'에서 온 것처럼 사람들의 머릿속에서 랜드마크로 자리 잡을 수 있는 것이야말로 건축이 추구하는 최종의 목표이자 브랜드가 아닐까?

역사성의 가치

전 세계 기업의 브랜드 가치의 순위를 매긴 기사나 자료를 본 적이 있는가? 브랜드 가치라는 것은 기업의 유형자산과 브랜드가 가지고 있는 무형의 자산을 포함한 것으로 우리는 Brand Equity, Brand Value, Brand Assets 등으로 부르고 있다.

자! 그렇다면 우리나라 건축물 중에서 브랜드 가치가 높은 순서대로 순위를 매겨보자. 어떤 건축물이 가장 먼저 떠오르는가?

어떤 사람은 매일 지나치는 여럿의 건물이 생각날 것이고 어떤 사람은 사람들에게 알려진 유명한 건물이 생각날 것이며 어떤 사람은 잘나가는 기업의 사옥들이 머릿속을 스쳐지나갈 것이다. 이렇게 떠오르는 숫자가 많아질수록 그 가치의 기준을 도대체 어디에 두어야 할지 더욱 혼란스러워질 것이다. 최신 기술로 지어졌다고 높은 점수를 주기에는 무언가 부족하고 유명한 건축가의 작품이라고 해서 높은 점수만을 줄 수 없으며 사람들이 많이 이용한다고 해서 그 가치가 높다고만 하기엔 너무 상업적인 판단이다.

결국에는 경복궁, 종묘, 부석사, 불국사 등 이런 건물로 생각이 옮겨질 수밖에 없다. 이것이 역사가 가지고 있는 힘이며 세월과 시간이 가지고 있는 가치이다. 물론 경복궁의 가치가 얼마라고 쉽게 말할 수 없겠지만, 국가가 보유한 건물 가운데 가장 비싼 '정부세종청사'(장부가액 5111억 원)보다는 훨씬 가치가 높지 않겠는가?*

일반적으로 건물의 가치를 산정하듯이 토지비와 건물가격을 더하는 방법으로 경복궁의 가격을 매긴다는 것은 참으로 어리석지 않은가? 왜 골동품이 비싼가? 실제 사용상의 의미를 넘어 평가할 수 없는 무형의 가치를 지니고 있기 때문이다.

역사적인 대지나 장소에 어울리는 건물이 들어서는 것은 경제학적으로 그 가치를 훨씬 상승시킬 것이다. 그것이 역사가 가지고 있는 힘이고 에너지이며 가치이다. 역사적인 장소에 걸맞은 건물을 짓는 것이 도시와 국가가 할 일이다.

● 유럽서 가장 비싼 기념물

구 분	내용	자산 가치
1위	프랑스 파리 에펠탑	4346억 유로
2위	이탈리아 로마 콜로세움	910억 유로
3위	스페인 바르셀로나 사그라다 파밀리아 성당	900억 유로
4위	이탈리아 밀라노의 두오모 성당	820억 유로
5위	영국 런던 런던탑	705억 유로

※ 이탈리아 몬차 브리안차 상공회의소의 조사 결과(아시아 경제 2012.8.24).

*
기획재정부 '2012회계연도 국가결산 결과'(아시아 경제 2013.4.13)

시간(Time)

우리가 건물을 짓는 것은 결국 우리가 미래를 믿기 때문이다. 어떤 것도 건축처럼 미래에 대한 믿음과 헌신을 보여주지 않는다. 그리고 우리가 건물을 잘 짓는 것은 우리가 더 나은 미래를 믿기 때문이다. 우리는 우리 뒤에 오는 세대들에게 줄 수 있는 선물 가운데 위대한 건축 작품만큼 위대한 선물은 거의 없을 거라고 믿는다.
_폴 골드버거의 『건축은 왜 중요한가』 중에서

입지, 가격, 디자인, 브랜드의 4가지 요소는 부동산 상품을 구성하는 핵심 요소이지만 이들을 묶어주고 변화시키는 것은 시간(time)이다. 건축은 최소한의 물리적인 시간이 필요하기 때문에 다른 산업에 비해서 시간의 제약을 많이 받는다. 이 장에서는 시간이 필요한 건축의 이유와 사례들을 살펴보고 시간에 대해서 우리가 대처하는 자세를 알아보고자 한다.

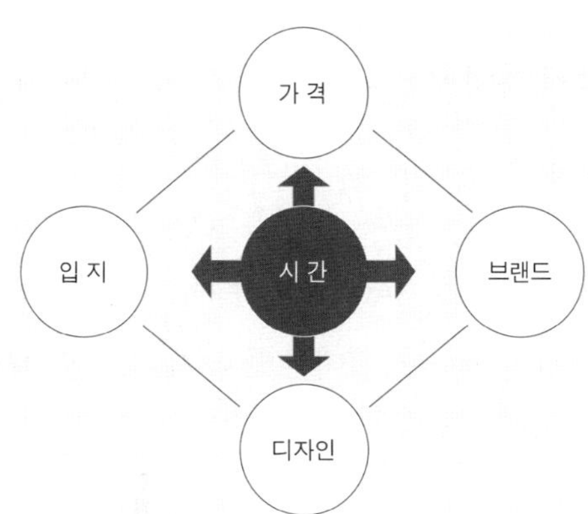

건축은 시간이 필요하다

얼마 전에 분양을 한 아파트가 있다. 소비자들의 반응이 좋지 않아서 분양한 상품의 약점을 보완해서 한 달쯤 후에 새롭게 출시할 수 있다면 얼마나 좋겠는가? 아쉽게도 상품회전이 빠른 SPA 브랜드처럼 건축은 현재 유행하거나 개선할 것들을 바로 상품에 반영해서 공급할 수 없다.

청주에 있는 최고급 주상복합상품의 예를 들어보자. 주거 동은 한 층에 38평, 49평, 59평의 각 2세대씩 6호 조합으로 구성되어 있다. 초기에 고분양가 논란을 일으키면서 분양률이 저조했고 지속되는 경기 불황과 입주민들과의 소송 등으로 분양이 순조롭게 진행되지 않았다. 가격대가 낮은 38평과 49평은 시장에서 어느 정도 소화되었으나 59평의 분양실적은 아주 저조했으며 상대적으로 큰 평형의 저조한 분양 실적은 사업주체에게 큰 부담이었다.

또한 2008년 국제금융위기 이후 중대형의 떨어진 인기로 인해 부동산 시장에서 59평은 도저히 수용할 수 없을 것처럼 보였다. 준공시점에서 이미 2년이나 지났으며 금융비용은 지속적으로 늘어나는 막막한 상황이었다. 전국에 대형평형의 주택사업장은 모두 비슷했다.

만약에 여러분이 경영자라면 어떻게 했을까? 59평의 상품을 어떻게 팔아야 할까?

담당자는 59평의 세대를 2세대로 나누는 것을 검토했다. 이미 분양을 하고 입주한 지 2년이 지난 시점에서 59평 세대를 분리하여 분양하는 것이 현실적으로 가능한 것일까?

우선 설계상으로도 세대를 분리하는 것이 쉽지는 않았다. 주동 코어에서 진입하는 출입구 계획부터 여의치 않았으며 기존의 기둥과 구조 벽을 그대로 활용하여야 했기 때문에 2세대로 분리하는 것은 어려웠다. 하지만 2세대로 분리하는 것이 계획적으로 불가능한 일은 아니었기 때문에 계획적인 것들 이외에 다른 사항들을 함께 검토했다.

- 준공이 이미 난 건물에서 미분양된 59평 1세대를 2세대로 분리하여 허가를 낼 수 있을까? 해당 지자체에서는 어떠한 법해석을 할까?
- 토지대장에 있는 토지 지분의 변경은 어떻게 처리할까?
- 추가로 요구되는 주차대수는 어떻게 마련할까?
- 대대적인 공사가 요구되는데 기존 59평 분양자들이나 기존 입주민들은 소음 등에 어떻게 반응할까?
- 대수선에 해당하는 공사를 입주민들이 동의를 해줄까?
- 59평을 2세대로 아무리 잘 분리하더라도 상품성이 분명히 떨어질 것인데 이런 상품에 소비자들이 과연 반응할까?
- 최소 6개월에서 1년 정도 필요한 시간과 비용은 어떻게 처리할까?
- 변경한 후에 소비자들이 선택하지 않으면 그때는 정말 어떡해야 할까?

여러분은 이 상황을 어떻게 생각하는가?

부동산 상품을 기획하고 전략을 수립할 때 절대 잊어서는 안 되는 2가지가 있다. 첫째는 건물이 지어지는 데는 절대 시간이 필요하다는 점이다. 입지 좋은 토지를 찾아내어 계약하는 데도 시간이 필요하며 프로젝트에 맞는 건축가를 선정하고 설계를 하는 데도 시간이 필요하며 건설회사와 계약하고 건물을 건설하는 데도 시간이 필요하며 상업시설의 경우에는 임대인 혹은 테넌트를 입점시키는 데도 협상과 시간이 필요하다.

두 번째는 설계하거나 공사하는 중에 세상이 변화한다는 점이다. 산업 내에서 한 단위의 상품을 생산하는 데 요구되는 시간이 길기 때문에 그 기간 동안 무슨 일이 언제 어디서 일어날지 모른다. 그 기간 중에 사소한 분쟁부터 IMF나 국제금융위기 같은 대형 악재까지 예상치 못한 일들이 일어날 가능성이 높다는 뜻이다. 기업의 사옥을 건설하고 있는 중에 국제 금융위기와 같은 충격적인 일들이 찾아오면 참으로 곤란하다. 당장에 수 익이 나는 것도 아니고 수익이 날 때까지 자금을 투입하면서 일정 기간을 기다려야 한다. 이러한 불황일 때는 오피스 시장의 수요도 급락하기 때문에 지어진 후에도 희망이 보이는 것도 아니다.

국제금융위기같이 엄청난 사건이 아니더라도 지자체 장의 정책 변경으로 재건축시장이 문을 닫기도 하고 변경된 법의 적용으로 건물의 형태가 바뀌기도 한다. 만약에 오피스텔 관련해서 전용 60㎡당 1대의 주차만 확보하면 되던 것이 세대당 1대씩으로 법이 바뀐다고 가정해보자. 소형 오피스텔(전용 20㎡미만)을 준비하던 사업주는 난감하다. 같은 세대수로 2~3배의 주차장을 확보해야 한다. 건축비는 상승하고 분양수익은 떨어진다. 사업성이 안 되면 사업을 할 수 없다. 사업의 목적은 이윤창출 아닌가?

제도가 변경되는 동안은 법적용이 불분명하여 사업허가가 늦어질 수 있다. 시장이 좋지 않아 분양을 연기하다가 토지계약이 파기되어 계약금과 설계비를 모두 날릴 수 있다. 사업이 지연되면 대출이자가 늘어나 사업의 리스크를 상승시키며 결국에 이런 것들이 해결되더라도 그 비용은 분양금액에 포함되어 수분양자가 부담할 수밖에 없을 것이다. 건축은 시간이 지나감을 잘 판단해 리스크를 어떻게 처리할 건지에 대한 대응이 중요하다.

부동산 시장이 경기흐름을 많이 타는 가장 큰 이유는 시간이 지나면서 세상이 변하고 있음에도 부동산 상품은 그에 맞춰 움직이지 못하는 느림보이기 때문이다. 이러한 현상을 경제학에서 '타성현상'이라고 한다. 건축 경기의 변동이 일반경기의 움직임에 비해 뒤지는 시간차를 '타성기간'이라고 하며 건축은 완공까지 상당한 시간이 소요되는 것이 주원인이다.

건축이나 부동산 시장은 수요가 부족할 때 공급이 따라올 수가 없다. 만약 수요가 100이 필요할 때 공급이 80이라고 한다면 부족한 20을 채우기 위해서는 최소 2~3년을 기다려야 하는 것이다.

예를 들어 2013년 부동산 시장의 키워드는 소형이다. 현재의 소비자 니즈에 맞춰서 부동산 상품이 공급된다. 그렇지 않으면 팔리지 않기 때문이다. 그런데 최근 들어 세 자녀를 갖는 강남지역의 가정이 꽤 많아 보인다. 몇 년만 지나면 이 가정들은 방이 4개 있는 주택이 필요할 것이다. 그러나 현재의 어떤 부동산 상품도 중대형을 출시하지 않는다. 이처럼 상품이 계획된 시점과 실제 사용하는 시점의 긴 시간의 간격을 이해하는 것이 매우 중요하다.

2013년의 상품은 2016년쯤에 건물의 모습으로 우리에게 나타난다. 실제 구매하는 시점과 거주하는 시점이 다른 데에서 오는 문제점이 산업 자체에 내포하고 있으며 이것은 건물이 만들어지는 데 최소한의 시간이 필요하다는 것이다. 앞으로 세상이 더욱 빠르게 변화할수록 부동산 산업은 더욱 경기의 흐름에 민감하게 반응할 것이고 더욱 예측하는 것이 어렵게 될 것이다.

1차선 건너는 데 5년 걸린다

도로는 도시와 도시를 연결하며 공간과 공간을 연결하고 사람과 사람을 연결하는 주요 기반시설이다. 도로는 부동산 개발이나 신도시 개발의 첨병으로서 인간의 몸에 비유하자면 혈액과 같다.

디벨로퍼들은 "1차선 하나 넘는 데 5년 걸린다"라는 말을 하는데 도로로 인한 단절로 개발행위들이 쉽게 넘어가지 못하는 현상을 일컫는다. 부동산 개발의 첨병인 도로가 개발을 방해하는 아이러니한 경우가 발생하는 것이다.

도로는 사람들을 이동시키는 아주 훌륭한 도구이나 반대로 가로질러 건너가기에는 거대한 힘이 가로막고 있다. 속도의 장벽은 도로를 사이에 두고 전혀 다른 공간을 만들어 낸다. 종로의 탑골공원과 반대편의 학원가는 이를 극적으로 보여준다. 도로를 경계로 젊은 사람들과 늙은 사람들로 구분되어 있다. 공원에는 포장마차들이 주요 상권을 형성하지만 학원가는 커피숍과 베이커리들로 넘쳐난다. 과거와 현재의 시간이 도로의 양편에 서 있는 것 같다. 갤러리아 백화점에서 청담사거리까지 펼쳐진 명품브랜드숍들은 트렌드 리더들의 천국 청담동을 보여준다. 그러나 도산대로를 건너오면 그곳은 청담동이지만 우리가 말하는 청담동과 다르다. 강남대로를 사이에 두고 서초동의 상권과 강남역은 상권은 크기부터 차이가 나며 강남역 쪽에 세워진 디지털 폴은 이를 극명하게 보여준다.

우리나라에 찾아오는 관광객들이 적은 이유 중에는 도로도 그 원인이다. 지도 하나 들고 배낭여행을 하기엔 우리의 도시 구조가 너무 차량 중심이다. 지금까지 개발의 논리를 앞세워 우리는 넓고 빨리 달리는 도로를 만들어 왔다. 좀 크다 싶은 도로들은 8차선~12차선이 기본이다. 이것이 유럽의 멋진 도시와 우리의 가장 큰 차이다. 여행하기 좋은 도시는 자동차가 우선하지 않는다. 사람이 우선한다.

피렌체에 관광버스가 들어가려면 허가와 함께 정해진 금액의 돈을 지불해야 한다. 이유는 자신들이 단체 관광객들에 의해 생활을 방해받으며 도로도 막힌다는 것이다. 어떻게 보면 관광객들이 그들을 먹여 살리는 데도 그들은 문화자원을 보호한다는 명목으로 비용을 요구한다. 관광버스로 도시를 관람하는 것도 쉽지 않다. 큰 버스를 주차할 만한 공간도 별로 없다. 어떤 때는 시내를 관광하는 동안 버스는 도시를 계속 돌고 있다. 이들의 도로는 사람들이 쉽게 건너다닐 수 있는 2~4차선이 대부분이다. 물론 이들의 도시는 오래전에 만들어져 물리적으로 도로를 확장하는 것이 쉽지 않은 점도 있긴 하다.

사람들이 걸어 다니고 즐길 수 있는 거리는 사람들로 당연히 넘쳐난다. 보행자들도 도로의 양옆을 보면서 횡단한다. 지나는 차량들도 함부로 속도를 내지 못한다. 운전을 하면서도 거리의 상점들이나 내부 분위기들을 볼 수 있다. 젊고 멋진 친구들이 많아진다. 비싼 차들이 많아지고 차량의 행렬도 길어진다. 차와 사람들이 한데 엉킨다. 가로수 길이 그런 모습이다. 외국 거리에서나 볼 수 있던 가게의 모습들이 하나둘 생겨나기 시작하더니 얼마 지나지 않아 명소가 되었다. 지금은 길 뒤편의 블록들도 특별하고 신기한 가게들이 생겨나고 있다. 이러다 보니 사람들이 모이게 되고 또 가게들이 모이게 된다. 활성화가 순환되고 있다. 상업적으로 건강한 거리는 사람이 건너다닐 수 있는 도로 폭과 도로변에 차량을 세우고 물건을 쉽게 살 수 있어야 한다. 다양하고 특색 있는 상점들과 재미있는 먹을거리나 볼거리들로 인해 사람들이 넘쳐나고 이들을 보기 위해 다시 사람들이 몰려오면서 거리는 활력이 생기는 것이다. 이런 길을 주위에서 보셨다면 투자해보는 것도 좋을 듯하다. 당신도 디벨로퍼의 눈을 가진 것이다.

건 축 을 변 화 시 키 는 요 인 들

법과 제도

가끔씩 건축설계를 하다가도 건축법과 주택법에 대한 해석의 차이로 논쟁이 붙을 때가 있다. 그러면 법조문의 취지에서부터 문구 하나까지 검토하고 질의회신 등의 내용을 찾아보지만 결국에는 허가권자에게 문의해보라는 답만 얻을 뿐이다.

왜 법규를 해석할 때마다 이견이 발생하는 것일까?

우선 법이라서 그런 것 같다. 일반인들이 쉽게 접근하지 못하도록 어렵고 복잡한 진입장벽을 설치해 둔 느낌이다. 그리고 시대가 변화하면서 이전에 생각지도 못했던 다양하고 복잡한 사례들이 발생하고 있다. 불법숙박영업으로 논란의 중심에 있었던 서비스드 레지던스가 이에 해당된다.

발코니 확장을 2006년 1월부터 합법화했다. 이때부터 피난을 위한 대피공간이 확보되고 옆집이나 아랫집 세대로 탈출할 수 있도록 하는 기준들이 마련되었다. 이때 이후부터 아파트들도 주상복합과 유사한 디자인이 가능해지기 시작했으며 빨래 널 공간이 공식적으로 사라지게 된 것이다.

정부가 직접 사업의 방향을 제시한 경우도 있다. 1~2인가구가 증가에 대한 대응책으로 도심형 생활주택이라는 새로운 사업영역을 제안했다. 공동주택에서 의무설치시설들과 주차장 설치비율을 완화하여 사업자의 사업성을 보존하면서 도심의 환경을 우수하게 만들기 위함이다. 주택의 공급 방향이 정부의 인센티브에 따라 바뀌는 것이다.

분양가 상한제

분양가 상한제는 주택시장의 과열을 막고 급등하는 집값을 억제하고자 하는 정책이다. 그런데 가만히 들여다보면, 분양가 심의에서 받은 금액 이상을 넘을 수 없기 때문에 비슷한 상품이 계속적으로 생산될 수밖에 없는 구조이다. 경제적 이윤을 추구해야 하는 기업의 속성상 이윤을 포기하면서 주택을 공급하는 사업주체는 없다. 따라서 분양가 상한제에서는 일정수준 이상의 주택을 기대하기 어렵다. 제도의 이런 속성으로 인해 시장에는 고급주택의 공급이 현저히 줄어들게 되며, 기존의 고급주택의 가치는 더욱 증가될 수밖에 없다.

우리나라의 경제는 GDP 세계 15위(2012년, IMF 기준)의 성공한 자본주의 국가이다. 따라서 시장에는 부유층이 존재하고 그들은 부를 바탕으로 자신들만의 새로운 주거와 문화를 요구하는 것 역시 우리나라의 체제에서는 아주 자연스러우며 인간이 가지고 있는 속성에도 일치한다. 이것을 다수의 중산층을 위해 분양가 상한제라는 제도가 막고 있으니 건축분야에서는 다른 방법을 찾아낸다. 예를 들면 임대분양이라는 변형된 고급주택 형식이 출현하고, 주택을 19세대 이하로 계획하여 건축법으로 허가를 득한 후 분양가 심의를 제도적으로 피해가는 것이다. 따라서 19세대 이하로 공급되는 주택은 다세대 주택이나 빌라의 형태로 나타나며 고급 주택이 빌라라는 엉뚱한 모습으로 세력을 확장하게 된다.

자본주의국가에서 다양한 사고와 접근들이 생겨나고 충돌하는 것은 자연스러운 현상이며 자율적으로 수요와 공급이 조정될 수 있도록 시장 환경을 형성하는 것은 중요하다. 호화주택의 기준도 일정한 연면적을 초과하지 못하도록 면적의 상한 기준을 정해두었는데 이런 기준들도 조금씩 보완될 필요가 있다.

내진설계

[표 4] 내진설계 주요개정 내용

기간	층수	연면적
1988년 3월~1995년 12월	6층 이상	연면적 10만㎡ 이상
1995년 12월~2005년 7월	6층 이상	연면적 1만㎡ 이상
2005년 7월~현재	3층 이상	연면적 1천㎡ 이상

※ 건축법 시행령 참조

위의 [표 4]는 우리나라 내진설계관련 층수와 연면적 관련한 주요 개정 내용이다. 우리나라 내진설계는 1986년 멕시코 대지진을 계기로 88년부터 내진설계가 적용되었으며 1995년에는 연면적이 1만㎡ 이상, 2005년도에는 3층 이상, 연면적 1천㎡ 이상으로 개정되었다. 최근에는 일본과 같은 내진설계 기준을 갖추려는 의견들도 제안되고 있다.

2011년 3월, 일본에 지진이 일어나자 국내 건설사의 전화가 불이 난다. "우리 아파트는 내진설계가 되어 있는가?"부터 "리히터규모 얼마에 견딜 수 있는가?" 등등.

현재 서울 시내 내진설계가 된 건물은 약 7% 정도 되는 것으로 알려져 있다. 이것은 2층 이하의 주택이 차지하는 비중이 높기 때문이다. 반대로 생각해보면 우리나라는 지진이 생겨봐야 내진을 테스트할 수 있을 정도로서 그만큼 지진의 사례가 적은 살기 좋은 나라이다.

지진의 세기를 표시하는 리히터 규모는 에너지단위이고 내진설계는 구조물이 얼마나 빠르게 흔들리느냐는 설계가속도를 가지고 판단한다. 따라서 "우리 건물은 리히터 얼마에 견딜 수 있는가?"라는 질문에 정확히 답변할 수는 없다. 그리고 해당지역의 특성과 지반상태에 따라 다르기 때문에 같은 규모의 지진이 와도 덜 흔들릴 수도 있고, 더 흔들릴 수도 있는 것이다.

2002년 월드컵이 생각난다. 월드컵경기장을 모두 메운 관중들이 동시에 소리 지르며 뛰었다. 적재하중에 최대의 충격하중이 가해진다. 우리나라 경기장에 참여한 구조전문가들이 모두 숨을 죽이고 지켜보았다. 그때까지 그런 경우는 거의 없었기 때문이었다.

디자인

사람들은 디자인 하면 '외관'을 떠올리기 쉽다. 하지만 진정한 디자인은 사람들의 생각이나 생활이 반영된 실체이다. 디자인은 세상에 보내는 신호이고 사람들이 만들어 내는 영혼이다. 디자인에 따라 기업은 소비자들에게 사랑을 받을 수도 있고 미움을 받을 수도 있다. 세상이 변함에 따라 디자인도 변화하며 언제 어디서나 성공할 수 있는 디자인이 없다.

펜트하우스

아파트에서 1층과 최상층은 분양이 잘 안 되었다. 최상층과 최하층은 열 손실이 많기 때문에 선호도가 낮았다. 그래서 한때는 최상층에는 다락방을, 1층에는 별도의 마당을 계획했다. 하지만 언제부턴가 최상층을 펜트하우스처럼 계획하면서 사람들의 욕망을 자극하기 시작했다. 고객들은 확실한 프라이버시, 우수한 조망권, 차별화된 평면 등의 가치를 높이 평가하면서 청약경쟁도 치열했다.

그러나 다시 열풍처럼 지어지던 펜트하우스가 사라지고 있다. 소비자들이 대형평형에 대해 무관심해졌을 뿐 아니라 펜트하우스가 분양가 상한제에서 평균 분양가를 상승시키는 원인이기 때문이다.

쓰레기 이송설비

내가 초등학교 시절 주공아파트에 살았는데 주방 뒤편에 쓰레기 버리는 샤프트가 있어 한 자 정도의 철판을 열고 쓰레기를 버리면 해당 라인의 쓰레기 집하장에 모였다. 이렇게 모인 쓰레기는 일주일에 한 번 정도 쓰레기 수거 차량이 와서 직접 꺼내어 갔다. 그 당시는 종량제 봉투도 없고 분리개념도 없이 그냥 버렸다. 나쁜 점은 샤프트를 윗집과 동시에 열었을 때 고스란히 먼지와 냄새를 덮어쓸 수 있었고 특히 여름에는 1층 하부에 모인 쓰레기에서 올라오는 냄새와 주변의 위생환경이 열악했다. 이런 이유로 현대화되는 아파트에서 그 모습이 점차 사라졌다.

그러나 최근에 친환경과 쓰레기 분리, 종량제들이 도입되면서 쓰레기 이송설비에 대한 장치들이 획기적으로 진보하고 있다. 특히 고급주상복합주택을 중심으로 공용부에 생활쓰레기 자동수거시스템이나 중앙집중식 진공청소시스템 등이 도입되면서 주거환경을 개선하고 있다. 패션도 복고풍이 트렌드가 되듯이 건축도 이전에 사용했던 방식들이 되살아나기도 한다.

소화전

항상 현장에서 이슈가 되는 사소한 것 중에 하나가 소화기구와 관련된 사항이다. 사람들은 소화관련 장비의 디자인에 대해서 특별한 관심을 가지지 않으며 지금까지 해오던 방식대로 계획을 진행한다. 그런데 준공시점이 다가오면서 소방관련 시설들이 건물의 주요 출입구에 설치되기 시작하면 현장은 시끄러워진다. 붉은 원색의 소화전이나 황금색의 소화 용수함, 그리고 건물 내부의 번쩍이는 소방기구함 등이 건물과 전혀 어울리지 않기 때문이다. 재미있는 사실은 내가 건축실무를 시작한 15년 전에도 마찬가지였다. 어떤 소방서는 건물과 그래도 어울릴 수 있도록 유사한 마감 처리를 허가해주는 곳이 있는 반면 어떤 곳은 인간의 생명과 직접 연관되기 때문에 원칙대로 설치하라고 한다.

물론 인간의 생명만큼 건축물의 아름다움이 중요하지는 않다. 하지만 조금만 사고를 전환하면 건물과 도시가 더 아름다워질 수 있다. 왜 소방기구함은 산업 디자이너들이 디자인하면 안 되는가? 전체적으로 통일성을 유지하면서 여러 가지의 모양과 색깔, 재료들로 디자인하고 그중에서 건물과 어울리는 것을 설치할 수 있지 않을까? 소방기구함이 꼭 스테인리스 마감일 필요는 없지 않은가?

사람의 인식

인간은 합리적이기도 하지만 때로는 본능에 의존하는 비이성적인 존재이다. 이와 같은 사실에서 인간의 심리를 예측한다는 것은 참 곤란한 문제점임을 이해하게 된다.

2008년 국제금융위기 이후 부동산 시장은 공급자 중심에서 소비자 중심으로 주도권이 확실히 넘어왔다. 많은 경영자들이 모든 해법은 소비자에게 있다고 말한다. 그들의 욕구를 찾아 개발하고 선점하라고 격려한다. 하지만 말처럼 쉽게 되지 않는다. 그동안 아무렇지 않게 해왔던 습관은 새로운 틀을 만드는 데 방해만 될 뿐이다.

기업형슈퍼마켓(SSM)

내가 살던 아파트의 주출입구 근처의 단지 내 상가에는 부동산, 치킨집, 정육점, 세탁소 그리고 10평 남짓한 슈퍼가 있었다. 이곳에서 100m쯤 떨어진 사거리에 좀 더 큰 슈퍼가 있었다. 우리 단지 슈퍼보다 값이 싸고 내부도 깨끗했지만 밤 10시면 문을 닫았다. 그래서 나와 같은 직장인들이나 간단한 야참이 필요한 사람들은 단지 내 슈퍼를 이용했고 그 슈퍼는 10시~11시에 하루 매출의 70~80%를 달성한다고 했다. 두 개의 슈퍼가 그럭저럭 공존공생하고 있었다.

그런데 어느 날 큰 슈퍼자리에 기업형슈퍼마켓(SSM)이 들어왔다. 그 당시는 기업형슈퍼마켓을 규제하자는 여론으로 시끄러울 때였다. 처음에는 단지 내 슈퍼에서 항의도 했으나 얼마 지나지 않아 조용해졌다. 시끄러운 여론과 달리 주변의 주민들은 특별히 반대하지 않았다. 왜냐하면 기업형슈퍼마켓은 물건도 많고 가격도 싸며 직원들은 친절하고 인테리어도 훨씬 밝고 깨끗했기 때문이었다. 기업형슈퍼마켓의 출점문제가 조용해질 때쯤 이곳은 밤 11시까지 연장 영업을 시작했다. 조금 늦어도 이곳을 이용할 수 있어서 주민들은 더욱 편리해졌다. 하지만 우리 아파트의 단지내 슈퍼는 몇 달이 지나서 결국 문을 닫았다.

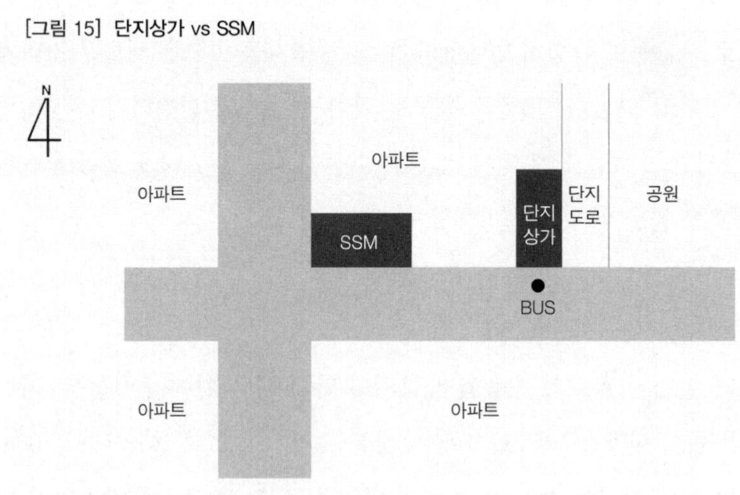

[그림 15] 단지상가 vs SSM

이와 같이 큰 상권은 주변의 작은 상권을 흡수하며 골목 상권을 위협한다. 골목 상점의 몰락은 약자들에게 불편함을 야기한다. 노인들이 두부한 모 사기 위해 힘겨운 걸음을 해야 하기 때문이다.

로열층의 개념

예전만 해도 15층 아파트에서 로열층은 6~10층 정도의 중간층이 최고였다. 수압 등의 기술적인 문제점과 관리비를 고려한 선택이었다. 2000년대에 진입하여 고층의 주택들이 지어지면서 전망에 대한 선호도가 수도권 일대로 강하게 나타났다. 이러한 현상은 도심일수록, 프라이버시가 보호될수록 두드러졌다. 하지만 고령화 시대에 접어들면서 저층을 선호하는 나이 많은 분들도 많아졌다.

나는 3층을 선호한다. 나무들이 자라도 3층 정도면 햇빛을 가리지 않으며, 창을 열면 밖의 자연이 내 발아래에 있다. 특히 가을의 단풍 색감들이 창으로 들어올 때면 너무나 행복하다. 만일에 화재들의 사태가 일어나도 뛰어내릴 정도의 높이이고, 뒤편에서 놀던 아이들을 밥 먹으라고 부를 수 있으며 놓고 간 물건들도 3층에서 던져 줄 수 있다. 그래서 내게 3층이 로열층이다.

타운하우스

사람들은 도시의 밀집과 답답함에 불평을 했다. 사람들은 좋은 공기와 물을 마시고 산과 들을 바라보며 자연의 대지를 밟고 사는 그런 삶을 꿈꾸기 시작했다. 이런 변화하는 욕구에 맞춰 부동산 시장에는 타운하우스를 개발하여 공급했다.

그러나 대부분 실패했다. 그 이유는 높은 가격대에 있지만 그보다 더 근본적인 이유가 있다. 도심을 벗어나 자연과 함께하는 삶을 추구하는 사람들 역시 느리고 조용하고 맑은 공기를 원하는 것은 분명한 사실이지만 도심의 시설(좋은 레스토랑, 유명 패션샵, 복합 쇼핑몰, 호텔, 병원, 도서관, 미술관, 공연장, 대형마트 등)을 포기한다고 생각하면 큰 오산이다. 사람들은 도시에서 누릴 수 있는 편리한 모든 것을 타운하우스에서 살면서도 누리길 원한다. 단지 조금의 불편함을 바랄 뿐이다.

따라서 타운하우스는 이런 도시 생활을 누릴 수 있는 근거리에 위치하여야 한다. 강남을 벗어나 자연과 함께하되 언제든지 강남을 이용할 수 있어야 한다. 그래서 분당 밑으로는 타운하우스가 성공하기 어려운 것이다.

전용률

오피스텔에 투자하려고 모델하우스를 찾아갔다. 하나는 전용률이 50%이고 다른 하나는 전용률 40%였다. 당연히 50%인 오피스텔이 좋다. 이것은 합리적 접근방법으로 지금까지 이런 판단은 효과적이었고 앞으로도 그러하다.

하지만 40%인 오피스텔이 좋은 경우도 있다. 아파트 사용자들을 위해 커뮤니티를 대폭 강화하거나 주차대수를 넉넉하게 확보했기 때문일 수 있다. 이전에는 같은 가격일 때 좋은 집이라고 하면 공용면적이 작고 내가 사용하는 면적이 큰 것이 좋은 집을 평가하는 주요한 기준이었다.

그러나 공공의 이익에 대한 관심이 증가하고 있다. 기왕이면 이웃과 나누고 이웃의 아픔을 살피는 것이 더욱 나은 삶을 살아가는 방법이라고 이해하기 시작했다. 고위 공직자들이 일만 잘하면 되지라는 의식은 과거의 유물이 되고 있다. 지도층일수록 윤리적으로 도덕적으로 모범을 보이지 않으면 국민들은 절대 인정하지 않는 세상에 와 있다.

성숙된 의식은 경제적인 것에서 나타나지 않는다. 경제적인 것은 기본이 되고 있다. 숫자만으로 좋은 건축, 살기 좋은 건축을 평가할 수는 없는 시대에 와 있다. 건축을 이해하는 데 이성만이 아닌 감성적인 접근이 요구되는 시대에 우리는 살고 있는 것이다.

친환경 건축

아내가 싸준 김밥의 맛이 "예전보다 별로"라 했더니 유기농 햄과 어묵이 들어가서 그렇단다. 두부가 흐물흐물해서 또 한마디 했더니 유기농이라서 그렇단다. 1L 우유가 오천 원이나 해서(기존 우유의 2배쯤) 놀라 물었더니 역시 유기농이란다. 요즘 유기농이란 단어를 붙이지 않으면 상품이 팔리지 않는가 보다.

건축에서 이슈도 친환경이다. 세상이 돌아가는 모습을 볼 때 건축 산업이 느리긴 하지만 조만간 유기농 건축이 시장을 지배할 것이 분명하다. 건축의 자재들의 태그만 찍어보면 생산자, 생산일, 생산국가, 주요성분, 성능, 시공이나 유지관리방법 등을 알 수 있는 시대가 오고 있다.

시간이 필요한 도시

강화도와 서울

은퇴를 앞둔 건설사의 대표가 들려준 이야기이다. 이분은 강화도에서 군대생활을 했고 연애시설에도 자주 강화도를 다녔다고 한다. 오랜만에 아내와 그때 시절에 다녔던 곳을 한번 쭉 돌아보는 여행을 했었는데, 다시는 그 코스를 가지 않겠다고 했다. 한강 신도시가 한창 개발될 무렵이다 보니 강화도를 가는 길은 온통 먼지와 소음으로 가득하고 파헤쳐진 주변의 환경 등으로 인해 너무 더럽고 불쾌했다고 한다.

일본은 도심뿐만 아니라 시골의 한적한 마을에도 집과 도로가 깨끗하고 강화도와 같은 먼지는 찾아볼 수도 없으며 시골집 하나하나가 그 배경과 잘 어울리는데, 전등사와 같은 최고의 사찰을 가는 길도 너무나 형편없고 그 앞의 시설들을 보면서 실망이 컸다고 했다. 나중에 철책들이 철거되면 김포만큼 아름다운 도시로 발전할 가능성이 있는 땅도 주변에서 찾아보기 힘들 텐데 강변도로의 아름다움을 하나도 표현히고 있지 못히는 아쉬움을 토로했다. 이런저런 이유로 강화도 여행 내내 아내와 다투었다고 했다.

재미있는 사실은 강화도를 벗어나 서울로 들어서는 순간부터 편안하고 탁 트인 느낌이 들었다고 한다. 서울이 붐비고 공기가 안 좋아 떠날 생각도 해보았는데, 오늘 여행을 다녀보니 서울만큼 좋은 곳이 없다고 했다.

그러고 보니 도시는 하루아침에 생겨나는 것이 아니다. 사람들의 삶이 누적되어 문화를 만들고 개인들에게 다양한 의미를 전달하는 장소가 도시이다. 사람들이 썼다가 지웠다가 한 흔적들이 도처에 널려 있는 멋진 도시가 서울이다. 서울은 600년이나 된 우리나라의 수도이다.

인천 송도

인천국제공항에서 내려 공항버스를 타고 인천대교를 넘어오면서 펼쳐지는 송도의 모습은 참 멋지다. 너무나 빠르고 훌륭하게 변하여 '와' 하는 탄성이 절로 나온다. 외국 친구들에게 인천 송도를 안내하는 것은 기분 좋은 일이다. 멋진 바다를 배경으로 우뚝 솟은 건물들과 질서정연한 모습들은 그들을 편안하게 만드는 것 같다.

그러나 송도는 미국식 도시계획의 표본이다. 격자 그리드의 도로체계에 의해서 도시공간은 큰 블록으로 나뉘며 그 블록 안의 사람들이 무엇을 하고 있는지 알 수가 없다. 인간적인 스케일을 넘어서 산업화된 전형적인 모습이다. 송도는 도시 자체가 발전할 수 있는 좋은 프로그램을 보유했더라도 우리의 생활과 잘 어울리는지는 좀 더 지켜봐야 한다.

한때 우리나라 부동산 시장의 모든 관심과 에너지가 모두 송도로 몰려 있을 때가 있었다. 다른 도시의 사람들은 왜 저러는지 이해가 안 될 정도로 분양의 기록들을 갈아치웠다.

2011년 11월, 인천 도시개발공사는 '송도 웰카운티 5단지' 분양 중단을 했다. 1,063가구 중에 16가구만이 계약을 했기 때문이다. 한때 수백 대 1의 경쟁률을 보이던 송도국제도시는 어디로 간 것일까?

물론 나도 채찍을 휘두를 수 있다. 우리 도시의 천박성에 대해서, 우리 도시의 이악스러운 자본주의적 속성에 대해서, 우리 도시의 어지러운 이미지에 대해서, 마음을 산란하게 하는 소음에 대해서, 시끄럽게 소리를 지르는 듯한 울긋불긋 원색 간판들에 대해서, 숨막히는 먼지와 공해에 대해서, 아무 때나 막히는 교통 체증에 대해서, 아무 데나 올라서는 자동차에 대해서, 여기저기 뒹구는 쓰레기에 대해서, 자기만 잘났다고 뻐기는 건물들에 대해서, 그리고 물론, 어디나 엇비슷하게 만들어지는 우리 도시의 빈약한 상상력에 대해서, 그렇게 만드는 사람들의 상상력 빠진 삶에 대해서, 우리 자신의 빈약한 의지에 대해서….

그러나 이 모든 채찍질을 품에 안고 나는 여전히 우리 도시를 사랑한다. 팔이 안으로 굽어서만도 아니고, 내가 살고 있기 때문만도 아니다. 나의 몸, 나의 세포, 나의 유전자에 도시 사랑이 새겨져 있다. 아무래도 나는 '진짜 도시인'인 것 같다. _김진애, 『우리도시예찬』 중에서

시 간 을   예 측 하 라

'극동, 금호, 대림, 대우, 두산건설, 롯데, 삼성, 쌍용, 풍성주택, 포스코, (주)효성, 현대' 2007년 10월 30일 행정중심복합도시(현 세종시) 공동주택지 건축설계공모에서 공모단위별 당선업체들이다.* 이 당시 수주에 성공한 12개 회사들의 담당자들과 함께 참여한 인원들은 기쁨의 탄성을 질렀을 것이다.

한국토지공사(현 LH공사)가 주관한 설계공모는 매우 성공적이었다. 총 12개의 공급되는 공모단위(총 26개 필지로 한 개의 공모단위에 1~3개의 필지를 묶은 단위)에 우리나라에서 손꼽는 40여 개의 주택건설사업자들이 참여할 정도로 업계의 관심이 높았다. 공모단위별로 토지의 공급가격을 정해놓고 1개 공모단위에만 사업자들이 참여할 수 있도록 제한을 두어 서로 간의 눈치경쟁이 치열했다. 건축설계안의 평가점수가 높은 당선자에게 수의계약으로 공동 주택지를 공급하는 방식으로 심사위원들의 평가 점수도 공개했다.

이 설계공모방식이 신선했던 것은 자금이 있다고 토지를 분양받을 수 있는 것이 아니라 건축이나 도시적으로 좋은 계획안을 제시하여 당선되지 않으면 분양받을 수 없다는 점이다. 정부나 지자체에서 적극적으로 도시를 관리하겠다는 뜻으로 이전방식보다 선진국형 모델이었다. 첫마을 현상설계 이후 세종시에 처음 공급되는 토지였기 때문에 건축분야에 종사하는 사람들의 관심을 불러 일으켰다. 우리나라에서 주택 디자인 능력

---

* 행정중심복합도시 공동주택지 건축설계공모 심사결과(한국토지공사 2007.10.30).

이 우수한 건축설계사무소도 대부분 참여했다. 사실 이 공모에 참여하고 싶어도 상위권 내 드는 건설사나 설계사무소가 아니면 참여할 수 없을 정도였다. 일종의 꿈의 무대 같은 것이다.

이 당시에 건설회사의 설계 팀장이었는데 우리 회사도 참여를 했다. 우리가 원한 토지는 앞에 호수가 펼쳐진 멋진 대지였고 설계사무소에서 제안한 계획안과 조감도는 내가 본 최고 중에 하나였다. 참여한 직원들도 대부분이 호수변에 꼭 분양받을 것이라며 대단한 관심을 보였다. 하지만 발표결과 우리 회사는 탈락했다. 믿을 수 없는 현실이었다.

2007년 11월, 당선된 12개의 건설사들은 모두 계약을 체결했다. 총면적 1,093천㎡(약 33만 평), 분양대금만 9,341억 원으로 지급조건은 계약금

[그림 16] 공모 단위별 위치도

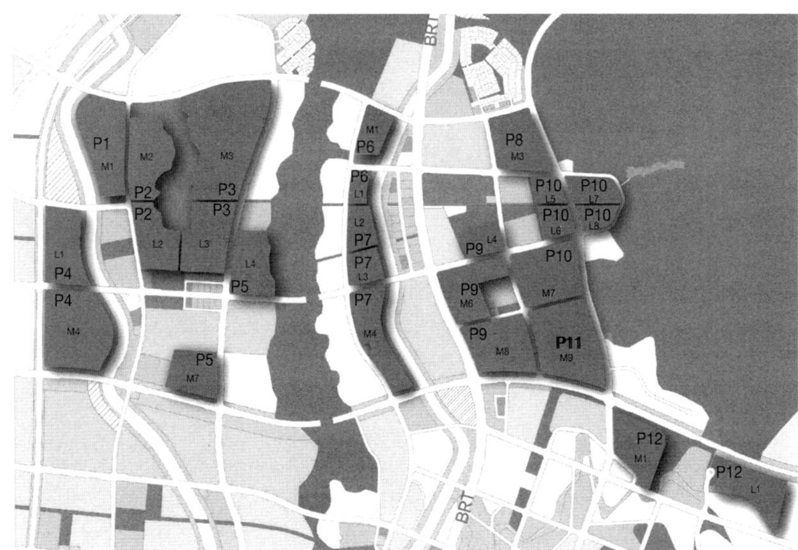

10%('07.11월), 1차중도금 22.5% ('08.5.6), 2차중도금 22.5%('08.11.6), 3차중도금 22.5%('09.5.6), 잔금 22.5%('09.11.6)이었다. 2009년 5월 말부터 토지사용이 가능(1필지: 2010년 5월말)했으며 앞으로 세종시의 미래는 너무나 밝아 보였다.[*]

2008년 9월 15일, 리먼브러더스로 인한 국제금융위기가 시작되면서 부동산 시장은 급격히 냉각되었다. 그리고 세종시로의 행정기관 이전 시기와 규모가 정해지지 않는 등 사업 전망도 매우 불투명했다. 이런 이유들로 12개의 건설사는 1차 중도금('08.5.6)만 납부 후 2차 중도금 지급시기('08.11.6)부터 분양대금을 연체 중이었고 대우건설과 극동건설을 제외한 10개 업체가 해약을 요구했다. 이유는 2007년 계약 당시 상황과 조건이 많이 달라졌으며 건설사의 경제난에 따라 자금 사정이 악화되었기 때문이었다. 그러나 한국토지공사는 계약서의 내용대로 매매대금을 6개월 이상 납부하지 않은 쌍용건설, 풍성주택('09.9.23)을 우선 계약 해지시켰다. (쌍용건설의 계약금 76.2억 원, 풍성주택의 계약금 118.1억 원은 토지공사로 귀속.)[**] 계약한지 2년이 지나지 않았는데 부동산 시장은 너무나 상황이 달라졌다.

2009년 9월부터 논란이 된 세종시 수정안은 2010년 6월 국회본회의에서 부결되어 세종시의 이전이 확실시되었음에도 부동산 시장에 대한 전망은 부정적이었다.

그리고 삼성, 대림, 롯데, 두산, 금호, 효성 등 6개사는 끝내 2011년 사업을 포기했다. 이 건설업체들은 규정에 따라 땅값의 10%인 682억 원의 위약금을 물어야 했다.

---

[*]
행복도시 공동주택지 설계 공모 게시공고문(한국토지공사 2007.7.27).
[**]
2009년 국정감사 정희수의원실 보도자료(2009.10.20).

2011년 하반기 세종시 분양시장이 슬슬 달아올랐다. 해약을 하지 않았던 대우건설과 극동건설이 분양 대박을 터뜨린 데 이어 포스코건설과 한신공영(해약 택지 매입) 등도 분양에 성공했다. 이들 아파트는 프리미엄까지 붙어서 거래되었다. 전국주택시장이 전반적으로 불황인 상황에서 모든 건설사가 세종시에서 사업부지를 확보하기 위해 동분서주했다.

우리나라에 손꼽는 건설사들이 계약금을 포기하면서까지 사업을 접은 지 불과 1년도 채 안 되어 상황이 완전히 바뀐 것이다. 앞서 사업을 포기한 어느 회사의 임원은 신문사와의 인터뷰에서 "당시엔 사업 전망이 불투명해 해약하는 것이 당연했지만 상황이 바뀌면서 '불과 1년 앞도 내다보지 못했다'는 말을 듣게 됐다"고 하소연했다.*

이 사례에서 말하고자 하는 것은 우리나라의 최고라는 전문가 집단에서 조차 1년 이내의 부동산 시장을 예측할 수 없다는 것이다. 1년도 예측하지 못하는 건설사를 사람들은 조롱하기도 하지만 회사마다 처한 상황이 다르기 때문에 섣불리 결론 내릴 수는 없다. 실제로 그 당시 계약금을 떼이면서 사업을 포기한 것이 회사에 이득이 된 경우도 있었을지도 모른다.

세상을 예측하는 것이 너무나 어렵다. 우리들이 영화 속 타임머신에 흥분하고 상상하며 즐거워하는 근본적인 이유도 우리의 삶은 시간에 지배를 받기 때문이다. 한 치의 앞도 예측할 수 없는 지금과 같은 시대에 건물이 완성되기에 걸리는 시간은 너무나 길어 보인다. 건축과 부동산이 시간의 지배를 받는 가장 큰 이유이다. 2013년은 세종시의 부동산 시장은 더욱 뜨거워질 것이다. 하지만 부동산 시장은 앞으로 또 변할 것이다.

타이밍

부동산 상품이 기획되어 건물로 완성되기까지 기간이 길기 때문에 부동산에서 가장 중요한 것은 타이밍이라고 한다. 타이밍이라는 것은 과연 무엇일까? 언제 분양을 하면 대박이 날지 아는 능력일까? 혹은 사업을 시작하여 언제 손을 뺄지 아는 능력일까? 우리는 과연 부동산 시장의 타이밍을 알아낼 수 있을까? 과연 그것이 가능할까?

부동산 개발사업을 하는 사람들이 부동산 시장의 타이밍을 잡아내는 두 가지 방법은 대부분은 '빨리 인허가를 완료하고 분양할 시기를 기다리는 것'과 '운에 맡기는 것'이다. 가능한 한 최선을 다해 가장 빨리 분양준비를 해놓고 좋은 분위기가 오기만을 기다린다.

건축이라는 것이 만드는 데 시간이 걸리기 때문에 부동산 붐이 올 때 시작하면 늦다. 분양시장은 일반적으로 만물이 시작하는 따뜻한 봄이나 시원한 바람이 부는 가을에 분양을 한다. 2013년 가을 분양을 놓치면 그 다음 해 2014년 봄 분양을 준비하는 것이다.

분양시장은 날씨가 중요하다. 오픈 첫날 장대비가 쏟아진다고 상상해 보라. 초기에 분위기를 올리지 못하면 분양시장은 문을 닫기 쉽다. 강한 햇볕이 내리쬐는 한여름이나 매서운 강추위를 뚫고 모델하우스에 찾아와서 상품에 관심을 갖기란 그리 쉬운 일이 아니며 명절 연휴, 여름휴가 기간 등을 피하는 것도 그 이유이다.

분양이 연기되는 동안 소비자들의 욕구가 변화한다. 보통은 정부의 부동산 정책, 그리고 트렌드의 변화 그리고 미디어의 영향으로 인해서이다. 내년부터 취득세와 양도세를 감면해주겠다는 정부의 정책발표나 발코니를 확장하지 않는 것이 트렌드가 될 수도 있다. 인구구조의 변화로 인해 1~2인 가구를 위한 소형 주택이 인기일 것이라는 전문가의 인터뷰가 계속해서 방송에 노출된다.

이런 변화를 감지한 사업주는 다음 해 봄으로 분양시기를 미루면서 그 기간 동안 중소형으로 설계변경을 한다. 설계비와 금융비가 계속 추가로 들어간다. 그리고 봄을 기다린다. 그래도 시장의 분위기가 좋지 않으면 다시 가을로 분양 시기를 넘긴다. 이렇게 시간이 흐르다가 금융비용을 견디지 못하고 시장에 밀어내기를 한다. 국제금융위기 이후 미분양물건이 쌓이는데 시장가격보다 비싼 부동산 상품들이 출현하는 이유이다.

그렇다면 어떻게 타이밍을 예측할 것인가?

세상 어느 누구도 타이밍을 예측할 수는 없다. 국제금융위기 이전의 2000년대는 부동산 상품을 공급하면 프리미엄이 붙던 시절이었다. 그 당시에 부동산 상품으로 재미를 본 사업주들이 타이밍을 예측해서 분양에 성공한 것일까? 만약에 부동산 시장의 타이밍을 정확히 예측할 수 있는 사람이 있다면 주식에 투자해서 빨리 자금을 회수하는 것이 낫지 않을까? 왜 굳이 회수기간이 긴 부동산에 투자하는가? 세상에 미래를 예측할 수 있는 사람은 없다.

세계적 미래학자 다니엘 핑크는 "계획을 세우지 마라. 세상은 복잡하고 너무 빨리 변해서 절대 예상대로 되지 않는다. 대신 뭔가 새로운 것을 배우고 뭔가 새로운 것을 시도해보라. 그래서 멋진 실수를 해보라. 실수는 자산이다. 대신 어리석은 실수를 반복하지 말고, 멋진 실수를 통해 배워라."*고 까지 말하지 않았는가?

햄릿은 결투를 기다리며 '준비가 전부(The readiness is all.)'라고 한다. 지금 오지 않아도 언젠가는 찾아올 죽음에 관한 그의 명대사이다. 변화하는 세상을 예측할 수는 없지만 유연하게 사고하고 새로운 아이디어를 도출해 낼 수 있는 준비는 필요하다. 어쩌면 그의 대사처럼 지금 우리가 할 수 있는 최선은 준비이다.

건축은 최소의 시간이 필요하다. 관련된 것들이 지속적으로 변화하고 있는 것을 이해하자. 그다음에는 시장의 움직임을 지속적으로 관찰하고 변화하는 제도와 트렌드를 관심 있게 살펴보며 전문가들과 정보를 교류해야 한다. 소위 말하는 '시장의 촉'을 키울 수밖에 없다.

그리고 진실한 부동산 상품을 만들려고 노력해야 한다. 경기의 변동이나 소비자의 니즈 변화에도 사람들이 원하는 부동산상품은 분명이 있기 때문이다. 상품은 거짓말을 하지 않는다.

고정건축과 유동건축

경제학에서는 생산량에 따라 변하지 않는 비용을 고정비용이라고 하며 생산량에 따라 달라지는 비용을 유동비용이라고 한다. 이 개념을 건축에 대입시켜 보자.

인간이 최소로 필요로 하는 건물의 양이 있을 것이다. 경제가 성장을 시작하면 인간이 필요한 최소양의 건물을 채우기 위해 사회와 국가는 부단히 노력을 하게 된다. 300만 호 주택공급 같은 정책이 그 예이다. 그러면서 경제의 부가 축적되기 시작하고 양적으로 채우던 주택의 공급이 서서히 질로 전환되기 시작한다.

단순하던 주택상품들은 점점 세분화되고 다양해지며, 남들과 동일한

---

*
조선일보 Weekly BIZ, 세계적인 미래학자 3인이 보는 '메가트렌드' (2009.4.4).

조건에서 살던 삶의 패턴에 변화를 준다. 그리고 경제의 부를 리딩하는 그룹들은 탄탄한 자금력을 바탕으로 새로운 주거패턴을 창출하고 남들과 전혀 다른 분위기와 인테리어를 추구한다. 내가 사는 주거의 모습이 나의 이미지를 구성하며 궁극적으로 주거가 나의 생활을 변화시킨다는 점을 분명하게 인식하고 있기 때문이다.

따라서 경제의 규모가 커지면서 고정적으로 필요한 주거를 넘어서 세컨드 하우스 개념의 주거가 창출되고 다양한 개인들의 욕구와 사회의 변화에 대응하기 위해 여러 주거 군이 실험되기도 하며, 선진국가의 주거형태를 그대로 혹은 변형해서 사회에 그 모습을 드러내기도 한다.

선진국으로 갈수록 유동건축의 비중은 늘어난다. 경제 환경이 악화되면 유동건축의 비중은 줄어들지라도 인간이 필요로 하는 고정건축의 총량은 경기상황에 둔감하게 반응하는 것은 아주 당연한 결과이다. 따라서 고정건축의 공급이 지속적으로 유지되지 않으면 그 사회는 주거가격이 요동을 치게 되고, 인간의 바탕이 되는 주거생활은 엉망이 되며 건강한 사회가 유지될 수 없는 것이다.

고정건축시장이 어느 정도 충족된 한국 시장에서 경기불황으로 인한 유동건축시장이 위축되면서 사람들은 불안해 하고 있다. 우리나라의 경우 내 집이 있으면서도 그 집은 전세를 주고 다른 집에서 전세를 사는 많은 가구를 통해 알 수 있듯이 인간의 생활을 담는 그릇으로서의 주택이 아니라 투자의 대상으로 활용함으로써 유동건축시장의

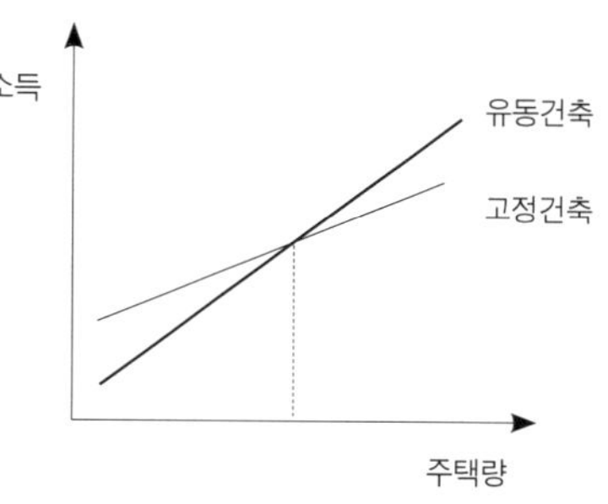

[그림 17] 고정 및 유동건축 그래프

규모를 너무나 크게 키워놓았다고 할 수 있는 것이다.

좋은 학군, 편의시설, 교통, 환경을 갖추고 있는 살기 좋은 주택들이 불황에도 끄떡없는 것은 고정건축시장에서 좋은 건물들이 보여주는 전형적인 모습이다.

다시 생각해보면 누구나 좋다고 느껴지는 입지와 환경과 디자인된 건물은 오랫동안 사람들과 함께할 것이며 이런 시장은 인간이 있는 한 계속 지속되며 경제의 부가 높아질수록 더욱 진화되고 발전할 것이다. 좀 더 새로운 것을 찾아가는 인간의 욕구를 볼 때 점차 경제의 부가 쌓일수록 유동건축 시장은 더욱 커질 것이라 예상된다.

10년 후, 주거에 관한 상상

첫째, 앞으로 10년 후에는 내가 사는 근처에 좋은 도서관이 있는지가 주거를 결정하는 중요한 요소가 될 것이다. 지금까지는 주변에 할인점이나 백화점, 교통이나 학군에 집착을 많이 했다. 하지만 사회는 더욱 자유로운 사고를 가진 인재를 요구하고 있으며 개인의 가치와 의미를 찾고자 하는 라이프스타일이 증가하고 있다.

좋은 도서관은 다양한 종류의 책, 편안한 의자, 적정한 조명이 갖추어져 있으며 아이들과 함께 가서 다양한 시간을 보낼 수도 있어야 한다. 또한 맛있는 커피도 한잔 할 수 있는 공간이 함께 있어 언제든지 자유롭게 시간을 보낼 수 있어야 한다. 예술과 문화의 시대를 준비하는 지금, 내 집 옆에 좋은 도서관을 보유하고 있다는 것은 너무나 행복한 일이 될 것이다.

둘째로, 자연과 함께하는 삶을 지양하는 전원주택이나 타운하우스는 앞으로는 크게 각광받지 못할 것이다. 지금까지는 베이비붐 세대가 주거를 결정하는 주축세대로서 이들은 시골과 도시를 두루 경험한 세대들이 대부분이다. 이들은 농촌의 흙냄새가 무엇인지도 잘 알며 경제개발을 겪으면서 자란 세대이다. 사람들과 어울리며 살아가길 마음속으로 그리워하며 연어처럼 태어난 곳으로 돌아가려는 회귀본능을 가진 세대이다.

하지만 주거를 결정할 다음 세대는 도심에서 태어나서 생활하고 자랐다. 이들은 해외여행에 익숙하며 물질적으로 어려움 없이 성장한 세대이다. 유명한 레스토랑과 영화관 등 편의시설의 소비를 중시한다. 이들에게 한적한 시골에서의 생활은 있을 수 없는 일이다. 이들은 세컨드 하우스의 개념으로 자연 속에 있는 주거를 생각할 뿐이지, 도심을 떠나서 생활할 목적으로 전원주택을 고려하지는 않을 것이다.

셋째, 실버타운과 같은 시설들은 점차 매력을 잃어갈 것이다. 건축가는 같은 연령대의 계층들이 함께 살아가는 것이 바람직하다고 믿지만, 노인들의 생각은 다르다. 노인들은 젊은이들과 어울려 살아가기를 좋아하며 그들에게서 에너지를 충전하고자 한다. 또한 노인들끼리 같이 살아가는 것을 꺼리는데 그 이유는 노인이라고 불리는 것 자체가 싫기 때문이다.

따라서 도심에 위치하여 다양한 시설과 결합한 상품이 대안으로 등장할 것이다. 경제적 능력이 있는 노인들에게는 오래 살고 싶은 욕구를 충족하는 상품, 예를 들면 병원과 결합한 상품이 등장할 것이다. 물론 지금도 대학병원과 연계하여 기본적인 서비스를 하는 상품이 다수 있으나 직접적인 의료서비스를 받을 수 있는 주거형태, 상층에는 고급 주택이 있고 하부에는 병원이 위치하여 아침에 일어나면 신체정보가 병원에 전달되어 건강이 체크되고 식단이 구성되어 유명한 셰프의 음식을 맛볼 수 있는 라이프스타일이 창조될 것이다. 이는 병원의 서비스를 직접적이고 품격 있게 서비스 받고 싶은 사람들을 위한 상품이다.

앞으로는 단순한 연령만으로 삶의 방식을 그룹핑하는 것은 다양한 욕구와 계층을 만족시키지 못하게 될 가능성이 높다. 다양하고 세분화된 퓨전 주거가 계속 출현할 것이다. 이와 같은 변화의 바탕에는 과학과 기술의 진보가 있기 때문에 가능하다.

넷째, 도심은 더욱 커지나 좋은 주거지의 범위는 더욱 좁아질 것이다. 10년이 지나서는 도시생활을 영유하는 사람들이 더욱 늘어나겠지만, 지금 정의하고 있는 도심이라는 반경은 훨씬 더 커져 있을 것이다. 철도나 항공, 심지어 대심도 계획(GTX) 같은 새로운 기술들이 나타나서 도심의 접근성을 훨씬 유리하게 만들 것이기 때문이다. 반면에 서울의 예를 들면, 핵심 주거지는 지금과 변함없이 한강을 끼고 있으나 지하철 2호선의 영향권 내로 더욱 좁혀질 것이다. (조선의 4대문 개념쯤.)

따라서 도심의 층이 얇고 넓게 퍼지며 심지어 도심끼리 겹칠 것이다. 도심의 범위가 펼쳐지고 커지는 것은 전원생활을 위한 것이 아니라 핵심 주거지에 갈 수 없는 사람들은 접근성이 좋은 기술들을 이용해 광범위하게 살게 된다는 의미이다. 이는 서울이라는 도시의 반경은 넓어지게 되나 반면에 진짜 서울은 2호선 영향권의 내로 더욱 좁혀지는 아이러니한 결과가 올 것이다. 향후의 주거는 도심에 살고자 하는 수요가 더욱 늘어나 도심의 핵과 가까운 주거는 더욱 각광받을 것이다.

3 장 /
건축을 구하자
save the architecture

건축주의 자화상, 건물

"이렇게 해서 투키디데스는 고대인에게 훌륭하게 지혜를 전달했다. 이제 도시의 모든 건물들은 이전보다 훨씬 더 웅장하게 보이도록 꾸며졌다. 세상의 힘 있고 현명한 군주 중에서 자신의 이름과 명성을 후대까지 길이 남기기 위한 가장 고귀한 수단으로 건축술을 꼽지 않을 자가 어디 있겠는가."
_레오 바티스타 알베르티(이탈리아 건축가)

건 축 주 가 　좋 은 　건 물 을 　만 든 다

다수의 프로젝트를 진행해오면서 분명해지는 한 가지는 '좋은 건물에는 반드시 훌륭한 건축주가 있다는 확신'이다. 굳이 르네상스시대의 예술가들을 후원했던 메디치 가문의 예가 아니더라도 우리에게 알려진 좋은 건물에는 그것을 수용할 수 있는 건축주가 있었기 때문에 가능했던 것이다.

좋은 건물이 구축되기 위해서는 건축주의 역할이 누구보다 중요하며 지금까지 그런 사실들이 간과되어 온 점도 없지 않아 있다.

이 장에서는 건축주가 흔히 범하는 오류들을 찾아보고 건축주가 알아야 할 사항들을 설명할 것이다. 그리고 좋은 건축주들의 다양한 사례들을 통해서 좋은 건축을 함께 만드는 방법을 제시해보고자 한다.

우선, 건축주란 누구인가?

소극적으로는 건물을 짓기 위해 주문한 사람이나 건물을 소유하고 있는 사람을 뜻한다. 하지만 이 책에서의 건축주는 '건물이 구축될 때 그 건물에 충분히 영향력을 미칠 수 있는 사람들'이라는 적극적인 의미를 담고 있다.

예를 들면, 대지 소유주나 사업주뿐만 아니라 국가나 지방자치단체의 담당자, 기업의 개발이나 자산관리 담당자, 금융기관의 투자담당자, 디벨로퍼 등이 해당된다. 그리고 건물이 지어지는 데 핵심 역할을 하는 건축가, 현장소장, 마케터, 컨설턴트, 자문위원 등이 포함된다.

프로젝트가 처한 상황에 따라 각자 역할의 중요도가 달라지기는 하지만 이들 모두는 좋은 건물을 만드는 데 없어서는 안 될 존재이다.

건물은 건축주의 인격

회화나 조각 작품은 소유주가 바뀐다고 해서 원래의 작품이 지닌 본질이 바뀌지는 않는다. 소유주가 달라지면 전시되는 장소가 바뀌며 관람하는 사람들이 달라질 뿐이다. 하지만 건축은 다른 예술에 비해 생명이 길고 대중에게 공개되는 공공성을 지니고 있기 때문에 어떤 소유주를 만나는가에 따라 그 운명이 바뀐다.

좋은 건축주를 만나면 건물은 더욱 빛이 날 것이고 나쁜 건축주를 만나면 건물은 더욱 사납게 바뀔 것이다. 좋은 건축주는 건물을 예쁘게 칠도 하고 적당한 공간에 나무도 심고 벤치도 놓아 사람들이 편안하게 쉴 수 있도록 할 것이며, 사람들에게 매력적인 매장들을 임대 놓아 건물과 가로변에 건강한 활력을 불어넣을 것이다.

반면에 나쁜 건축주는 임대한 사무소의 직원들이 늦게까지 근무하는 것이 못마땅해서 밤 12시가 지나면 출입구를 차단하는 심통을 부리며, 임대료를 많이 주는 다단계 사무실이나 단란주점에 세를 놓아 건물은 물론이고 사용자들과 주변의 환경에도 해악을 끼칠 것이다.

좋은 건축주와 나쁜 건축주를 대비하기 위한 예이긴 하나 건물은 건축주가 가지고 있는 생각의 거대한 덩어리이다. 건축주의 세상에 대한 태도와 관심이며 바로 그의 모습이다.

여러분이 현재 근무하고 있거나 살고 있는 건물을 유심히 살펴보라. 당장 여의치 않다면 과거의 생각나는 건물들을 떠올려보라.

건물 내외부의 이미지나 특정 공간의 재료나 색깔, 질감이 떠오르는가? 떠오른 이미지가 어떤 말을 하고 있는지 들리는가? 참여한 건축가의 아이디어와 노력이 보이는가? 그 건물에서 건축주의 인격을 발견했는가?

건축 분야에서 전문가라는 사람들, 특히 건축가나 현장소장이 쉽게 하는 착각은 '자신들이 좋은 건물을 만든다'는 생각을 하고 있다는 점이다. 물론 이들에 의해 좋은 작품이 나오는 것을 부정하는 것은 아니다. 그러나 좋은 건물을 만드는 가장 중요한 역할을 하는 사람은 다름 아닌 건축주이다. 한 디벨로퍼 기업의 회장은 '프로젝트를 가장 잘 이해하는 사람은 건축주다'는 표현을 직원들에게 가끔씩 했다. 이 말은 건축가나 디자이너, 현장소장 등의 파트너에게 의지하지 말고, 각자 자신들이 주체가 되어 적극적으로 아이디어를 활용할 것을 주문할 때 사용했다고 한다.

한번은 주택 분양사업을 준비하고 있는 건축주를 만난 적이 있다. 몇 마디 대화를 나눠보면서 그의 건축 내공에 깜짝 놀랐다. 전문가인 나도 생각지 못했던 이야기들을 툭툭 던지는 것이었다. 가령 미술장식품 비용을 산정하거나 도로사선제한에 대한 내용을 대화의 이슈로 삼았다.

하지만 얼마 지나지 않아 알게 된 사실은 업체들과 계약을 할 것처럼 하면서 많은 수의 설계기획안과 분양계획서, 건설사에서 사업수지까지 받은 유명한 분이었다.

물론 건축 프로젝트의 시행경험이 전무하기 때문에 서로를 비교하며 학습하는 방법은 충분히 수긍이 가며 그가 선택할 수 있는 가장 현명한 방법일 수도 있다. 하지만 이러한 스터디는 좋은 계획안을 선택할 확률보다 평범한 계획안을 선택할 확률을 높인다. 벤치마킹을 할수록 차별화가 되지 않는 것과 비슷한 것이다.

그리고 오직 자신의 프로젝트를 위해 주변의 전문가들을 이용한 건축주의 사고와 행동패턴은 설계가 진행되고 공사가 진행되며 입주가 진행되는 동안 내내 건물에 나타날 것이다. 물론 이전에도 이런 방식으로 사업을 성공한 사람들도 있었으며 앞으로도 있겠지만 결국에는 모두가 사실을 알게 될 것이다.

분당 코리아센터를 책임졌던 건축가가 한 말이다. "그곳의 거대하고 빛나는 로비 공간이 가능했던 것은 건축가의 제안을 실현할 수 있도록 허락한 건축주의 안목이 없었다면 불가능했으리라." 이보다 더 건축주를 향한 최고의 찬사가 있을까?

우리가 살고 있는 주변의 건물들을 둘러보라! 건물은 건축주의 자화상이다.

건 축 주 가 알 아 야 할 것

의사결정은 건축주의 권리

신규 부동산 상품을 위한 BI(Brand Identity)를 만든다고 하자. 높은 비용을 지불하고 창의적인 회사와 계약을 했다. 그 회사는 건축주를 포함하여 개발팀원들과 인터뷰를 마치고 특허관련 사항들도 체크한 후 여러 안을 제시했다.

그런데 누가 최종안을 선택할 것인가? BI를 전문적으로 만드는 회사에서 200~300개의 네이밍을 제안해도 아무도 결정하지 못한다. 물론 담당자들끼리 협의를 하여 3개 정도로 정리는 할 수 있다. 경영자가 "자네는 어느 것이 좋은가"라고 질문하면 대답도 할 수 있다. 하지만 담당자들은 자신의 몫은 거기까지라고 생각한다.

결국에는 경영자가 선택을 해야 한다. 경영자는 기업을 책임지는 최종 책임자로서 기업의 철학과 방향을 가장 잘 알고 있기 때문이다. 세상에 담당자가 선택한 BI를 그냥 사인하는 경영자를 보았는가? 건축을 모른다고 디자인을 모른다고 결정을 계속 미룰 것인가?

건축주가 친환경에 대해 전문가와 대화를 나누고 있다. 건축주가 질문한다. "친환경은 우리 건물에도 필요하다. 기후 온난화와 같은 환경측면에서도 유리하고 관리비도 절약되고 마케팅 측면에서도 유리한 것 같다. 그래, 얼마면 되겠느냐?" 전문가를 다시 한 번 쳐다본 후, "예를 들어 지금 건물, 그러니까 친환경 인증 적용 전과 친환경 인증 적용 후를 비교해서 비용은 얼마나 추가되며 효과는 어떠하겠는가?"

전문가는 대답하기 곤란하다. 이런 비교를 하려면 친환경 인증 적용 전 건물과 적용 후 건물을 비교해 보아야 한다. 단지 비용만을 비교해 보기 위해 두 개의 계획을 하지 않는다. 그럴 시간도 없고 이유도 없다.

건축주는 답답해 한다. 건축주의 질문은 정확지 않더라도(건축주는 보통 "러프하게 해달라"고 한다.) 의사 결정을 할 수 있도록 수치화 해달라는 뜻이다. 그러나 전문가는 영업을 하는 사람이 아니다. 최대한 자신의 말에 책임을 지려 하고 어떤 확신이 없다면 말하기를 주저한다. 건축주는 전문가들이 이해가 안 된다. 전문가들은 금액상의 문제라기보다는 프로젝트의 방향과 관련된 것인데 건축주들이 왜 결정을 못하는지 이해가 안 된다.

ALT(알트) 이론

대부분의 기업들이 중요한 의사결정을 할 때에는 건축주에게 보고회를 하게 된다. 어떤 날은 기가 막히게 보고가 잘 끝나는 날이 있는가 하면, 어떤 날은 예상치 못한 질문에 우왕좌왕하다가 오랫동안 준비하고 고민했던 보고회가 한순간에 물거품이 되는 경우도 많다. 또한 어떤 날은 회사에 좋은 일이 일어나서 의외로 보고회가 쉽게 끝나기도 하고 어떤 날은 보고도 못 하고 회사로 되돌아오기도 한다.

일반적으로 보고회는 대안(Alternative)을 준비하여 설명한다. 초기에는 수십 개의 대안들도 보여주는 경우도 있긴 하나 보통은 ALT 1, ALT 2, ALT 3의 세 가지 정도로 줄여 보고한다. 그 이유는 2장 '가격'에서도 설명했듯이 진열대에 많은 상품을 늘여놓으면 의사결정하기가 어렵기 때문이다. 건축주가 세 가지 중 한 가지를 선택해야 다시 그 한 가지를 가지고 발전을 시켜나갈 수 있기 때문에, 보고회는 건축 프로세스에서 엄청나게 중요한 순간이다.

이런 보고회 자리에서 건축주가 먼저 보아야 할 사항이 있다. 준비된 ALT1, ALT2, ALT3의 대안들이 전혀 다른 것인지를 확인해야 한다. 왜냐하면 건축은 구현되기까지 오랜 시간이 필요하고 그 기간 동안 여러 변수들이 발생하며, 각 분야별로 발전하는 속도나 패러다임들이 수없이 변화한다. 따라서 계획안을 결정하기 전까지는 다양한 대안들을 검토하는 것이 바람직하며 그중에서 외부환경, 사업성, 경쟁분석, 상품전략 등을 고려하여 전혀 다른 세 가지의 대안을 도출하는 것이다.

그런데 유사한 대안들로만 채워진 보고회는 프로젝트에 대한 건축가의 태도를 알 수 있다. 새로움에 대한 아이디어가 부족하거나 하나를 선택하면 나머지 가능성은 일찍 접을 수 있는 점을 단적으로 보여준다.

예를 들면, 바쁜 건축가들은 보고회의 대안들로 ALT 1, ALT 2, ALT 3가 아니라 ALT 1, ALT1-1, ALT1-2, ALT1-3, ALT1-4를 들고 온다. 그러고는 "각각이 모두 다른 계획안"이라고 말한다. 누군가가 "모두가 비슷한 것 같은데요"라는 한마디에 변명을 시작한다. "대지가 좁고 주어진 법규적 제한 때문"이라고 한다. 맞는 말이다. 이해가 된다. 그러나 그래서는 안 된다. 주어진 제약조건을 최대한 이겨내어 전혀 다른 것을 만들어내어야 한다.

비슷한 5개의 대안을 보고하는 건축가는 자신도 사실 비슷한 것을 안다. 그래서 많이 보여주는 것일 뿐 그도 어느 안이 좋은지 결정하지 못한다. 깊이 검토를 안 해봤기 때문에 한 가지를 정하기가 두렵다. 건축주만 쳐다보고 있는 이유이다.

어떤 건축가는 무엇이든 결정만 해주시면 최고의 작품을 만들겠다고 큰소리친다. 그런 건축가와 일하면 안 된다. 그런 건축가가 싸면 생각해 볼 수 있다. 하지만 생각없는 건축가를 비싸게 고용할 이유는 없다. 최소한 의식 있는 건축가라면 자신의 견해를 분명히 밝힐 수 있어야 한다. 공사비용을 우선 맞춰놓을 필요가 있는 프로젝트도 있다는 사실을 이해하는 건축가와 파트너가 되어야 한다. 디자인이 의사결정에 중요한 순간에는 건축주를 설득할 수 있는 고집 있는 건축가도 우리는 필요하다.

건축은 오랫동안 시간의 변화에 노출되어 있다. 언제든 예상치 못한 상황이 발생할 수 있다. 어제의 최선이 오늘은 아닐 수가 있다. 건축가의 유연한 사고가 프로젝트를 살릴 수도 혹은 어렵게 할 수도 있기 때문이다.

앞의 이야기에서 건축가가 세 개의 다른 대안을 가져왔을 때 가장 흔하게 일어나는 건축주의 선택은 ALT1의 공사비와 ALT2의 디자인 그리고 ALT3의 기능을 합쳐서 다음에 보고를 해달라고 요청하는 경우이다.

왜 이런 일들이 빈번하게 발생할까?

그 이유는 건축주가 건축가에게서 풍부한 아이디어를 도출해내고 싶어서이기도 하지만 실제로는 어느 대안이 사신이 원하는 계획인인지 판단을 할 수 없기 때문이다.

이런 유사한 경우는 건축 상품을 파는 마케터들에게서도 볼 수 있다. 이들은 바다의 물고기 떼와 같다. 어느 날은 "디자인이 정말 좋다"고 하다가 그 무리의 리더가 어디에서 한마디 듣고 와서는 "이 디자인은 유행이 지났다"고 하면 한순간에 모두들 등을 돌린다. 그 이유는 소비자의 태도에 민감하게 반응하는 집단의 특성에서 기인하지만 디자인에 대한 안목이 전반적으로 부족하기 때문이다.

시장의 접점에서 부동산 상품을 판매하는 마케터조차 이러한데 가끔씩 보고받는 건축주로서는 잠깐의 보고를 통해 최소 몇십억 원에서 몇천억 원이 소요되는 건축계획안의 좋고 나쁨을 판단하기란 쉽지가 않다.

그렇다면 어떻게 해서 이를 극복할 수 있을까?

첫째, 자신이 선정한 전문가들을 믿어야 한다. 그들의 말에 귀 기울이고 열심히 질문해라. 보고회가 끝이 나고 질의시간에 건축주가 질문이 없다는 것은 관심이 없다는 간접적 표현이다.

둘째, 건축을 공부해라. 자신이 질문한 내용들을 계속해서 반복하는 실수를 해서는 안 된다. 건축주 때문에 프로젝트가 헛돈다. 이론적으로 시작하기 힘들다면 좋은 건물들을 많이 보고 경험해라. 그래야 전문가들이 무엇을 말하는지 볼 수 있다. 건축주는 전문가들이 알지 못하는 사업의 배경과 구조를 파악하고 있기 때문에 이를 합쳐 전체를 보아야 한다.

셋째, 자신의 직관을 믿고 의사 결정을 하라. 자료에 파묻혀 지나치게 분석하지 마라. 분석은 원한다면 끝도 없이 할 수 있다. 하지만 분석한다고 해서 결론이 나오는 것은 아니다. 너무 많은 가능성을 생각하지 말고 제일 중요한 문제에만 집중하라. 세상에 어떠한 사람도 100% 완벽한 결정을 내릴 수는 없다. 결정을 하지 않는 것보다 좋지 않은 결정이라도 하는 것이 차라리 낫다. 여러 의견을 듣되 단호하게 결정을 해라. 잘못된 결정은 당신이 책임지고 잘된 결정은 직원들과 함께 나누는 것이 경영자가 할 일이다.

위의 세 가지를 참고하여 건축주는 제시된 대안들의 좋은 점만을 합치는 것은 하지 말아야 한다. 자식을 키울 때 첫째와 둘째의 성격을 결합해서 하나로 만들 수 있는가? 부분의 합은 전체를 결코 넘을 수 없다. 세 개 안의 좋은 점을 합친 것은 한 개보다 못한 것이 건축이다. 특히 디자인과 관련된 사항들은 더더욱 그러하다.

리스크

통계학 시간에 교수가 이런 질문을 했다. 장군이 "강을 건너기 전에 그 깊이를 알아오라"고 시켰더니 얼마 후 조사를 마친 병사가 "평균 1m입니다"라고 했다. 장군은 강을 건너야 할까? 아니면 건너지 말아야 할까?

강을 건너 적군에게 기습하는 것은 중요한 사건으로 그 성공 여부에 따라 전세가 달라질 수 있다. 하지만 '평균 1m'는 정확한 판단을 할 수 있는 근거가 되지 못한다.

자본주의 시대에서는 돈을 가진 자가 최고의 권력자이다. 이는 누구도 부정할 수 없다. 건축에서도 자본을 움직일 수 있는 집단이 상위에 위치한다. 이 집단의 특징은 전형적인 좌뇌형 스타일로서 언어적이고 논리적이며 분석적인 사고를 지니고 있다. 따라서 그들은 의사결정을 할 때 가장 중요한 것으로 시장조사 자료와 숫자에 집착하는 경향이 있다.

그러나 건축은 숫자만을 가지고 판단하기에는 무언가 부족하다. 건축은 정량적이면서 정성적이다. 이성에 의한 판단과 감성에 의한 선택이 요구된다. 이런 것을 이해하지 못하고 사업수지상의 이윤이라는 숫자만 기지고 사업의 좋고 나쁨을 판단하는 것은 위험할 수 있다.

건축의 상반된 성질을 1장에서 살펴보았다. 숫자의 판단이 정확할 경우도 있으나 그렇지 않은 경우도 있다는 사실을 인식하고 있어야 한다. 우리 동네 주변에 공사용 펜스만 쳐놓고 몇 년째 방치된 건물들이나 우리나라 부동산 시장을 들썩였던 인천의 송도, 청라, 영종도 사업들이 그 좋은 예이다. 그럴싸한 이미지와 숫자상의 이윤이 얼마나 허황된 것인지를 보여주지 않았는가? 지역의 랜드마크가 될 것이라며 추진하던 그 많은 PF(Project Finance) 사업장의 문제점을 우리는 지금 보고 있지 않은가?

세 번의 물갈이

부동산 개발 사업을 하면 세 번의 물갈이를 해야 일을 끝낼 수 있다는 말이 있다. 초기에는 장밋빛 환상을 펼쳐놓으며 사람들의 욕망을 자극하는 집단이 우선 들어온다. 그들의 사전에는 불가능이란 없다. 가능한 모든 수단을 동원하여 '꿈의 도시'를 보여준다.

그리고 사업이 본격적으로 궤도에 오르게 되면 마구 펼쳐놓은 멋진 그림들을 주워 담을 무능한 집단이 두 번째로 들어온다. 앞의 사기꾼들이 헤집고 다닌 길들을 정리해줄 집단이 필요하기 때문이다. 두 번째 집단이 무능해 보이는 이유는 처음에 장밋빛 희망만을 보여주었던 집단과 비교해서 너무 부정적인 태도 때문이다. 이들은 검토만 하면 안 된다고 한다.

마음 상한 건축주는 자금을 좀 더 투입하여 유능한 집단으로 교체한 후 프로젝트를 멋지게 마무리하려 한다. 이때쯤 되면 건축주는 알게 된다. 무능한 집단이 안 된다고 검토했던 것들이 대부분 사실임을 알고 혼자서 쓴웃음을 짓는다.

이 이야기의 교훈은 단순하다. 올바른 판단을 할 수 있는 건축주의 중요성을 강조하고 있다. 첫 번째의 장밋빛 집단, 두 번째의 무능한 집단, 세 번째의 유능한 집단이 들어오고 나갈 때 전체를 연결해서 프로젝트를 이해하고 있는 사람은 건축주밖에 없다는 점이다.

프로젝트에 참여하는 최고의 전문가들도 자신의 입장과 회사를 대변하기 때문에 실제로는 건축주와 의견이 다를 수 있다. 이들은 프로세스에 따라 정해진 역할이 있고 계약기간만큼 일한다. 프로젝트가 진행되면 역할에 따라 전문가들이 들어왔다 나가기를 반복한다. 혹시라도 프로젝트가 지연되면 사업이 어떻게 흘러 왔으며 어떠한 이유로 의사결정이 되었는지를 아는 사람은 건축주뿐인 경우도 있다.

어찌되었든 처음부터 끝까지 프로젝트에 열정과 헌신을 가지고 있는 단 한 사람은 건축주이다. 건축주가 주변의 상황을 제대로 판단하여 의사결정을 하지 못하면 프로젝트는 망가질 수밖에 없다. 건축은 다른 산업과 움직임이 다르기 때문에 건축주의 건축에 대한 이해가 정말 중요하다. 건축 산업을 이해하지 못하면서 그 분야에서 성공하겠다는 것은 지나친 욕심이 아닌가? 디자인, 마케팅, 시공, 금융, 트렌드 등을 두루두루 알고 있는 것이 전체 프로젝트를 끌고 가는 데 힘이 된다.

우리나라 대형 프로젝트 사업도 마찬가지다. 여러 기업들이 출자한 프로젝트 금융 투자회사(Project Finance Vehicle: PFV)라는 돈 먹는 하마만 존재하고 있을 뿐이다. 전체를 두루 알고 끌고 갈 수 있는 건축주(부동산 디벨로퍼)가 있었다면 우리가 알고 있는 한국형 PF사업들은 지금의 사태까지는 오지 않았을지도 모른다.

PFV와 같은 집단은 좋은 건축을 할 수 있는 조직의 구성이 아니다. 서로 다른 목적을 가진 사람들이나 회사들이 참여하기 때문에 정치적인 역학에 의해 의사결정이 내려진다. 이들은 프로젝트를 위해 모인 용병들과 비슷하다. 이곳에 오는 임원들도 모기업에서 밀려오는 경우들이 많으며 회사의 오너처럼 철저하게 관리하지 않는다. 이런 집단에서 좋은 건물이 나오고 좋은 도시를 만든다는 것은 확률이 낮은 이야기일 뿐이다.

한팔거리 정책

회사에 씨앗이 선물로 들어왔다. 여자직원들은 서로 나눠가지면서 키우는 방법에 대해 수다를 떨며 즐거워했다. 며칠 뒤, 씨앗이 싹을 틔우더니 금방 자랐다. 그중에서 씨앗을 가장 잘 키운 직원은 누구였을까?

흥미롭게도, 씨앗을 키우는 데 무관심한 여직원이었다. 정확하게 표현하면 그녀는 싹을 틔우는 데 호들갑을 떨지 않았다. 키우는 데 관심이 많았던 다른 직원들은 물은 너무 많이 주어 씨앗이 썩은 경우도 더러 있었고 지나친 관심 때문인지 식물의 성장도 더디었다.

이것을 지켜보면서 얻은 교훈은 두 아들의 부모로서 자녀를 키우는 데에도 어느 정도의 무관심이 필요하다는 사실이다. 자식을 잘 키우려는 부모의 지나친 욕심으로 인해 자식들이 어긋나는 경우는 수도 없이 보아오지 않았는가?

디자인도 마찬가지이다. 건축주나 주변에서의 지나친 관심은 올바른 디자인을 방해한다. 디자이너를 믿고 어느 정도 내버려 둘 때도 필요하다. 사공이 많으면 배가 산으로 가지 않는가?

디자인 경영에서는 경영자의 역할과 책임으로 한팔거리 정책(Arm's Length Policy)이란 것이 있다. 이것은 '지원은 하되 지나치게 간섭하지 마라'는 의미이다.

우리나라 산업에서 유명한 디자이너를 고용하여 나온 상품의 결과물이 기대 이하인 경우들이 종종 있는데 이런 결과는 디자이너가 창의력을 발휘할 수 없도록 만든 내부 조직과 경영자의 지나친 관심과 간섭에서 기인한다.

세상에 공짜 점심은 없다

경제학에서 'There's no free lunch'(세상에 공짜 점심은 없다)는 문구를 자주 사용한다. 우리가 무언가를 얻고자 한다면, 그 대가로 무언가를 포기해야 한다는 뜻이다. 국토를 지키기 위해서 더 많은 무기를 생산한다면, 그만큼 우리의 생활수준을 높이기 위해 사용할 수 있는 돈이 줄어드는 것은 당연하다. 그렇기 때문에 그 한정된 재화를 가장 효율적으로 사용할 것인지에 대한 판단이 필요하며 하나를 선택하게 되면 하나를 잃어야 하는 당연한 이치이다.

만약 여러분이 어려운 의사결정의 순간에 봉착한다면 '세상에 공짜 점심은 없다'라는 말을 되뇌어라. 하나의 프로젝트를 완성하고 수행하기 위해서는 수많은 길을 선택하여야 한다. 미로를 찾아가는 여정은 마치 인생과 같다. 하나의 선택에는 다른 하나의 포기가 따른다.

인생에 정답이 없듯이 건축의 선택에 정답은 없다. 단지 순간순간 최선의 결정을 할 뿐이다. 최선의 결정이 실패의 경험을 제공하기도 하고 잘못된 판단이 예상치 못한 좋은 결과를 가져다주기도 한다. 하지만 보이지 않는 길을 한걸음씩 걷다보면 목표가 나타난다. 그러다가 다시 사라지고 다시 나타나길 반복한다. 건축의 여정에 정답은 없다. 다만 최선을 선택할 뿐이다.

선택의 제한

외국의 어떤 건축엔지니어회사의 슬로건이다. "첫째는 저렴한 비용(LOW COST), 둘째는 우수한 품질(HIGH QUALITY), 셋째는 최고의 서비스(BEST SERVICE)."

이 회사의 고객이 되고자 하는 사람은 이 세 가지 중에서 두 가지만을 선택하여야 한다. 고객은 세 가지를 모두 선택할 수는 없다.

이 회사는 고객에게 묻는다. "당신이 짓고 싶은 건물에서 가장 중요한 두 가지가 무엇입니까?" 고객들은 쉽게 대답하기 어렵다. 기왕이면 모두 해주길 바란다.

나는 이것을 '거지 근성'이라고 재미삼아 부른다. 건축주는 용역자에게, 용역자는 하도업자에게, 입주민은 건축주에게 계약서상에 있는 내용들보다 추가로 무엇인가를 더 해주기를 은근히 바란다. 건축은 예측하기 어려운 많은 리스크들이 있음을 인정하더라도 아직도 우기면 되는 경우가 많다.

세 가지 슬로건을 가진 엔지니어링회사가 우리나라에서 사업을 시작한다면 어떨까? 아마도 실패할 가능성이 크지 않을까? 우리나라 건축시장에서 공짜로 무언가를 해주는 관행을 깨고 건축주에게 꼭 필요한 두 가지만 선택하라고 한다면 이 회사는 어려움에 봉착할 것이다. "다른 데서는 다 해주는데 유독 당신들만 그러느냐"고 고객들은 불만을 표현할 것이 분명하다.

그러나 이는 한편으로 기업의 입장에서는 일종의 차별화 전략이다. 고객들에게 특별한 이미지를 확실하게 심어주어 경쟁기업들보다 한 발 앞서 갈 수도 있다. 고객이 선택한 두 가지에 기업의 핵심역량을 쏟을 수 있어 좋은 결과를 생산할 수 있다.

그리고 고객이 욕심을 부리게 될 경우를 대비한 일종의 해결책이기도 하다. 고객은 지불하지 않은 비용에 대해서 욕심을 부리지 않게 되고 회사 입장에서도 고객의 무리한 욕심을 사전에 막을 수 있는 것이다.

만약에 저렴한 비용과 최고의 서비스를 선택했다고 해서 품질이 나쁠 것이라고는 생각하지 않는다. 고객이 선택한 두 가지에 집중하겠다는 의미일 것이다.

또한 세 가지를 선택할 수 없게 만든 것은 일종의 가르침이다. 전문가가 아닌 고객들에게 일종의 메시지를 전달한다. 저렴한 비용과 우수한 품질과 최고의 서비스는 공존할 수 없다는 것을. 우수한 품질과 최고의 서비스를 원한다면 낮은 비용을 요구하지 말라는 것이다. 저렴한 비용과 최고의 서비스를 원하는 고객은 높은 품질의 상품을 기대하지 말아야 하는 것이며 저렴한 비용과 우수한 품질을 원한다면 특별한 서비스를 기대하는 것은 욕심이라는 것을 알려주고 있다.

기업의 철학이 멋지지 않은가? 최소의 비용으로 최대의 효과를 내려는 합리적인 고객들과의 무의미한 시간낭비들을 사전에 방지한다. 차별화된 슬로건을 바탕으로 고객들에게 확실한 인상을 심어 준다. 필요 없는 가치나 지나치게 포장된 가치들을 제거하고 실제로 원하는 것만 제공하는 기업을 고객들은 기다리고 있는지도 모른다.

사례를 통해 만난 좋은 건축주들

최고의 감독, 김응룡

2002년 6월, 월드컵을 기억하는가? 전국을 붉은 악마로 물들였던 우리 국민들, 정말 열정적이지 않은가? 모두가 하나가 되어 '대한민국'을 외치던 그 날을 생각하면 아직도 가슴이 뛴다.

그해 11월, 삼성라이온즈의 창단 첫 한국시리즈 우승은 월드컵에서도 울지 않았던 나를 울렸다. 삼성 팬들은 알 것이다. 프로야구 원년인 1982년부터 시작된 20년 응어리가 풀리는 그 시원함을 무엇과 바꿀 수 있겠는가? 그런데 아이러니하게도 응어리의 주범(삼성의 우승도전을 수없이 가로막은 장본인)인 김응룡 감독한테 그 큰 선물을 받았다는 사실이다. 그는 삼성 팬들의 오랜 갈증을 해소시킨 뒤에 선동렬이라는 스타에게 감독직을 멋지게 물려주고 야구단의 사장이 되었고, 그 이후 2차례의 우승을 팬들에게 선사했다.

내가 그를 최고의 감독으로 꼽는 또 다른 이유는 '야구단의 사장이 되고나서는 어지간해선 현장에 모습을 나타내지 않았다'는 점이다. 선동렬 감독이 부담을 느끼지 않도록 배려한 것이다.

어떤 산업에서든 사원부터 시작하여 상당한 위치에 오른 사람들은 김응룡 사장과 같이 마음을 비우기가 힘들다. 자신이 경험한 것을 정답이라고 믿으며 자신이 아는 것과 다르다면 어떻게든 바로잡고 싶은 욕심을 가지게 된다. 그렇다고 주변에서 반박하기도 쉽지 않다. 왜냐하면 모두가 인정하는 기록들이 그의 말을 증명해주기 때문이다.

건축분야에서 경험이 풍부한 임원이나 경영자들은 잘못된 출입문의 위치까지 찾아내는 세심함을 보이며 공식적인 회의시간에 자신의 경험담을 늘어놓는 경우를 자주 보게 된다. 디테일한 것까지 챙기는 것은 분명히 올바른 태도이나 반복하면 잔소리가 되고 그의 말만 쳐다보게 되는 직원들을 생산할 수 있다는 사실은 기억해야 할 것이다.

임차인이 잘되길 바라는 건물주

마포구에 있는 어느 빌딩의 건물주는 건물 임차인들로부터 대단한 존경을 받고 있다. 그는 2005년부터 임대료를 인상하지 않고 있는데 자신의 건물에서 사업하는 사람들이 돈을 벌어서 잘되길 바라기 마음 때문이란다.

참 멋진 사람이 아닌가? 자신의 건물에 있는 사람들까지 돌보고 배려하는 마음이 따뜻하지 않은가? '돈이 많으니까 그러겠지?'라는 생각도 할 수 있겠지만 부자들은 돈의 사용에 있어서는 더욱 치밀하고 분명하기 때문에 단지 돈이 많아 이런 행동을 한다고 여겨지지 않는다.

내가 이분의 이야기를 듣게 된 것은 이 건물의 1층에서 은행을 운영하는 지점장을 통해서다. 주변에 있는 주유소를 개발하기 위해 한동안 협의를 했었는데 마치 자신의 일처럼 즐겁게 건물주에 대한 이야기를 들려주었다. 이 지점장을 포함해서 빌딩의 임차인들은 얼마나 행복할까? 매년 오르는 임대료에 대한 걱정에서 해방되어 사업에 집중할 수 있고 안정된 경영을 통해 사업이 잘될 수밖에 없다. '뿌린 대로 거둔다'고 사장들은 직원들에게도 좀 더 나은 혜택을 줄 것이고 직원들도 살림살이가 나아지고 행복해지는 것이다.

이 건물주와 프로젝트를 함께한 건축가와 현장소장은 얼마나 행복했을까? 단 한 평이라도 더 넓게 만들고 한 푼이라도 더 싸게 지으려는 합리적인 건축주와 비교해보면 금방 이해가 될 듯하다. 프로젝트를 진행하면서 이런 분을 많이 만날 수 있다면 얼마나 좋겠는가? 이런 분과 건축을 함께할 수 있다면 용역비가 적어도 일을 하겠다는 사람들이 꽤 있을 것 같다. 이분의 건강한 이야기들이 동심원처럼 퍼져나가 좋은 건축주들이 많이 생기면 좋겠다.

책을 내기 전에 말로만 듣던 이분을 만나고자 했지만 그러지 못했다. 이분의 대리인을 통해 들은 것은 "주변에 자신과 같은 건물주들이 많기 때문에 이런 일에 나서기를 원치 않는다"고 했다. 만나 뵙지 못해 아쉬웠지만 앞으로도 이런 분들을 자주 보았으면 하는 것이 건축하는 사람으로서 바람이다.

정조와 수원화성

고려 말에 문익점에 의해 목화가 보급되었지만 솜옷은 백성들의 의복이 아니었다. 여름에 입던 삼베옷을 겨울이 되어도 그냥 입는 사람들이 허다했다고 한다. 수원 화성을 축성할 때 참여한 기술자와 인부들은 한겨울의 추위에 얼마나 떨었겠는가?

정조는 수원 화성에 참여한 기술자와 인부들에게 털모자와 솜옷을 선물했다. 지금은 대수롭지 않은 털모자이지만 위의 내용에서 보듯이 털모자는 아무나 쓸 수 있는 물건이 아니었다. 이런 시대적 배경이 이해된다면 추운 겨울에 임금이 하사한 털모자와 솜옷을 받았을 때 축성에 참여한 사람들은 어떤 생각을 했을까? 정조의 수원 화성에 대한 사랑과 자신들을 아끼는 마음을 충분히 느끼지 않았을까? 축성에 참여한 사람들 모두가 감동의 눈물을 흘렸을지도 모를 일이다.

실제로 수원 화성을 축성한 주인공은 장인들이며 수많은 사람들의 지혜로 이루어졌다고 전해지고 있는 것도 이런 이유 때문이지 않을까? 어떻게 10년 공사기간을 34개월로 단축할 수 있었단 말인가?

물론 여기에는 모두 각자의 이유가 있고 사연이 있을 것이다. 다만 그 근본에는 정조의 화성에 대한 애정과 화성을 축성하는 모든 사람을 사랑하는 마음이 있었기 때문에 가능한 일이었다. 털모자와 솜옷 같은 따뜻한 이야기들이 모여 세계 최고의 작품을 만들어 내는 것이며 유네스코에서 실용성과 아름다움을 겸비한 건축물이라고 화성을 극찬하는 이유이다. (참고. 『우리가 몰랐던 정조, 화성 이야기』, 김진국·김준혁, 수원화성박물관.)

간송 전형필

매년 성북동에 5월과 10월이 되면 수많은 사람들의 줄지어 선다. 간송 전형필이 우리에게 선물한 국보 12점과 보물 10점 등의 수천 점의 귀중한 문화재를 관람하기 위해서이다.

간송 전형필은 엄청난 재산을 물려받은 부자임에도 땅을 사거나 장사를 하지 않고 우리 문화재를 찾고 보존하는 일에 전 재산을 쏟아 부었다. 보유하고 있는 문화재 대부분이 국보급으로 훌륭한 문화재는 몇 배를 더 지급하여 자긍심을 고취하기도 했다. 정선의 『해악전신첩』은 매국노 송

병준의 집에서 불쏘시개가 될 뻔했고, '청자 기린형 향로' 등 22점은 공주의 전당을 모두 팔아 영국 변호사 개스비에게서 사들였다. 『훈민정흠 해례본』은 일제말기에 목숨을 걸고 구입하였으며 6.25전쟁 때는 최순우의 도움을 받아 미술관을 지키기도 했다. 그가 문화재를 지켜내기 위한 숨막히는 일화들을 통해서 민족의 가슴을 이렇게 벅차게 할 수 있다는 사실에 절로 고개가 숙여진다.

간송미술관은 건축가 박길룡이 설계한 흰색의 2층 양옥으로 1937년 설립되었다. 최초의 건축가에 의해 지어진 최초의 사립미술관이다. 그러나 이런 의미보다 간송미술관은 그 자체가 우리의 역사이고 자부심이고 스토리이고 브랜드이다. 건축이 담고 있는 감동적인 이야기를 세상 무엇과 바꿀 수 있겠는가? 건축에 스토리가 담겨질 때 사람들의 가슴에 진정으로 남을 수 있는 건물이 되는 것이다.

최근 들어 문화재 보존과 관람의 기능을 제대로 수행하지 못하는 간송미술관을 신축하려는 문화계의 움직임이 나타나고 있다. 그가 우리를 위해 희생하고 지켜온 문화적 유산들에 대한 보답을 이제는 우리가 할 차례가 된 것이다.

2013년 새 정부를 이끌고 갈 장관들의 청문회를 보면서 '깨끗한 사람은 높은 위치에 올라갈 수 없는 것일까?'라는 생각과 함께 간송 전형필의 모습이 겹쳐지는 것은 왜일까? 그는 간송미술관을 통해 '노블리스 오블리제'가 무엇인지 우리에게 똑똑히 보여주고 있다. (참고. 『간송 전형필』, 이충렬, 김영사.)

9월의 행복, 런던 오픈 하우스

해외 선진 사례들을 벤치마킹할 때마다 유명한 건물 내부를 둘러본다는 것은 쉽지 않다. 그래서 지인들이나 업계의 전문가들을 총동원하기도 하고, 고급주택상품인 경우에는 한국의 투자자인 척하면서 내부를 둘러보기도 한다.

런던에서는 가을이면 이틀간, 수백 년 된 오래된 건물부터 개인 주택, 대사관, 사무실, 학교, 최첨단 건물들까지 시민들을 향해 문을 활짝 연다. 2012년은 행사가 시작된 지 20년이 되는 해로 750개 이상의 건물이 문을 열었다. 예를 들면 오이빌딩(30 St Mary Axe), 로이드 빌딩, BT타워, 후버빌딩, 리차드로저스의 사무실 등 평소에 관람할 수 없었던 장소를 볼 수 있는 좋은 기회인 것이다. 런던 템즈강의 런던시청도 그중에 하나로서 맨 윗층의 야회 테라스에서 템즈강과 도시를 내려다보고 나선형 유리계단을 걸어 내려오는 것은 정말 짜릿한 경험일 것 같다. 또한 전문가들과 함께하는 다양한 투어와 런던 달빛 산책, 세미나, 공모전, 어린이들을 위한 교육 등 다양한 체험 프로그램이 병행해서 이루어지고 있다.

오픈하우스의 책임자는 "런던 오픈하우스는 도시의 건축에 관해 탐구하고 배울 수 있는 독특한 매년 행사이다. 2012년 방문한 89%의 시민들이 건축에 대해서 더욱 관심을 갖게 하는 최고의 방법으로 오픈하우스를 선택했다"라고 언급했다.

건축은 시대의 거울이며, 문화의 아이콘이며, 역사의 기록이며, 거대한 에너지이며, 도시와 국가의 브랜드라는 점을 여러 번 강조했다. 건축을 이해하는 방법으로 직접 돌아다니며 보고 체험하는 것만큼 좋은 방법이 없다. 건축과 디자인의 가치와 역할 그리고 지속가능한 건축과 환경에 대해 자연스럽게 생각을 해볼 것이다. 대중이 건축의 가치를 보는 눈을 갖게 하는 것이야말로 건축을 발전시키는 또 다른 방법이다. 미래의 건축주에 대한 투자가 좋은 건축으로 이어지는 멋진 사례이다.

영국은 건축을 창조산업의 중요한 부문으로 여긴다. 초등학교와 중고교 과정에도 학생들이 자기 동네의 건축과 공간을 직접 체험하고 토론하는 과정이 있다. 일본도 초등학교에 '경관 마을 만들기 학습프로그램'을 통해 체험 교육을 실시하고 있다. 늦었지만 우리나라도 초등학생을 위한 건축교재가 나온다고 하니 건축 공간과 도시에 대한 올바른 교육이 진행되길 기대해 본다. [런던오픈하우스 홈페이지(www.londonopenhouse.org) 참고.]

호화시청사와 건축공무원

관공서의 청사 신축에 항상 따라다니는 기삿거리가 있다. '호화 신청사!'

서울에서 자립도가 낮은 금천구와 관악구, 공사비가 없어 공사를 중단했던 대전 동구, 그리고 용산구, 용인시, 성남시 청사까지 언론의 입방아에 오르내렸다. 일본을 대표하는 건물 중에서 이러한 길을 걸은 건물이 있었는데 단게 겐조가 설계한 도쿄시청이다. 이 건물도 지어질 당시에는 엄청난 비용으로 인해 세금타워(Tax Tower)라고 조롱받았다. 하지만 도쿄를 처음 방문하는 사람들은 시청의 무료전망대를 꼭 찾아가듯이 시청은 도쿄를 상징하는 대표적인 건물이 되었다.

2005년 상암동에 신축하는 프로젝트의 건축허가를 위해 서울시청 별관에서 살다시피 한 적이 있다. 지금은 신축된 서울시청으로 이전했지만 덕수궁 길에 위치한 서소문별관에 시청 건축과가 있었다. 그 당시에 건축과 공무원의 자리는 책상 하나와 서랍이 모두였다. 책상 위의 칸에는 많은 서류들이 촘촘히 꼽혀 있었고 책상 밑에는 이동식 선풍기와 덜 중요해 보이는 서류들이 놓여 있었다. 또한 검토된 서류들은 옆방의 커다란 창고에 별도로 빼곡히 보관되어 있었으며 담당자들은 1년에 한 번씩 서류 정리하느라 부산을 떨던 모습이 기억난다.

대부분의 건축과에 근무하는 공무원들의 환경이 그러했지만 내가 근무하는 환경에 비해 이들의 환경은 너무나 열악했다. 그에 비해 나는 회사에서 넓고 큰 책상들을 사용했고 노트북과 별도의 모니터를 연결하여 큰 화면에 작업을 했으며 주변에 나만의 서랍장들이 비치되어 있었다.

우리나라의 모든 건물은 각 지자체의 건축공무원의 손을 거치게 되어 있다. 이것이 갖는 중요한 의미는 건축공무원들의 건축에 대한 안목을 1%만 올린다면 우리나라 건축은 그 이상 발전될 가능성이 있다는 뜻이다. 건축을 선도하는 집단이나 대중들의 건축 수준을 1% 올리는 것보다 훨씬 빠르고 현실적이며 파괴력이 클 것이다.

그래서 나는 건축 관련 공무원들만큼은 자신들이 근무하는 건물에서 제일 좋은 공간과 환경에서 근무해야 한다고 생각한다. 개인당 사무공간도 충분하고 서류보관 공간도 넉넉하고 공기 질과 채광 같은 자연환경도 우수한 공간이 이들에게 마련되어야 한다. 모두가 똑같은 책상과 배열에서 좋은 건물을 검토하고 좋은 건축을 평가한다는 발상이 더 이상하지 않은가?

건축공무원이 건축가는 아니므로 디자인 능력이 뛰어날 필요는 없지만 좋은 건축을 보는 안목은 계속해서 키워야 한다. 국내외의 좋은 사례들을 자주 견학하고 지속적으로 교육을 받아야 한다. 매일 법규 책을 들고 앉아 시시여부를 따지지 말고 도시에 좋은 건물이 들어설 수 있는 제도와 지원을 고민해야 되는 것이 아닐까?

그리고 좋은 건물을 만들기 위해 노력하다가 실패한 공무원, 이런 기업가 정신이 있는 공무원을 보호해줄 수 있는 장치가 마련되어야 한다. 건축공무원들을 1% 업그레이드시키는 데 국가는 투자를 해야 한다. 그러면 우리의 건축은 10% 이상 업그레이드될 수 있다고 나는 믿는다.

수도권에 있는 시청 건축과의 공무원 한 분을 소개해볼까 한다. 이분은 만나러 갈 때마다 환하게 웃으며 맞이해준다. 고마워서 음료수라도 한 박스 가져가면 "내가 대접해야하는데 왜 이런 것을 사왔냐"며 기꺼이 차를 내어온다. 협의 중에 불합리한 내용들을 설명하면 직접 해당부서에 전화해서 시정을 요구하고, 안 되면 같이 방문해서 잘못된 행정을 바로잡고 도와주는 건축 공무원.

그와 함께 일을 해본 사람들은 한결같이 "그 사람하고 일을 한 번 더 해보고 싶다"는 말을 한다. 인허가 업무를 좋아하는 사람이 어디 있겠는가만은 이 공무원과 일을 하고 나면 인허가에 대한 두려움이 사라지는가 보다.

우리 사회에는 아직도 일부 건축 공무원들이 허가권자의 권력으로 자신이 해야 할 일을 설계사무소나 건설회사의 직원들에게 시키는 경우들이 있다. 왜 이런 일들이 당연하게 일어나는지 진지하게 생각해볼 시점이 된 것 같다.

기업과 열린 공간

1950년대의 10년보다 지금의 1년이 더욱 빠르다고 한다. 이런 급격한 변화의 환경 속에서 최고가 된 기업들도 잠시만 방심하면 도태되거나 소비자들의 마음속에서 잊혀진다. 최근 들어서는 빠르게 변화하는 경영환경에 대응하여 지속가능한 경영활동과 기업의 사회적 책임이 강조되는 시대를 맞이하고 있다. 각 기업마다 사회적 책임에 대한 인식의 차이는 존재하지만 일반적으로 '사회에 긍정적 영향을 미치는 책임 있는 활동'을 의미한다.

이런 연장선상에서 생각을 해보자. '베를린의 소니타워, 도쿄의 롯본기

힐스, 뉴욕의 록펠러센터'의 공통점은 무엇일까?

이 장소의 공통점은 각각의 건물들과 그들이 둘러싼 공간이 일반인에게 열려 있다는 점이다. 사람들이 쉽게 접근할 수 있도록 개방하여 많은 사람들이 즐거움을 공유한다. 이런 모습들은 널리 알려지고 다시 많은 사람들이 방문하여 더욱 멋진 장소가 된다.

자! 우리에게 이런 멋진 장소가 어디에 있을까? 사회에 긍정적인 영향을 미치는 기업의 사옥은 어디일까? 자신들의 마당을 내주어 일반인들이 즐거워하고 다시 찾는 공간은 어디일까? 최고의 건물들과 개방된 공간 그리고 훌륭한 상가들이 어우러져 사람들이 만나고 즐거워하는 공간을 떠올려보라.

인터브랜드에서 발표한 2012년 최고의 글로벌 100대 브랜드에 삼성, 현대, 기아가 당당하게 이름을 올렸다. 이들은 한국의 성장을 주도하며 세계에 우리의 국력을 홍보하는 자랑스러운 기업으로서 기업의 성장과 함께 기업의 얼굴인 사옥을 2000년대에 신축하거나 증축했다.

삼성그룹은 강남역 사거리 부근에 삼성타운이란 이름의 새사옥으로 2008년 이전했다. 건물의 외관디자인은 대단히 절제되어 있는 모습으로 삼성만의 힘이 느껴진다. 하지만 삼성타운은 일반인들에게 공간을 내주는 너그러움은 어디에도 없다. 직원들조차 출입이 불편할 정도로 보안이 철저하지 않은가? 만약에 사옥의 1층을 줄이고 지하층과 연계하여 풍부한 공간을 강남의 젊은이들에게 내어주었다면, 그들이 즐겁게 이용할 수 있는 미술작품과 좋은 상가들을 구성하였다면, 그리하여 외국인들도 찾는 명소가 되었다면 사옥의 가치뿐만 아니라 사회적 책임을 다하는 삼성의 이미지는 더욱 올라가지 않았을까?

현대자동차그룹의 양재동 사옥은 2006년 증축하여 두 개 동의 건물이다. 여기는 일반인들과 함께하는 공간도 없을뿐더러 건물이 주는 육중함이 사람들을 심리적으로 위축시킨다. 또한 양재대로변으로는 소음을 차단하기 위해 4m 정도의 벽이 세워져 있고 대지 경계부터 출입을 통제하는 요원들을 만날 수 있다.

뉴욕 록펠러센터의 중심에 위치한 광장은 세계인들에게 사랑받는 공간이다. 이곳에는 뉴요커뿐만 아니라 각국의 사람들이 여름에는 옥외 레스토랑으로 겨울에는 스케이트장으로 사용한다. 이런 행동을 구경하기 위해 사람들은 모여들고 주변의 상권은 활성화된다. 매년마다 훌륭한 전나무를 선택하여 점등되는 크리스마스트리를 보기 위해 많은 사람들이 모여든다. 유명해진 공간은 영화의 배경으로, 추억의 장소로, 사람들의 기억에 아련히 남는다. 그래서 다시 사람들로 넘치게 된다.

만약 삼성타운의 앞마당에 스케이트장이 있고 주변으로 멋진 식당과 예술작품들이 있는 공간이 있다면 얼마나 멋질까? 최고의 건물과 기업을 배경으로 우리가 가진 도시의 아름다움과 한국인들의 에너지를 보여줄 수 있다면 얼마나 좋을까? 이런 것들이 고객의 가슴을 따뜻하게 하는 사회적 책임이 아닐까?

파리 퐁피두센터 앞에는 특별히 별다른 것이 없다. 비어 있는 공간에 거리의 예술가들과 함께 호흡하는 사람들이 있을 뿐이다. 서울시청 광장도 비어 있기 때문에 월드컵의 열정과 싸이의 공연이 가능한 것이다. 좋은 건물은 사람들이 자유롭게 항상 다닐 수 있는 공간을 열어두고 비워두는 일에서 시작한다.

전국 여기저기에서 기업의 사옥이 지어지고 있다. 건물은 건축주의 자화상이듯이, 기업의 사옥은 그 기업의 인격이며 거울이다. 지금 짓고 있

는 기업들의 사옥을 통해 기업이 추구하는 진정한 모습을 발견해보는 것
도 건축을 즐기는 방법이 될 것이다.

세 상 을   향 한   프 레 임 *

아래 그림은 대한민국의 중심인 광화문 일대로서 경복궁이랑
인사동이랑 경희궁이 보인다. 하지만 이 그림에서 프레임을 A로 좁히면
안보이던 세종대왕과 이순신이 보일 것이다. 다시 프레임을 B로 이동하
면 주변에는 아무것도 안 보이고 경복궁만 보일 것이다.

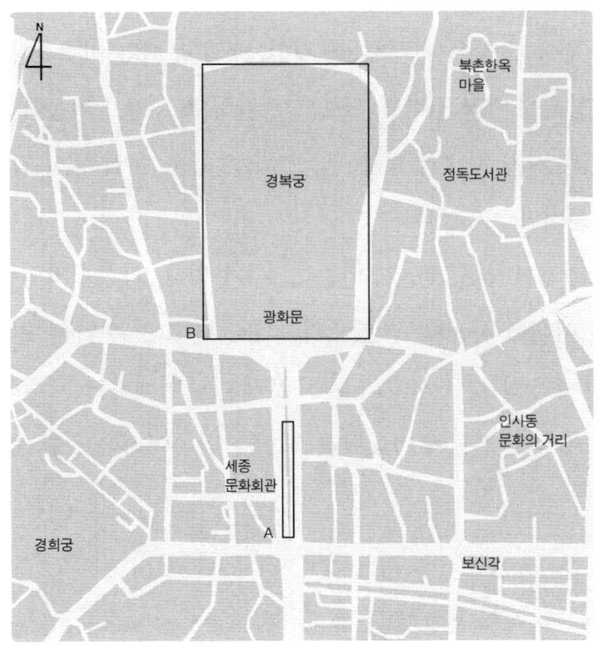

[그림 1] 프레임

지금 보이는 그림의 프레임을 좀 더 확장해서 상상해보면 북으로는 북한산과 평창동이 보일 것이고 동쪽에는 창경궁과 동대문이 나타날 것이다. 남으로는 남산과 한강이 보일 것이고 서쪽에는 월드컵경기장과 김포공항이 나타날 것이다. 확장한 프레임보다 더 크게 프레임을 짜면 다른 도시들까지 보일 것이다.

나는 건축이란 세상을 향한 프레임이라고 생각한다.

어떤 프레임을 가지고 보는가에 따라 세상이 달라지는 것이다. 커다란 프레임을 사용하면 세상을 넓게, 작은 프레임을 사용하면 세상을 자세히 볼 것이다. 미학의 프레임을 사용하면 아름다움이, 과학의 프레임을 사용하면 기술이 보일 것이다. 프레임을 180° 돌리면 세상이 뒤집혀 보일 것이고 여러 개를 겹쳐보면 좀 더 다양한 관점들을 만나게 될 것이다.

이것은 '건물에 창을 어떻게 낼 것인가?'의 문제와 비슷하다. 창의 위치, 크기, 형태에 따라 사람들은 보고 생각하고 느끼고 행동하는 것이 달라진다. 건축은 그 시대의 생각, 행동, 예술, 기술, 문화 등이 집약되어 표현되기 때문이다.

어떤 프레임이 좋은 것인지 나는 알 수가 없다. 상황에 맞는 프레임을 필요할 때 꺼내어 사용할 수 있으면 좋으련만 그것은 나의 욕심일 뿐이다. 하지만 분명한 것은 서로의 다른 프레임을 이해하고, 공감하며, 소통하는 데에서 좋은 건물과 아름다운 도시가 만들어지는 출발점이 생겨날 것이다.

*
프레임 이론(Frame Theory): 미국 캘리포니아대 언어학과 교수인 조지 레이코프가 발표했다. 프레임은 '기본 틀 · 뼈대'라는 뜻이며, 프레임 이론에서 프레임이란 현대인들이 정치 · 사회적 의제를 인식하는 과정에서 본질과 의미, 사건과 사실 사이의 관계를 정하는 직관적 틀을 뜻한다.(출처 시사상식사전)